现代颅脑外伤与急救

XIANDAI LUNAO WAISHANG YU JIJIU

张道广 主编

汕頭大學出版社

图书在版编目（CIP）数据

现代颅脑外伤与急救 / 张道广主编. —汕头：汕头大学出版社，2019.1

ISBN 978-7-5658-3824-8

Ⅰ. ①现… Ⅱ. ①张… Ⅲ. ①颅脑损伤—急救 Ⅳ. ①R651.105.97

中国版本图书馆CIP数据核字（2019）第029551号

现代颅脑外伤与急救

XIANDAI LUNAO WAISHANG YU JIJIU

主　　编：张道广
责任编辑：宋倩倩
责任技编：黄东生
封面设计：蒲文琪
出版发行：汕头大学出版社
　　　　　广东省汕头市大学路243号汕头大学校园内　　邮政编码：515063
电　　话：0754-82904613
印　　刷：北京市天河印刷厂
开　　本：880 mm×1230 mm　1/32
印　　张：8
字　　数：225千字
版　　次：2019年1月第1版
印　　次：2020年8月第2次印刷
定　　价：50.00元
ISBN 978-7-5658-3824-8

主编简介

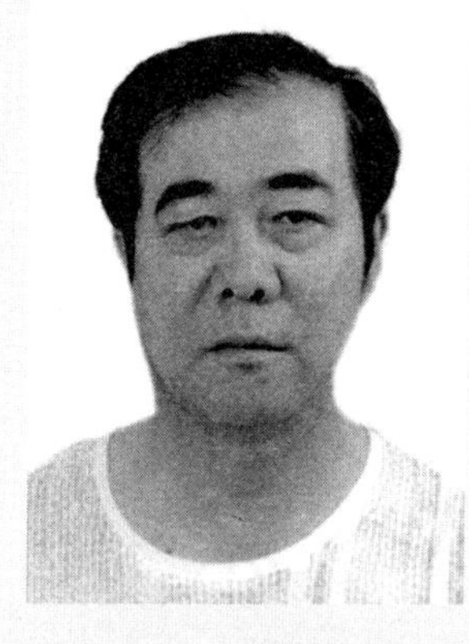

张道广

男，1989年毕业于菏泽医专临床医学系，2011年本科毕业于泰山医学院。从事外科临床工作近三十年。现为山东省梁山县人民医院创伤外科主任，中华医学会会员。擅长重型颅脑损伤、高血压脑出血、三叉神经痛、垂体瘤、颅脑外伤综合征等神经外科疾病的诊断及治疗，完成多例高难度手术，在专业期刊上发表论文多篇，参编著作两部。

前　言

颅脑外伤是一类常见的损伤，以跌坠伤和撞伤最为多见，击伤次之。随着机动车的增多，交通事故随之上升，工地、工厂的增加导致工伤频发。颅脑损伤一直是神经外科研究的重点之一，颅脑外伤的救治应该是一个完整的体系，在这个体系中，应该有完善的院前急救，精心的治疗，细致的护理和完备的康复。

本书主要面向从事神经外科、急诊、ICU 监护工作的医护人员，较全面地讲解了患者治疗和康复中需要注意的问题。全书共六章，第一章简述了脑外伤的发生机制与病理学特征。第二章阐述了颅脑损伤的诊断。第三章介绍了颅脑外伤的现场救治。第四章讲述了急诊室脑外伤的诊断与急救。第五章简要阐述了重型颅脑创伤的去骨瓣减压术、颅骨缺损与修补、脊髓电刺激系统植入术等颅脑外伤的手术治疗。第六章重点介绍了头皮损伤、脑损伤、颅内血肿、颅骨骨折等不同类型颅脑损伤的临床诊治。本书内容丰富，阐述细微，指导性强，以便基层医务人员参考。

希望本书的出版对普及脑外伤的治疗和康复知识有所帮助。对本书中存在的缺点和不足，欢迎业界同仁批评指正。

张道广
山东省梁山县人民医院
2018 年 12 月

目　录

第一章

脑外伤的发生机制与病理学特征

第一节　脑外伤的生物力学机制及其病理学特征

颅脑损伤始于致伤外力作用于头部所导致的颅骨、脑膜、脑血管和脑组织的机械形变（mechanical distortion)。损伤类型则取决于机械形变发生的部位和严重程度。就时间而言，起初仅为原发性部分性损伤，依脑损伤程度的不同，以后数小时至数天内会有许多继发性损害。原发性脑损伤主要是神经组织和脑血管的损伤，表现为神经纤维的断裂和传出功能障碍以及不同类型的神经细胞功能障碍甚至细胞的死亡。继发性脑损伤包括脑缺血、颅内血肿、脑肿胀、脑水肿、颅内压增高等，这些病理生理学变化是由原发性损伤所导致的，反过来又可以加重原发性脑损伤的病理改变。Graham 等发现，有 90％的创伤性脑损伤死亡患者的继发损伤的主要机制，是缺血性改变。颅内压（ICP）增高的原因，在没有血肿形成的情况下，脑损伤后 24～36 小时内的急性期大多为细胞毒性水肿，少数为血脑屏障损害引起的血管源性水肿，而血管充血所引起的脑肿胀的作用比较小；在急性损伤后期，或在第3 天末或第 4 天开始，ICP 升高的原因又可能是血管充血，因为脑血流（CBF）在第 2 或第 3 天已有所增加，而血脑屏障的完整性在损伤后 12～24 小时也已经恢复。当 ICP 升高时，颅内缓冲最快的是脑内血液体积，其次是脑脊液。当缓冲能力耗竭时，ICP 就会急剧增加。当 ICP 增加到20～25mmHg（1mmHg＝0.13kPa）以上时，便可以迅速上升至很高的水平。如果 ICP 增加超过平均动脉压(MAP)，就会对脑灌注产生液体静力学性阻塞，数分钟便可引起脑的死亡。

一、颅脑损伤的力学原因

在所有分析闭合性或钝性（非穿透性）脑外伤机制的尝试中，一个突出的事实是——一定有一个相当程度的作用力施加到头部。Newman 等在实验研究和模拟计算的基础上，认为当大脑 Von mises应力（基于剪切应变能的一种等效应力）超过 0.07MPa 时，大脑就有可能发生轻微伤害。Willinger 等的研究认为，17kPa 是中等脑神经损伤发生的应力限值，33kPa 是严重脑神经损伤的应力限值。但是，并不是只有头部受到外力才能引起颅脑损伤，颈部猛力屈曲伸直（挥鞭）样损害以及胸部挤压或爆震伤使肺内的压力急剧上升也会造成脑组织损伤。

在脑外伤中，特别重要的因素包括头部及脑组织的不同运动、上脑干区大脑位置固定以及灰白质的不同密度。正像下面提到的一样，所有震荡性损伤与施加到静止的头部或运动中的头部并因触及坚硬表面而中止的作用力有关，这是大多数普通头部损伤的发生基础。在两方面值得注意：①常引发至少暂时性意识丧失。②尽管颅骨未穿透，但脑组织可发生广泛损害，即脑挫伤、撕裂、出血及水肿。仅仅最近几年才有理论将这些宏观神经病理变化与暂时性意识丧失或昏迷病史相结合，并归入合理类型。相比而言，高速子弹可贯通颅骨及颅腔，几乎不存在两对抗力挤压颅骨，并不压迫脑组织而伴有明显的头部或脑的移位。在这种情况下，患者可发生严重的，甚至致命性损伤而不发生即刻意识丧失。出血、脑组织结构破坏，并且假若患者尚存活一段时间，则脑膜炎或脓肿可为本类型损伤所产生的主要病理变化。

（一）开放性颅脑损伤

开放性颅脑损伤分为火器伤与非火器伤两类。平时以后者为多见，如刀、斧砍伤等，战时由各种火器造成，两者处理原则基本一致。唯火器性脑损伤的伤情一般更复杂，更严重。其中火器性颅脑损伤依损伤结果不同而分为以下两类：

1. 非穿透伤

占火器伤总数的70%，其包括头皮软组织损伤、开放性颅骨骨折，但硬脑膜完整，少数亦可合并脑挫伤或颅内血肿。

2. 穿透伤

占火器伤总数的30%左右，有头皮损伤、颅骨骨折、硬脑膜破裂、脑组织损伤较严重，常合并血肿，其死亡率在第一次世界大战初期为49.3%～60.6%，后期约30%。第二次世界大战时降至15%。近年穿透伤的死亡率仍在10%以上，死亡原因为：①脑部重要区域损伤。②并发颅内血肿。③合并伤与休克。④颅内感染等。据伤道形状可分为以下三种。

（1）盲管伤：弹片或枪弹等射入物，停留在颅腔内，一般在射入口或伤道近段常有许多碎骨片，而金属异物存留在伤道远端。伤道长短不一，短者1～2cm，长者相当于颅腔的纵径或横径，甚至异物至对侧内板折回，形成反跳性伤道。

（2）贯通伤：多系枪弹致伤，有入口和出口，颅内可无金属异物，出口处骨折范围广，脑挫伤和血管损伤常较入口处损伤严重。碎骨片多留在出口外的头皮软组织内。脑损伤广泛而严重，是穿透伤中死亡率最高者。

（3）切线伤：枪弹切线擦过头部，造成头皮、颅骨和脑组织沟槽形创伤。金属异物已飞逸、碎骨片分散于脑浅部，脑损伤区狭长，脑膨出和癫痫的发生率较高。

（二）闭合性颅脑损伤

造成闭合性颅脑损伤的暴力分为直接暴力和间接暴力。

1. 直接暴力损伤

指外力直接作用于头部造成的颅脑损伤，分为以下三种。

（1）加速性损伤（injury of acceleration）：指头部静止时，突然受到外力打击，头部由静止状态转为加速运动造成的颅脑损伤。

（2）减速性损伤（injury of deceleration）：指运动中的头部突然撞到静止的物体，头部由动态转为静止时造成的损伤。

（3）挤压性损伤（crush injury）：2个以上方向不同的外力

同时作用于头部，头部在相对固定的情况下受到挤压变形造成的损伤。

2. 间接暴力损伤

指外力作用于身体其他部位，传递到颅底及邻近神经结构造成的损伤。常见的有以下两种。

(1) 传递性损伤：如高处坠落时双足或臀部着地，外力通过脊柱传递到颅底，造成枕骨大孔和邻近颅底骨折，导致延髓、小脑、和颈髓上段损伤；另如胸部挤压伤时并发的脑损伤，多由胸部受到猛烈挤压时，骤然升高的胸膜腔内压沿颈静脉传递到脑部致伤。

(2) 挥鞭样损伤：外力作用于躯体，躯体产生加速或减速运动，由于惯性，头部运动落后于躯体，引起颅颈交界处发生强烈过伸或过屈，造成脑干和颈髓交界处损伤。

二、颅脑损伤的生物力学机制

(一) 机械负荷的概念

人脑处于仿佛是量身打造的颅骨中，远离躯体的其他部位，其黏稠度与半熟的鸡蛋相似，而且没有任何部分是运动着的。显然，脑注定无法承受任何物理的张力，或参与大幅度的机械性动作。

能导致脑部发生机械形变的作用力称为机械负荷，根据其作用时间分为静态负荷与动态负荷。静态负荷是指作用力缓慢施加于脑部，作用时间＞200 毫秒，而动态负荷是指作用力突然施加于脑部，作用时间＜200 毫秒。静态负荷所致脑损伤较为少见，由于颅骨被缓慢挤压导致形变，造成脑损伤，通常只发生在受力局部。动态负荷所致脑损伤较为常见，又可以根据负荷的性质分为接触负荷和惯性负荷，前者即外界致伤物直接与头部接触，后者即由头部运动方式改变而导致头部受力。

(二) 脑损伤的生物力学机制

机械负荷的生物物理学机制主要包括接触负荷与惯性负荷两方面。接触负荷是致伤力直接作用于头部，损伤主要包括颅骨弯曲变形、颅腔容积改变、冲击波向脑组织各部分的传导；而脑组织的移位、旋转和扭曲主要由惯性负荷所致，具体性质视头部运动的方向、方式、速度和时间而定。

以上作用最终导致受累脑组织的应变或变形，其性质包括压缩、伸展和剪切三种。脑组织损伤性质取决于应变的类型、部位和受累组织（头皮、颅骨、脑血管和脑组织）。在接触负荷所致损伤中，颅骨的突然弯曲会导致颅骨骨折，颅腔的容积也会改变，从而发生受力点损伤和对冲损伤。另外，冲击波会沿颅骨和脑组织传导，在某些部位集中，造成小灶的脑内血肿。在惯性负荷所致的损伤中，如应变发生于脑组织表面，则会发生脑挫裂伤和硬膜下血肿，如应变发生于深部组织，则表现为脑震荡和弥漫性轴索损伤。

三、颅脑损伤发生机制

（一）开放性颅脑损伤机制

高速的弹片或枪弹等投射物穿透脑膜入颅后，在脑内形成伤道。伤道脑的病理改变为以下三种表现。

1. 原发伤道区

指伤道中心区，内含有毁损与液化的脑组织碎块、出血和血块、颅骨碎片、头发、泥沙及弹片或枪弹等。碎骨片常位于伤道近端，弹片或枪弹则位于伤道远端。损伤的脑膜、脑血管和脑组织出血，易在伤道形成硬膜外、硬膜下、脑内或脑室血肿。伤道内血肿可位于伤道近端、中端和远端。

2. 脑挫裂伤区

伤道中心区外周为脑挫裂伤区，是由于高速投射物穿入颅腔后的瞬间，在脑内形成暂时性空腔，产生超压现象，冲击波向周围脑组织传递，使脑组织顿时承受高压和相继的负压作用而引起脑挫裂伤。病理征象表现为点状出血和脑水肿带。

3. 脑震荡区

脑挫裂伤区周围为脑震荡区。该区脑组织在肉眼或一般光学显微镜下无明显病理改变可见，但可出现暂时性功能障碍。

在脑损伤后尚可迅速出现脑血液循环和脑脊液循环障碍、脑水肿和血肿，并可合并颅内感染，引起颅内压升高等，使病理改变复杂化。上述病理改变大致分为急性期、炎症反应期和并发症期三个时期。

（二）闭合性脑损伤机制

闭合性脑损伤机制比较复杂，其主要致伤因素有二：①由于颅骨变形、骨折造成的脑损伤。②由于脑组织在颅腔内呈直线或旋转运动造成的脑损伤。

1. 颅骨变形及或骨折的作用

在外力直接作用于头部的瞬间，除了外力可引起凹陷骨折并同时引起脑损伤外，还可导致颅骨变形即颅骨局部急速内凹和立即弹回的变化过程，使颅内压相应地急骤升高和降低，在颅骨内凹、外力冲击和颅内压增高的共同作用下造成脑损伤；当内凹的颅骨弹回时，由于颅内压突然下降而产生一种负压吸引力，脑再次受到损伤。

2. 脑组织在颅腔内运动的作用

常见有直线和旋转运动两种。

（1）直线运动：在加速和减速运动时，由于脑组织和颅骨运动的速度不一致，脑组织的运动常落后于颅骨的运动，产生了局限性颅内压骤升和骤降，使脑组织被高压冲击到受力点对侧的颅壁，接着又被负压吸引到受力点的同侧并与颅壁相撞，于是在两侧都发生脑损伤。发生在受力侧者称为冲击伤，对侧者称为对冲伤。任何方向外力作用引起的脑损伤，总易伤及额极和额底、颞极和颞叶底面，这是因为脑组织移位时与凹凸不平的前颅凹、中颅凹壁、底面相撞击和摩擦所致。而对冲伤很少发生在枕极和枕叶底面，此乃因枕部颅壁光滑，小脑幕既光滑且有弹性之故。冲击伤与对冲伤的严重程度不一，两侧可一轻一重或同样严重，或只有冲击伤而无对冲伤，或者相反。这与外力作用的强弱、方向、方式与受力部位等密切相关。

一般而言，加速性损伤多发生在外力直接作用的部分，极少对冲性损伤。减速性损伤既可发生冲击伤，又可发生对冲伤，且较加速性损伤更为广泛和严重。

（2）旋转运动：当外力作用的方向不通过“头的圆心”，头部则沿某一轴线作旋转运动。此时除了上述因素外，高低不平的颅底，具有鋭利游离缘的大脑镰和小脑镰幕，将会对脑在颅腔内作旋转运动时起阻碍作用并产生应切力，使脑的有关部分受摩擦、牵扯、扭曲、碰撞、切割等缘故而损伤。

绝大多数颅脑损伤不是单一的损伤机制造成的，而常常是由几种机制和许多因素共同作用的结果。这些机制和因素，在开放性颅脑损伤时的情况也是一样的。

四、脑损伤的伤因及病理学改变

（一）脑震荡

脑震荡是由于钝性暴力引起的脑功能障碍。临床表现为短暂意识丧失、呼吸浅慢、脉搏徐缓及反射消失，恢复期一般先觉察到刺激，然后是感觉和运动的恢复，但仍伴有或长或短时间的逆行性遗忘。以上临床改变已为所有学者所公认。过去不少学者认为，脑震荡虽有脑功能紊乱，但无脑器质性损害，因此症状短期内可以恢复。若尸检发现灶性改变，如点状出血或灶性坏死，则应诊断为脑挫伤而非脑震荡。近来许多尸检的详细研究，结合动物实验确认脑震荡为闭合性脑弥散性损害波及脑灰质及白质。

1. 伤因

引起脑震荡的原因不外乎三种：①固定的和不固定的头颅受钝性暴力冲击，如石块和木棒击伤。②头颅在加速运动中突然受阻，如从高处跌下。③鞭击伤，如在高速公路上飞驰的汽车突然受阻，患者头颅虽未受暴力直接冲击，但前后摆动过快与过剧，亦可引起损伤。上述暴力向脑四处放散引起整个脑组织受损，这种损害绝非由血管功能紊乱引起，而是由于暴力直接冲击脑所致，因为症状的出现与外伤的发生有密切的时间承接关系，即脑功能紊乱与外伤之间没有潜伏期。有些学者认为，由于脑干的网状结构受损不能维持皮质的兴奋状态为本病的主要原因。但是，多数学者更强调整个脑白质受损的重要意义，虽然他们也不否认脑干网状结构在发病机制中有其作用。

2. 病理变化

有一例脑震荡后患者，女性，38 岁，从自行车上跌下后有短暂意识丧失，很快即清醒，说话、行走正常，13 小时后死于药物过敏性休克。尸检发现除在右侧大脑半球的硬膜下隙有很薄一层血液（约 10mL）外，未发现任何大体异常，但镜下显示弥散性神经细胞有局部缺血改变，浅层较深层为重，未见水肿及其他异常。若该患者不死于过敏性休克，很可能不会患有任何脑震荡后遗症或仅留很轻的后遗症。

（二）脑挫伤

1. 伤因

通常当暴力与头颅接触面积较大，而单位面积所受的暴力较小的情况下，因这种直接性机械力量传导至脑组织而引起损害，不会有硬脑膜的破裂，甚至皮肤及颅骨也无损伤。当外力撞击头部，引起脑在颅内运动时，可以引起远离冲击点处的损伤（如枕部受击时，额极出现更严重的创伤）。这种创伤出现非常迅速，许多学者都认为是由于暴力的直接影响而非血液循环紊乱所引起，故又可称为原发性损伤。

2. 病理变化

肉眼观察：病理常见的部位为额、颞叶的外侧面，颞极和额叶的眶面等。这些部位的蛛网膜下腔脑脊液较少，不如脑基底部有较多的脑脊液池可以保护脑皮质免于撞击颅骨板。对冲伤较直接伤更为常见，最显著的早期病理改变为出血。切面上可发现在脑回凸起部分有大小不一的圆形、椭圆或长条形出血点，有时亦可延伸至白质。这些出血点在因受伤立即死亡的患者尸体上发现，说明是原发性而非继发性。经过一段时期（1～2 天后）出血的颜色逐渐模糊，组织坏死渐为明显，常为楔状，底部向上，尖部伸入白质，其范围可为一至数回。约 5 天后液化即开始，5～6 周后达到最高峰。最初该区呈凹陷状，继而逐渐变为囊腔，含黄色或棕黄色液体。小的坏死灶可能为瘢痕所填充，但大者只能维持其囊肿形态。覆盖病灶的蛛网膜及硬脑膜皆因出血机化而变厚，并与脑组织粘连。

显微镜下观察：蛛网膜下有出血，皮质内有大小不等的出血灶，血管内常不含血，可能是受周围组织压迫所致。当出现组织坏死时，红细胞开始破坏，神经细胞大片消失，残余的细胞常呈局部缺血性改变，胶质细胞亦有变性，血管壁呈玻璃样改变，同时亦可见白细胞浸润及血浆渗出。细胞周围及血管周围水肿亦为常见的现象。液化期的特点为大量格子细胞（被激活了的小胶质细胞）的出现。修复期的特征为结缔组织增生，而胶质细胞增生占次要地位。

挫伤与软化的区别：①挫伤有硬脑膜下及蛛网膜下腔出血，而软化一般没有。②挫伤的损害往往在脑回的凸起部分。③挫伤的表层坏死而使囊腔与蛛网膜下腔相通，而软化灶的表层往往保留，而且有胶质细胞增生。根据上述几点，诊断挫伤并不困难。

（三）脑穿通伤

脑穿通伤是由于尖鋭暴力直接引的起脑组织的破坏。这种损害往往比较局限，只限于暴力所经过的区域，除脑组织损伤外，头皮、颅骨及硬脑膜都有破损。

1. 伤因

最常见的原因为尖鋭暴力如子弹、刀及斧等，有时亦可为钝性暴力如高处跌伤、车撞等将头皮、颅骨、硬脑膜及脑损伤，小脑幕切迹将中脑底切断或大脑镰将胼胝体切开。

2. 病理变化

肉眼观察：暴力的性质不同可引起不同的病理改变。子弹引起的穿通伤，在它经过的部位脑组织受到完全破坏，组织的连续性消失，此处称为坏死区；其周围虽亦有损伤及出血，但组织的连贯性尚能保存，此区常称为裂伤区。由此逐渐向正常组织过渡，其他组织如皮肤、骨及脑膜当然都有破坏。几天后坏死可能液化。如遇感染（多由葡萄球菌或链球菌）常可引起化脓性改变，最后形成脓肿；如无感染且损伤不大者可由瘢痕组织代替。创伤较大不能由瘢痕组织填充而形成囊腔。囊腔可分为单房或多房，有时可与脑室系统相连，可含黄色、富于蛋白质的液体或脑脊液。瘢痕接近表面时常与硬脑膜粘连。显微镜下观察：坏死区主要为出血及白细胞浸润，残存的神经细胞、胶质细胞极少。裂伤区可见神经细胞变性（多为局部缺血性改变），血管壁肿胀及玻璃样变，血管的这种的改变可能为白细胞渗出所致。胶质细胞的反应多来自裂伤区外围较正常的组织，表现为小胶质形成格子细胞，星形胶质细胞亦有增生肥大，有的为肥胖细胞，有的核有分叶而呈多核较大的细胞（Alzheimer 细胞），以后格子细胞逐渐减少，星形胶质细胞产生胶质纤维而形成瘢痕组织。成纤维细胞及毛细血管在反应早期亦有增加，后来亦逐渐变为胶原纤维，成为瘢痕的一部分。若同时有感染则间叶组织的反应更为明显。

（四）脑挫裂伤

1. 伤因

暴力作用于头部，在冲击点和对冲部位均可引起脑挫裂伤。脑实质内的挫裂伤由脑组织变形和剪性切力造成，见于脑白质和灰质之间，以挫伤和点状出血为主。如脑皮质和软脑膜仍保持完整，即为脑挫伤，如脑实质破损、断裂，软脑膜亦撕裂，即为脑挫裂伤。严重时均合并脑深部结构的损伤。

对冲性脑挫裂伤的发生部位与外力的作用点、作用方向和颅内的解剖特点密切相关。以枕顶部受力时，产生对侧额极、额底和颞极的广泛性损伤最为常见，而枕叶的对冲性损伤却很少有。这是由于前颅底和蝶骨嵴表面粗糙不平，外力作用使对侧额极和颞极撞击于该部位，产生相对摩擦而造成损伤。而当额部遭受打击后，脑组织向后移动，但由于枕叶撞击于光滑、平坦的小脑幕上，外力得以缓冲，因此很少造成损伤。

2. 病理学改变

（1）病理学特点：经典概念认为，脑挫裂伤（contusion and laceration of brain）是脑表面散在的出血灶，通常位于额极、额下、颞极、颞下和颞叶的外侧面。镜下显示，出血主要位于脑回表面，但也不同程度累及皮质下白质。脑挫裂伤具有固定的好发部位，提示脑挫裂伤是脑组织与粗糙的颅底骨质结构作用产生的接触性损伤。然而，这一经典概念并不能完全反映脑挫裂伤的复杂机制，因出血可能来源于动脉、静脉和毛细血管。脑挫裂伤必须与位于大脑半球近中线处皮质下的局灶出血及其他组织断裂所导致的出血相鉴别。

脑挫裂伤的病理改变包括脑挫伤和脑裂伤，挫、裂伤的区分以软脑膜—神经胶质膜（pial-glial membrane）是否断裂为准，通常二者并存。脑挫裂伤位于皮质，肉眼可见局部脑组织出血、水肿，存在脑裂伤者可见蛛网膜下腔出血（subarachnoid hemorrhage，SAH），病变呈楔形深入脑白质。镜下早期表现为神经元呈典型的中央性尼氏体（Nissl body）溶解改变，轴突肿大断裂，毛细血管充血、出血，周围脑组织细胞明显水肿及胶质细胞肿胀。脑皮质分层结构消失，灰白质分界不清。数日至数周后，挫伤脑组织液化，局部出现泡沫细胞，胶质细胞增生和纤维细胞长入，最终与脑膜纤维细胞增生融合形成脑膜脑瘢痕。

从病理学角度讲，脑挫裂伤病灶至少包含两种成分，位于中央的是出血灶和发生不可逆损伤的神经元，位于其周边的是发生可逆的缺血性损伤的神经元和反应性增生的星形细胞。对该部分进行镜检显示，神经元肿胀和透明变性，血管周围星形细胞增生，这一变化在伤后 3 小时明显，但可持续至伤后 3 天。通过神经影像学检查（CT、MRI）也可得到同样的结果。有时影像资料只显示组织水肿而未见明显的出血灶，但仍可能存在影像学不易检出的镜下出血灶。

外伤后发生脑皮质结构损伤的程度存在明显差异。严重者皮质广泛严重出血，患者很快死亡；轻者只存在组织水肿而无明显出血灶。典型的病灶介于两者之间，一段时间后出现局部占位表现。

病理学描述：脑挫裂伤的病理改变，轻者可见脑表面淤血、水肿，有片状出血灶，脑脊液呈血性；重者脑实质挫碎、破裂，局部出血，甚至形成血肿。受损组织缺血坏死。显微镜下可见神经元胞质空泡形成，尼氏体消失，胞核碎裂、溶解，神经轴突肿胀。

(2) 脑挫裂伤的分布：脑挫裂伤的分布与其发生机制有关。颅骨骨折所致脑挫裂伤通常位于骨折处，尤其与凹陷骨折有关，颅前窝骨折通常导致额叶底面脑挫裂伤。着力点脑挫裂伤发生于颅骨内板在外力作用下内陷时，而当颅骨复位时，脑组织受到伸展应力的作用，血管结构最易受损。对冲性脑挫裂伤发生于着力点对侧，其发生原因是由于脑组织在外力作用下向着力点移位，从而在着力点对侧颅骨与脑组织间产生负压，脑组织和血管在伸展应力作用下发生损伤。

动物实验和生物力学模型研究表明，在无接触性也即惯性负荷作用于脑部，只产生加速性负荷作用时，才可以造成脑挫裂伤病变。因此，有必要重新认识对冲性作用在导致脑挫裂伤病变中的作用。事实上，较为准确的说法应将所有着力点损伤以外的脑挫裂伤病灶统称为远隔部位脑挫裂伤，而无论其具体部位在哪里。一般来说，头部加速运动多是由于受运动的、体积小而且坚硬物体打击所致，例如用锤子击打头部，因此接触性损伤成分占优势，病变以着力点损伤为主。而当头部进行减速运动时，例如从高处跳下，头部撞向某些大的物体，如地面、木板等，着力面积大，局部脑损伤轻，而以减速损伤（对冲伤）成分占优势，也即远隔部位脑挫裂伤多见。

(3) 脑挫裂伤的病情演变：脑挫裂伤多有进行性加重趋势，最终形成占位效应导致脑组织受压和神经功能障碍。连续 CT 和 MRI 扫描显示，病灶可在伤后 24～48 小时甚至 7 天后明显增大，主要由于损伤周围脑水肿加重，也可伴有病灶的继续出血，通常临床症状与影像学表现相符。显微镜检查显示，伤后 5 天时，坏死神经元数量增加，但目前对该现象的发生机制尚存在争论。为阐述方便，根据上述发生时间，可将脑挫裂伤病变划分为早期立即损伤和晚期损伤。

早期立即损伤是指伤后即刻或极早期发生的病理损伤，主要表现为细胞肿胀。当外力作用于细胞膜时，导致膜功能障碍，以细胞膜去极化和神经递质释放为特征。钠通道的过度激活和电压敏感钙通道的开放，导致钠和钙离子的内流以及兴奋性氨基酸释放，此时细胞外发生钾离子、兴奋性氨基酸（EAA）等毒性介质的堆积。钠离子内流增加还导致水和氯离子内流增加，细胞发生肿胀。细胞内钙的聚集会引发一系列反应，最终导致细胞死亡。同时，细胞内钙的聚集还会引起神经细胞释放兴奋性氨基酸，从而使相邻细胞发生类似的损伤。实验证明，向脑组织培养液加入或直接向脑皮质中注入属于 EAA 的谷氨酸，所造成的神经元肿胀和星形细胞增生与脑挫伤的病理表现极为相似。

放射性核素扫描显示，对于晚期损伤，局部脑损伤发生后，出血灶和周围水肿区脑组织血流量明显减少，其原因主要是水肿或局部血肿、微血管周围星形细胞肿胀，造成血管腔变窄、血管内皮损伤导致血栓形成等。缺血会加重神经损伤、加速脑水肿发生。研究表明，脑挫裂伤病灶周围水肿区脑组织血脑屏障通透性增加，发生时间约在伤后 2～4 天。具体机制可能与氧自由基释放有关，也可能与受损的细胞膜磷脂释放活性介质有关。血脑屏障通透性增高是导致伤后病灶周围脑水肿的主要原因，并可使血液内一些血管活性物质渗出至脑实质，在局部引起类似急性炎症反应，进一步加重脑水肿。

脑挫裂伤是局部脑损伤，虽然某些部位的病灶可以导致明显定位体征，广泛的脑挫裂伤也会引起原发性意识障碍，但多数情况下，颞极和额极等部位脑挫裂伤在伤后早期并不引起明显临床症状，但往往引起严重的迟发性反应如脑缺血、脑水肿和脑内血肿等，它也是引起伤后迟发性昏迷以及某些情感、精神和智能障碍的主要原因。

脑震荡和脑挫裂伤分别代表了两类脑损伤，即弥漫和局部性脑损伤。在脑损伤患者中，两者通常并存，共同构成传统意义上的原发性脑损伤。但最近的研究表明，无论是脑震荡还是脑挫裂伤，脑组织发生损伤都是一个渐进的过程，而非受伤当时立即形成。这样，我们不仅应重新理解原发性脑损伤的概念，更重要的是，这意味着早期应用适当的药物可以避免和减轻继发性脑损伤的发生，从而提高脑损伤的疗效。

（五）外伤性出血

1. 硬脑膜外出血

硬脑膜外出血指硬脑膜与颅骨之间的出血，多由颅骨骨折而引起脑膜动脉的破裂，偶然亦可因上矢状窦破裂而来。因此，常见的部位在颞叶，其次在额顶部、颞顶部或顶枕部等。由于动脉破裂，出血既多且快，在短期内形成较大血肿而压迫脑组织。临床上凡有头部外伤的患者，在短暂昏迷（多因脑震荡）苏醒后，只经较短的中间清醒期或无中间清醒期而继续昏迷者，必须考虑有硬脑膜外出血的可能。血肿压迫脑组织可引起颅内压增高而昏迷，压迫中央前回可导致对侧肢体瘫痪，压迫颞叶引起海马钩回疝可出现同侧瞳孔散大。这种较大的血肿，若不治疗，多导致死亡。小的血肿如脑膜中动脉的一支破裂而引起出血者，可以逐渐被吸收。硬膜外侧面常呈现绛赤色片形或条形出血，来自硬膜的肉芽组织从各处侵入血块而逐渐使其机化，但并不形成囊肿，更不会逐渐长大。

2. 硬脑膜下出血

硬脑膜下出血是指硬脑膜与蛛网膜之间的出血。常见的原因为钝性暴力。伤势可轻可重，轻者可无皮肤破裂或骨折，但同样可使脑移位而牵引某些浅静脉造成破裂，尤其是静脉进入静脉窦处，如上矢状窦处。静脉窦破裂虽常引起硬脑膜外出血，但亦可引起硬脑膜下出血。如产伤时，因小脑幕受牵引而破裂，直窦或大脑大静脉往往亦被撕裂，这种硬脑膜下出血是新生儿死亡的常见原因。硬脑膜下出血常可因轻伤引起，所以较硬脑膜外出血为多。常见的部位为大脑半球的外侧面，可为单侧或双侧。很大一部分硬膜下出血因破裂的静脉较小出血不多，临床上并未出现症状，血液逐渐分解为含铁血黄素被巨噬细胞吞噬，肉眼只可见硬脑膜内侧面有棕赤色区域。或出血略多而引起硬脑膜内的纤维组织和毛细血管增生，最后纤维化，肉眼可见硬脑膜有局限性增厚。若破裂的静脉较大，形成的血肿可引起脑组织压迫症状。硬膜下出血临床上可分为亚急性与慢性两类：①亚急性：多因较大的静脉或多数静脉破裂引起，表现为经过数小时的中间清醒期后患者再次呈现昏迷，原因是血肿在短期内达到较大的体积而引起颅内压增高，若压迫大脑半球可能有局部症状，如肢体瘫痪，不及时施行手术治疗，患者常可死亡。②慢性：最为常见。由于破裂的静脉较小，血肿形成较慢，形成后又为硬脑膜内侧面的成纤维细胞及毛细血管所包围，形成一外表光滑的包囊，与蛛网膜并无粘连，只有部分血肿与硬脑膜内面相通。囊壁的外侧为富于胶原纤维的结缔组织，内层含有无数扩张的毛细血管的肉芽组织。因此，当囊内血红蛋白水解后渗透压逐渐增加，囊壁内血管浆液大量被吸入囊内，再加上囊壁内毛细血管不断出血，血肿逐渐长大，最后变成含大量黄色液体的硬脑膜下水囊瘤（subdural hydroma）压迫脑组织。硬膜下出血在临床上既有局部受压症状（如肢体瘫痪、癫痫等），又有慢性颅内压增高症状（如头痛、呕吐及视神经乳头水肿），往往不易与其他占位病变区别，若不及时施行外科治疗，预后很坏。

3. 脑实质内出血

脑实质内出血是指由于暴力引起的脑内健康血管破裂或改变而发生的出血。这种脑实质内出血又可分为两类：分别为早期（外伤后即刻）出血及晚期（数天或数周后）出血。

(1) 早期脑内出血：早期脑内出血比较常见。出血是由于暴力直接引起脑组织及血管同时损坏或单独血管破裂所致，其范围较大，破裂血管若为动脉则出血范围比静脉更为广泛。暴力有时可引起循环功能紊乱而发生点状出血。所以大片出血在外伤发生时即可出现，而点状出血常需一段时间才能出现。大片出血常发生于暴力所冲击的部位如大脑白质、基底节与脑干。这种大片出血与因血管病变所引起的出血相同，可引起颅内压增加及死亡，或因在脑干引起网状结构的破裂而导致深度昏迷，最后患者死亡。若患者不死亡则血块可逐渐被吸收，小者为瘢痕组织所填补，组织中常有不少吞噬含铁血黄素的格子细胞，所以瘢痕呈黄棕色，这说明是出血而非软化的结果。大者则无法由瘢痕组织弥补，而后成为囊肿，内含黄色液体。点状出血多在大脑白质，一般不造成严重后果，多数可以完全被吸收而不遗留痕迹。

(2) 晚期脑内出血：比较少见。出血为暴力引起脑内血流循环紊乱，而后出现血管壁的变性、局灶软化及水肿等情况，以后病情继续发展，而遇血压增高时受损血管即破裂，导致髓内大片出血。所以这种晚期出血常发生于外伤后数天或数星期，部位亦在大脑白质及基底节，常可能为多数，也易侵入脑室系统而造成死亡。尸检除发现大片出血外，尚可见较弥散的血管壁变性及微小的局灶性软化。

第二节　脑外伤后继发性脑损害的分子生物学机制

近年来的研究发现，颅脑外伤后的继发性脑损害最值得继续关注的病理机制有：①炎性介质释放。②自由基生成和脂质过氧化。③兴奋性氨基酸（EAAs）大量释放引起 Ca^{2+} 通道开放。④NO。⑤细胞凋亡等。这些机制既同时发生作用又互相关联构成连锁反应，最终导致神经细胞的死亡。

一、炎性细胞介质的释放

继发性脑损伤过程相当复杂，其中有多种炎性细胞因子参与，它们相互作用、相互调节，又有着各自独特的作用。通过这些因子直接或间接的影响，使血管壁通透性增加，形成血管源性和细胞源性脑水肿，加重了继发性脑损伤。炎性因子在急性出血性脑血管病中激活、介导了脑组织的继发损伤，参与脑损伤、脑出血后脑水肿的形成。

细胞因子（cytokines）是机体的免疫细胞及非免疫细胞合成和分泌的多肽类因子，近年来研究表明，多种细胞因子如肿瘤坏死因子（TNF）、白细胞介素（IL）等介导炎症反应，参与继发性脑损伤的病理生理过程，在脑出血后水肿形成、发展和消退及脑出血恢复期发挥着重要作用。Rosenberg 等研究发现脑出血后 6～12 小时血肿周围出现中性粒细胞浸润，渗出的中性粒细胞能够释放各种细胞因子，加重脑损伤。其中研究最多的是 TNF-α、IL-1、IL-4、IL-6、IL-8、IL-10、IL-11、IL-18。

（一）白细胞介素-1（IL-1）

IL-1 是一个有力的炎性介质，也是炎性反应中的一个共同因子，主要来源于单核－巨噬细胞和活化的淋巴细胞，在出血和炎症的刺激下血管内皮细胞、星形细胞、小胶质细胞也可大量表达 IL-1。IL-1 分为 IL-1α 和 IL-1β 两种构型，与细胞膜上受体 IL-R 结合通过 G 蛋白发挥作用。李玮等发现脑出血急性期患者血清、脑脊液中 IL-1 水平明显升高且与病情严重程度有显著的相关性，初步提示 IL-1 变化与脑出血急性期神经细胞损伤有关。IL-1 主要作用是：①参与 T 和 B 细胞的增殖和分化。②促进白细胞黏附于毛细血管或小血管壁并渗透至脑组织中起重要作用。③直接作用于血管内皮细胞影响其通透性而致脑水肿。④引起脑血肿周围的多核白细胞聚集和激活炎症介质，诱导黏附分子的合成与释放，加重脑水肿。⑤引起炎性反应，导致局部血管痉挛甚至血栓形成，引起的脑血肿周围脑组织缺氧可能促进脑水肿的形成。⑥诱导一氧化氮合成酶的表达，使一氧化氮合成增多，再通过刺激花生四烯酸的代谢，使氧自由基释放增加而导致血管源性脑水肿形成。另外，IL-1β 是一种神经保护因子，它的升高对脑出血的预后具有重要意义。

（二）白细胞介素-4（IL-4）

IL-4 是具有多种生物功能的一种细胞因子，参与机体多种组织细胞的生长分化和功能调节，在免疫和炎症反应中发挥重要作用，可诱导外周血单核细胞分泌粒细胞刺激因子和巨噬细胞刺激因子，增强中性粒细胞介导的吞噬、杀伤活性和抗体依赖的细胞介导的细胞毒性作用。IL-4 直接促进中性粒细胞向病灶区聚集，也可诱导白细胞、受损组织细胞释放更多细胞因子，其中趋化因子可促使白细胞自血管内向缺血区脑组织迁移。Katsuno 等研究发现，在脑损伤患者、蛛网膜下腔出血以及脑出血患者发病 4 小时，IL-4 开始升高且与病情的严重程度呈正相关。IL-4 可抑制炎性细胞、炎性因子产生、释放，也具有免疫调节作用，从而减轻组织损伤。

（三）白细胞介素-6（IL-6）

IL-6 是一种在机体防御、急相反应、免疫反应和造血反应等过程中起重要作用的多效细胞因子。中枢神经系统 IL-6 主要源于神经内皮细胞、有活性的星形细胞、小胶质细胞及巨噬细胞等，是一种有广泛生物活性的细胞因子。IL-6 参与机体多种组织细胞的生长、分化和调节，在免疫和炎症反应中发挥重要作用，是机体一神经一内分泌网络调节的主要因子。脑损伤出血后 IL-6 升高可能是脑出血缺氧及脑组织损伤、坏死引起的急性应激反应。急性应激反应产生大量抗原，刺激免疫系统大量炎性因子浸润和激活，引起强烈的免疫应答，致单核一巨噬细胞、T 细胞等激活从而产生大量的 IL-6。此外，脑损伤部位的小胶质细胞、星形细胞、内皮细胞等被激活，也释放大量的 IL-6，使血清和脑脊液 IL-6 含量增高。Dziedzic 等发现，ICH 患者血清 IL-6 水平升高，其水平变化与患者 Glasgow 昏迷评分（GCS）呈负相关，与血中体积和占位效应呈正相关。王文胜等也发现血肿液中的 IL-6 的含量与脑水肿大小呈正相关。Ott 等将多种炎性因子注入实验动物的脑组织内，发现炎性因子可增加血脑屏障的通透性、引起脑水肿，阻断细胞因子信号系统或减少细胞因子的活力，脑水肿的程度减轻，这提示 IL-6 参与脑水肿的形成。同时高浓度的 IL-6 能增加内皮细胞表达 ICA M（细胞间黏附分子），使白细胞与内皮细胞的黏附性增加而阻塞微血管，另外还能激活补体系统产生细胞毒性损伤，进而加重脑水肿的形成。

（四）白细胞介素-8（IL-8）

IL-8主要由单核一巨噬细胞产生，其他如成纤维细胞、上皮细胞、内皮细胞、肝细胞等也可在适宜的刺激条件下产生IL-8。IL-8的主要生物学活性是吸引和激活中性粒细胞。中性粒细胞与IL-8接触后发生形态变化，定向游走到反应部位并释放一系列活性物质，这些作用可导致机体局部的炎症反应，达到杀菌和细胞损伤的目的。各种刺激信号如缺血、缺氧、损伤等，均可启动各种炎症反应基因转录，生成各种炎症反应蛋白mRNA。IL-8是重要的中性粒细胞趋化因子，能促进白细胞浸润、聚集、细胞黏附，产生活性物质、酶类及自由基等，并促进脂质过氧化和细胞因子的释放失调，导致脑毛细血管内皮细胞及基底膜损害，诱发血管源性水肿的发生和神经元损伤。黄帆等人用ELISA方法对急性脑出血患者血清中的IL-8水平进行测定，结果发现脑出血患者血清中IL-8水平明显高于对照组。

IL-8在血管内皮上时，使多形核白细胞（PMN）与内皮细胞作用加强，并且细胞形变而游走；IL-8在血液中时，IL-8使PMN表面的L-选择素脱落，从而丧失了黏附的基础，抑制了黏附的发生。有研究认为IL-8的存在位置以及与受体结合状态决定IL-8在炎症中的作用。因此血液中的IL-8起抗炎作用，内皮细胞上的IL-8起促炎作用。Brambrink等认为急性脑出血时机体处于应激状态可出现全身炎症反应综合征（SIRS），IL-8作为炎症介质表达增高。Barone等证实TNF-α诱导IL-8的产生，TNF-α、IL-1、IL-6诱发的炎症反应在很大程度上是通过诱导产生的以IL-8为代表的趋化因子所介导的。

（五）白细胞介素-18（IL-18）

IL-18是一种主要由活化的单核一巨噬细胞产生的多效性细胞因子，在中枢神经系统中，IL-18可以由小胶质细胞、星形胶质细胞、神经元和室管膜细胞产生，其中主要由小胶质细胞产生，能够诱导产生IL-6及TNF-α等前炎症细胞因子。中枢神经系统损伤后首先造成脑组织缺血、缺氧、水肿、坏死等广泛损坏，受损的小胶质细胞、星形胶质细胞、神经元和室管膜细胞释放 IL-18，血液中活化的单核—巨噬细胞也分泌 IL-18，并通过受损的血脑屏障进入脑脊液和血液中，从而一方面可能通过增强免疫细胞的细胞毒作用直接引起脑损伤，另一方面亦可通过引起神经细胞炎性反应而间接导致脑损伤。

（六）肿瘤坏死因子-α（TNF-α）

TNF-α 是由活化细胞产生的小分子多肽类物质。TNF-α 可出现在中枢神经系统内许多类型的细胞中，包括小胶质细胞和星形胶质细胞。人体内 TNF-α 主要是介导抗肿瘤及调节机体的免疫功能，在机体起疾病防御和损伤修复作用。TNF-α 的产生和作用是依赖于巨噬细胞和 T 淋巴细胞的激活完成的，任何原因导致的组织应激都伴随有 TNF-α 生成和释放。但是 TNF-α 产生过多对中枢神经系统中具有神经毒性作用，其通过介导炎性反应，直接细胞毒性作用参与出血性脑损害的发生发展，其表达增加可加速神经元死亡。TNF-α 可上调血管内皮细胞和白细胞上的黏附分子（ICAM）表达，加速活化的淋巴细胞进入脑内，加剧炎症。TNF-α还可增加兴奋性氨基酸、NO 及自由基等多种神经毒性物质的生成和释放，从而对继发性脑损伤起到关键的促发作用，因此，通过拮抗 TNF-α 抑制脑出血后的炎症和免疫反应可以有效防治脑出血。

二、自由基生成和脂质过氧化

（一）脑组织特别容易受到自由基的攻击

大量的实验证据表明，TBI 后早期即已出现氧自由基的大量形成和细胞膜的脂质过氧化。产生自由基的机制包括源于细胞膜的花生四烯酸级联反应的激活以及细胞内 Ca^{2+} 浓度的升高，后者可诱导自由基从线粒体中释放，而且还会触发一些蛋白酶和脂酶的激活，继而导致花生四烯酸降解成具有活性的磷脂酶 A2、脂加氧酶和环加氧酶，并产生血栓烷 A2、前列腺素和白三烯。TBI 后这些物质的释放通常都伴有多种类型的细胞损伤，脑组织氧化代谢率增高、活性氧代谢产物增大、抗氧化能力相对较低、修复能力差、神经元不可复制且细胞膜与胞质比例较高、脑组织的细胞膜脂质中多不饱和脂肪酸浓度较高等都会成为脂质过氧化的重要来源，很容易产生自由基，对邻近的分子造成破坏。此外，脑组织中还含有较多的过渡金属，比如铁，这些具有氧化还原活性的金属能通过金属调节的 Haber-Weiss 反应催化形成大量的毒性自由基。

（二）活性氧中间体（reactive oxygen species，ROS）

包括超氧化物、羟基、一氧化氮（nitricoxide，NO）、过氧化氢等自由基以及非自由基类氧代谢产物如过氧化氢、脂质氢过氧化物、单线态氧以及次氯酸等。在脑组织中，绝大部分的氧分子被用来以 A TP 的形式产生能量，只有很小一部分（约 5%）最终会成为 ROS。当机体保护性的抗氧化机制健全的时候，可通过将 ROS 转化为毒性较小的中间体来防止氧化损伤。为了维持组织氧化还原状态的稳定，机体内的氧化和还原机制是保持平衡的。

Marklund 等通过微透析技术研究发现受损的脑组织周围有大量的 ROS 形成。TBI 后有许多因素能使 ROS 形成增加：①TBI 之后细胞外谷氨酸的大量增加本身就能使 ROS 增加，而 ROS 反过来又能促使谷氨酸的大量释放。再者，谷氨酸诱导的细胞内 Ca^{2+} 升高激活了磷脂酶－环加氧酶途径，并使黄嘌呤脱氢酶转变成黄嘌呤氧化酶，使一氧化氮合酶（nitric oxide synthase，NOS）活性增加，这些都能使 ROS 增加。②TBI 后线粒体损伤后，其电子传递链失效致使 ROS 自线粒体细胞器漏出，血红蛋白崩解释放出游离铁等也使 ROS 大量增加。③TBI 后炎性细胞的激活也能产生大量的 ROS。脑组织中丰富的多不饱和脂肪酸是 ROS 诱导的氧化损伤的主要生物学靶点，脂质的过氧化将导致细胞膜磷脂的降解，对细胞膜和髓鞘造成损害，并且还会产生一些继发性的活性产物（即乙醛）。ROS 还会攻击蛋白质，既可以是直接的损伤，也可以通过像脂质过氧化类似的连锁反应造成损伤。DNA 也是 ROS 诱导的氧化损伤的主要攻击目标。ROS 能改变基因和基因产物，此外，ROS还能影响线粒体的功能，影响脑血流。也有实验研究发现，在急性TBI的动物实验中发现ROS清除剂能减少血脑屏障（BBB）的通透性、减轻脑水肿、改善脑血流并影响凋亡过程。

三、一氧化氮在脑外伤继发性损伤过程中的作用

一氧化氮（NO）是一种常见的神经递质，它是通过三种不同形式的一氧化氮合酶作用，由精氨酸产生的。①神经元一氧化氮合酶（neuronal nitric oxide synthase，nNOS）主要分布在大脑中动脉供应区，较容易受到缺血损害，缺血时nNOS表达上调，所诱导形成的NO与ROS发生反应，产生大量对神经存活不利的高活性自由基，nNOS在脑外伤时也是上调的，使一些有害的自由基增加，加重了神经损伤。②诱导型一氧化氮合酶（inducible nitric oxide synthase，iNOS）在创伤等多种状况下都会上调，由巨噬细胞、中性粒细胞和其他一些细胞产生。iNOS所产生的NO由于会导致线粒体和细胞的功能障碍，因此对创伤和缺血后神经元的存活起着负面的作用。③内皮一氧化氮合酶（endothelial nitric oxide synthase，eNOS）则与上述两种NOS不同，它有扩张血管改善脑灌注的作用，因此，在脑缺血时有脑保护的作用。有研究者发现，当用非特异性抑制剂同时阻滞eNOS和nNOS的活性时，脑梗死的体积增大。而用特异性抑制剂仅阻滞nNOS时，脑梗死的体积缩小，而TBI时，eNOS的作用也是相似的。

TBI发生后eNOS迅速上调，保护脑组织免受进一步损伤，eNOS的脑保护作用主要通过以下一些途径来实现：①其诱导产生的NO有扩张血管的作用，这些小分子的NO能弥散至周围的缺血半暗带，抑制血小板在半暗带的聚积和白细胞的浸润。②半暗带血管内皮生长因子（VEGF）产物能诱导eNOS表达，继而促进新生血管的形成。③NO能对抗内皮素-1（ET-1）对Ca^{2+}的调节作用和对细胞骨架F-肌动蛋白丝的重组作用。因而，起到调节微血管功能、改善脑循环的作用。④eNOS产生的NO能修正导致γ-氨基丁酸（GABA）释放增加的突触前信号，这对神经元的成形和恢复都非常重要。eNOS还可以通过一种与cGMP相关的机制保

护运动神经元免于凋亡。

四、兴奋性氨基酸的过量释放与 Ca^{2+} 失衡

自从 Rothman 和 Olney 在一些研究中发现了谷氨酸潜在的神经毒性作用后，首先提出了“兴奋毒性”的假想，此后许多作者通过研究发现，包括外伤在内的各种损伤因素均可导致谷氨酸和天冬氨酸等兴奋性神经递质的失控性地过量释放。这些兴奋性氨基酸（excitatory amino acid system，EAAs）大量集聚导致 Ca^{2+} 大量内流，继而激发一系列复杂的细胞损伤过程，最终引起细胞死亡。Bullock 等在一组临床研究中发现脑挫伤患者的 EAAs 水平明显升高，与无挫伤区相比，挫伤区的细胞外氨基酸水平升高了 10～20 倍，在 4 天的实验期内持续升高而少有波动。这种 EAAs 的升高既不取决于挫伤灶的大小，也不依赖于颅内压（ICP）的改变和附加的缺血因素。有学者推测，在脑挫伤区存在着一些非特异性毁损过程导致了细胞膜上出现了许多微孔，使氨基酸得以漏出，细胞的脂质层里有许多电压调控的 Ca^{2+} 通道和结构类似的 Na^+ 通道，它们的过度激活将严重损害细胞的稳定性神经元，接触 EAAs 后几分钟即可激活离子型 α-氨基羟甲基异噁唑丙酸（AMPA）和 N-甲基-D-天冬氨酸（NMDA）受体，前者有利于 Na^+、K^+ 和 H＋非选择性地透过细胞膜，导致细胞的去极化，而后者则主要促进 Ca^{2+} 和单价阳离子进入细胞膜。轴突和神经末梢上的 Na^+ 通道开放可以将去极化传递至突触内的小泡，触发谷氨酸的释放，同时在去极化的作用下，突触前的 Ca^{2+} 通道开放，使胞质内的 Ca^{2+} 浓度增高，继而启动了谷氨酸的出胞作用，这样就形成了 EAAs 不断释放、离子平衡严重紊乱的恶性循环。EAAs 通过两种机制引起细胞损伤，一方面 Na^+ 和 Ca^{2+} 大量内流可直接导致神经元水肿，与此同时重新建立细胞内外的 Na^+/K^+ 梯度又进一步消耗了能量储备，另一方面细胞内 Ca^{2+} 的大量增加不仅可通过加强细胞氧化应激造成细胞损伤，还会激活各种脂肪酶、蛋白酶和核酸内切酶，损伤 DN A、胞蛋白和脂质，从而导致细胞死亡。

五、神经元凋亡

传统观点认为TBI之后的神经元死亡是因为创伤部位或颅内压增高、缺氧及微循环紊乱等继发性损伤引起的细胞坏死。近些年来诸多研究发现TBI后的神经元缺损也可以是由细胞凋亡而引起。凋亡引起的细胞死亡与坏死引起的细胞死亡的比例则取决于缺血的严重性和持续时间等多种因素。有研究表明，在TBI早期的中心部位，主要表现为细胞肿胀坏死，而在外力打击相对较轻的损伤灶周边部位，伤后一段时间内表现为细胞凋亡，在创伤的中心部位，脑创伤直接作用的神经细胞膜功能严重受损、膜电位逆转、膜离子转运功能丧失、粒体呼吸功能被破坏，致细胞内Ca^{2+}集聚、EAAs大量生成、细胞肿胀坏死，在损伤的周边部位，细胞处于相对静止状态，离子传递受到抑制，能量生成减少，细胞内Ca^{2+}缓慢升高，使内源性凋亡促进基因激活后活化核酸内切酶，继而发生凋亡。

TBI后一系列的细胞外和细胞内的信号都可启动凋亡过程，其中细胞内凋亡启动信号是由线粒体功能障碍触发的，细胞外的启动信号则涉及TNF超家族的受体。TBI后导致凋亡的机制较为复杂，涉及多种可能的途径，包括依赖核因子κB（NF-κB）的途径、依赖P53的途径以Bcl家族中能诱导凋亡的成员（比如Bad/Bax）激活途径等。这些因子的诱导可导致caspase形成。caspase在程序性细胞死亡（programmed cell death，PCD）中的很多环节都起着很重要的作用。现在已知的caspase至少有14种，其中caspase-3、caspase-6、caspase-7、caspase-8、caspase-9对PCD分别有促进和抑制的作用，尤其是caspase-3的激活能导致DNA修复蛋白、细胞骨架蛋白以及caspase激活的DNA酶抑制蛋白的蛋白酶解，最终导致DNA的崩解和细胞死亡。

综上所述，TBI后的继发性神经元损伤在很大程度上决定了TBI的最终结果，其主要的病理机制包括EAAs的大量释放及Ca^{2+}通道开放、自由基生成和脂质过氧化、炎性细胞介质释放和凋亡等。这些机制既同时发生作用又互相关联构成连锁反应。

第二章
颅脑损伤的诊断

第一节　颅脑损伤的分类

一、按照损伤部位与性质分类

（一）头皮损伤

（1）头皮挫裂伤。

（2）头皮血肿。

（3）头皮撕脱伤。

（二）颅骨损伤

（1）颅盖骨骨折。

（2）颅底骨折。

（三）脑的损伤

1. 原发性脑损伤

（1）脑震荡。

（2）脑挫裂伤。

（3）原发性脑干损伤。

（4）下丘脑损伤。

（5）弥漫性轴索损伤。

2. 继发性脑损伤

（1）脑水肿。

（2）颅内血肿：①硬膜外血肿。②硬膜下血肿。③脑内血肿。

二、解剖分类法

颅脑损伤的解剖分类法，包括颅骨骨折、脑膜损伤和脑实质损伤。

（一）颅骨骨折

按照骨折线情况分为线形骨折、凹陷骨折、粉碎性骨折、穿入性骨折四类，还有一种特殊的骨折形式是颅缝哆开或者称为颅缝分离，归属于线形骨折范围。在儿童还有特殊的生长性颅骨骨折和分离性线状骨折两种特殊形式，但比较少见。

按照部位分为颅盖骨折、颅底骨折。

按照是否和外界相通分为开放性颅骨骨折和闭合性颅骨骨折。开放性颅骨骨折是指和外界空气相通，位于颅底的开放性骨折，通过颅底部的孔、腔等自然通道和外界相通，一般称为内开放损伤。骨折线经咽鼓管（鼓膜未破裂）依然是内开放性骨折。

颅盖的开放性骨折并非和硬脑膜的破损相关，头皮完整不和外界相通，仍然归类于闭合性骨折类型。但一般如果颅底骨折同时硬脑膜破裂，即使和外界不相沟通，临床也多诊断为内开放性颅脑损伤。

（二）脑膜损伤

脑膜损伤主要引起出血。

1. 硬脑膜外出血

硬脑膜外出血（epidural hemorrhage，EDH）以颞部较多见。多由于创伤局部或颞骨骨折导致脑膜中动脉撕裂出血所致。血肿常引起颅骨与局部硬脑膜分离，压迫局部脑组织，形成平整而边界不清的压迹。典型的临床表现是患者在因创伤所致的短时意识丧失后，有6～8小时的清醒期，随着血肿的形成和发展，患者再次陷入进行性昏迷状态。患者常因脑疝、呼吸衰竭死亡，因此应及时确诊并进行手术处理。

2. 硬脑膜下出血

硬脑膜下出血（subdural hemorrhage，SDH）多因桥静脉（连接脑皮质和上矢状窦）撕裂所致，因此出血位置多在大脑背侧部，在硬脑膜和蛛网膜之间。血肿大小与机体的凝血功能和出血的次数等有关。由于血肿直接压迫脑组织，致使局部大脑受压的压迹凹陷呈不规则状，轮廓分明。

急性硬脑膜下血肿可伴有脑挫伤或撕裂。临床症状出现较缓慢，有不同程度的意识障碍。其后果取决于出血程度及局部脑损伤等因素。慢性硬脑膜下血肿常发生在轻微脑损伤后，多见于具有脑萎缩的老年人。起病缓慢，往往血肿发展至相当体积后才出现症状，可表现为精神错乱，注意力不集中，偶可出现癫痫和缓慢进行的昏迷。血肿表面有起源于硬脑膜的肉芽组织包围。轻微损伤又可使其中的毛细血管破裂导致少量出血，这种出血和机化的过程可反复进行，使肉芽组织机化呈层状增厚，并使血肿进行性增大。未经治疗者多死于因颅内压增高所致的脑损害。

3. 蛛网膜下腔出血

蛛网膜下腔出血（subarachnoid hemorrhage，SA H）可伴发于脑挫伤，也可单独存在。通常出血范围有限，少数可为广泛、弥漫的出血。如果广泛弥漫的蛛网膜下腔出血、机化，可引起脑积水。

（三）脑实质损伤

脑实质损伤有下列几种。

1. 脑震荡

脑震荡（concussion）是头部创伤后暂时性意识丧失，其发生可能与中脑旋转所致网状系统一过性功能障碍有关，一般无明显的结构变化。必须指出的是，临床医生单凭症状作出脑震荡的诊断须相当慎重。不少有脑震荡脑史的患者，在其尸检时可发现程度不同的脑挫伤。

2. 脑挫伤

脑挫伤（contusion）和裂伤是最常见的局限性脑损伤。脑损伤发生在直接受外力冲击之处称为冲击伤（coup lesion），发生在其对侧者称为对冲伤（contra coup）。后者的发生与脑在受损过程中的旋转和位移有关。对冲伤易发生在额叶、颞叶，而枕叶甚少见，此与颅底不规则骨性粗糙面有关。脑挫伤多累及脑回之冠，脑沟深部大多完好。病变呈楔形，底朝表面，尖端位于深层。局部软脑膜和皮层全层坏死（皮质分子层坏死是与脑梗死相区别的特征)，并伴皮层血管撕裂出血。挫伤灶最后由增生的星形胶质细胞和由软脑膜成纤维细胞增生形成的纤维胶质瘢痕加以修复，病灶和硬脑膜粘连。

3. 脑裂伤

脑裂伤（laceration）乃由头部重度钝器伤造成，除脑皮质外病灶还累及深部脑组织。

4. 弥漫性轴索损伤

弥漫性轴索损伤（diffuse axonal injury）患者在颅脑损伤后即出现深昏迷和植物状态。肉眼观脑无明显病变。镜下，轴突广泛肿胀，以大脑白质、胼胝体和脑干上部最为显著。继之出现髓鞘变性、灶性出血坏死和小胶质细胞增生。本病的发病机制可能与加速或减速过程中对脑造成的剪切力（shearing force）损伤轴突有关。本病多见于汽车车祸，约有 20%患者经治疗可恢复正常意识。

5. 脑出血

损伤性脑出血常伴发于脑挫伤、撕裂伤和急性轴突损伤。一般为点状或灶性出血。如大血管撕裂则可导致大出血或血肿形成。

三、临床分类法

急性闭合性颅脑损伤的临床分型是一个重要而复杂的课题，多年来一直缺乏世界通用的统一分型体系，给有关颅脑损伤的科学研究和临床工作造成了相当的困难，也影响了相关的国际学术交流。1960 年我国首次制定了“急性闭合性颅脑损伤的分型”标准，并于 1964 年和 1978 年两次进行修订，该标准参照前苏联的临床病理分型体系，为我国在颅脑损伤工作中统一标准、促进学术交流做出了重要贡献。1974 年和 1976 年英国格拉斯哥大学的 Jennett及 Teasdale 等提出格拉斯哥昏迷评分法，以此为基础对急性颅脑损伤进行分型。该评分法尽管存在一些不足之处，但很快被各国学者接受并推广应用至今，大大方便了国际学术交流。

（一）临床应用分类

该方法主要应用于临床诊断，以颅脑损伤部位和损伤的病理形态改变为基础。首先根据损伤部位分为颅伤和脑伤两部分，二者又分为开放性和闭合性损伤。脑损伤依据硬脑膜是否完整，分为开放性颅脑损伤（open craniocerebral injury）和闭合性颅脑损伤（closed craniocerebral injury）。前者的诊断主要依据是硬脑膜破裂，脑脊液外流，颅腔与外界交通。颅底骨折合并脑脊液漏者又称之为内开放性脑损伤。闭合性脑损伤又可以分为原发性和继发性两类。

（二）根据病情轻重分类

临床应用分型只能对颅脑损伤患者进行受伤部位和病理类型做出诊断和分型，而无法对患者病情的轻重进行判断。我国于1960年首次制定了“急性闭合性颅脑损伤的分型”标准，按昏迷时间、阳性体征和生命体征将病情分为轻、中、重3型，经两次修订后已较为完善，已成为国内公认的标准。

1. 轻型

（1）伤后昏迷时间0～30分钟。

（2）有轻微头痛、头晕等自觉症状。

（3）神经系统和CSF检查无明显改变。主要包括单纯性脑震荡，可伴有或无颅骨骨折。

2. 中型

（1）伤后昏迷时间12小时以内。

（2）有轻微的神经系统阳性体征。

（3）体温、呼吸、血压、脉搏有轻微改变。主要包括轻度脑挫裂伤，伴有或无颅骨骨折及蛛网膜下腔出血，无脑受压者。

3. 重型

（1）伤后昏迷12小时以上，意识障碍逐渐加重或再次出现昏迷。

（2）有明显神经系统阳性体征。

（3）体温、呼吸、血压、脉搏有明显改变。主要包括广泛颅骨骨折、广泛脑挫裂伤及脑干损伤或颅内血肿。

4. 特重型

（1）脑原发损伤重，伤后昏迷深，有去大脑强直或伴有其他部位的脏器伤、休克等。

（2）已有晚期脑疝，包括双侧瞳孔散大，生命体征严重紊乱或呼吸已近停止。

（三）根据昏迷程度分类（GCS）

1. 概念

一般常听到的昏迷指数指的就是“格拉斯哥昏迷评分”（Glasgow coma scale，GCS），是由格拉斯哥大学的两位神经外科教授 Graham Teasdale 与 Bryan J.Jennett 在 1974 年所发表。起初是为了评估头部外伤患者的状态及预后而定的，之后则被广泛地运用于任何有意识变化的患者，例如：头部外伤、脑血管障碍（脑卒中）等。以往在描述意识状态的时候可能会用昏迷、半昏迷、痴呆等词来形容，不过不同的人用词的定义不同，往往会造成沟通的困难，使用昏迷指数的好处在于用“分数”作为意识状态的判定，使每位医护人员看到分数后可以客观地大概了解患者的昏迷程度，并可作后续的追踪和评估。

2. 评估方法

测定时要保持室内安静，患者取仰卧位，暂停心电监护和床边治疗（输液不停），测定时刺激强度与部位应相对固定，言语尽量适中，并尽量用患者能够听懂的话。

GCS 的评估有三个方面，三个方面的分数相加的总和即为昏迷指数。记述以 E、V、M 三个方面：

睁眼反应（eye opening，E）

4 分：自然睁眼（spontaneous）

3 分：呼唤会睁眼（to speech）

2 分：有刺激或痛楚会睁眼（to pain）

1 分：对于刺激无反应（none）

C 分：因肿胀睁不开眼

说话反应（verbal response，V）

5 分：说话有条理（oriented）

4 分：可应答，但有答非所问的情形（confused）

3 分：可说出单字（inappropriate words）

2 分：可发出声音（unintelligible sounds）

1 分：无任何反应（none）

E：气管内插管无法正常发声

T：气管切开无法正常发声

运动反应（motor response，M）

6 分：可依指令动作（obey commands）

5 分：施以刺激时，可定位出疼痛位置（localize）

4 分：对疼痛刺激有反应，肢体会回缩（withdrawal）

3 分：对疼痛刺激有反应，肢体会弯曲（decorticate flexion）

2 分：对疼痛刺激有反应，肢体会伸直（decerebrate extension）

1 分：无任何反应（no response）

3. 昏迷程度判定

昏迷程度以 E、V、M 三者分数相加总和来评估，正常人的昏迷指数是满分 15 分，昏迷程度越重者的昏迷指数分数越低。

轻度昏迷：13～14 分

中度昏迷：9 分到 12 分

重度昏迷：3 分到 8 分

低于 3 分：因插管气切无法发声的重度昏迷者会有 2T 的评分。

注：

1）将三类得分相加，即得到 GCS（最低 3 分，最高 15 分）。选评判时的最好反应计分。注意运动评分左侧、右侧可能不同，用较高的

分数进行评分。改良的 GCS 应记录最好反应/最差反应和左侧/右侧运动评分。

2）一般来说，GCS 只适用于成年人，由于婴幼儿语言表达能

力的限制，因此关于儿科的昏迷指数有所修正：

（1）用言语反应判定（best verbal response）：2～5 岁。

5 分：微笑，声音定位，注视物体，互动（smiles，orientated to sounds，follows objects，interacts）

4 分：哭闹，但可以安慰，不正确互动（cries but consolable，inappropriate interactions）

3 分：对安慰异常发音，呻吟（inconsistently inconsolable，moaning）

2 分：无法安慰（inconsolable，agitated）

1 分：没有语言反应（no verbal response）

（2）用言语反应判定（best verbal response）：2～5 个月。

5 分：微笑或动作适当（smiles or coos appropriately）

4 分：哭闹，但可以安慰（cries but consolable）

3 分：长时间的不当躁动和（或）尖叫（persistent inappropriate crying&or screaming）

2 分：打呼噜或躁动不安（grunts or is agitated or restless）

1 分：无语言反应（no response）

3）1976 年重新修订时，将重型中分出特重型（3～5 分）。这一分型已在国内外广泛应用，其优点是简明科学，易于掌握，便于临床应用，基本上能反映出脑损伤程度。不足之处是未能包括脑干反射和瞳孔大小及对光反射、眼球位置及活动、颅内压等内容。

（四）急性闭合性颅脑损伤分型的建议

此建议是在 1997 年 9 月天津召开的全国第二次颅脑损伤学术研讨会上提出的：

1. 轻型

（1）伤后昏迷时间在 30 分钟以内，GCS 13～15 分。

（2）临床症状有伤后头痛头晕、恶心呕吐、逆行性健忘，神经系统检查无明显阳性体征，腰穿压力及 CSF 化验正常。

（3）CT 检查无异常发现。

2. 中型

（1）伤后昏迷<12 小时，GCS 9～12 分。

（2）伤后症状有头痛、恶心呕吐、有或无癫痫，神经系统检查有肢体瘫痪及失语，有脑受压及生命体征改变。

（3）CT 检查可有局限性小出血及血肿，脑水肿，中线结构移位<3mm。

（4）腰穿压力中度增高，血性脑脊液。

3. 重型

（1）伤后昏迷>12 小时，GCS 6～8 分。

（2）临床表现有偏瘫、失语或四肢瘫，有生命体征改变。

（3）CT 检查有蛛网膜下腔出血及颅内散在出血灶，血肿>60mL，脑池变窄或封闭，中线结构移位>3mm。

（4）腰穿压力显著增高>3.43kPa（350mmH_2O），脑脊液为血性。

4. 特重型

（1）伤后昏迷>12 小时或持续昏迷，GCS 3～5 分。

（2）临床表现：发生脑疝在 3 小时以上，四肢瘫痪，脑干反射消失。

（3）CT 检查有蛛网膜下腔出血，颅内血肿或大面积梗死，环池封闭，中线结构移位>10mm。

（4）腰穿压力严重增高>4.9kPa（500mmH_2O），CSF 为血性。

（五）轻微型和轻型分类

1993 年 Stein 和 Ross 首次提出，将轻型颅脑损伤进一步分为轻微型和轻型，目的是将危险性增加的患者鉴别出来并给予有效处理，这样可以为很多国家减少严重的资源负担。

1. 轻微型患者

具备下述一个以上特点：①没有意识丧失或健忘。②GCS 为 15 分。③机敏反应和记忆力正常。④没有局灶性神经系统功能障碍，且没有可触摸到的凹陷性骨折。一般可以在告知有关颅脑损伤注意事项后，准其回家。但应收住院的适应证为：有颅脑以外损伤；年龄很小或很大；家中没有可靠的照看人；有潜在严重的内科性疾病需要治疗等。

2. 轻型患者

具备下述一个以上特点：①小于5分钟的短暂意识丧失。②对出事情况有健忘。③GCS为14分。④机敏反应和记忆力受损。⑤可触摸到凹陷骨折。轻型患者都应迅速获取CT扫描结果。CT扫描未见颅内病变且没有其他住院适应证时，告知患者有关颅脑损伤注意事项后，可准回家；CT扫描发现颅内病变，或还有上述住院适应证时，应迅速进行是否手术的评价。另外还特别提出，住院时GCS为13分的患者，都应按中型颅脑损伤处理收住院，因为这些患者中，有40%CT扫描可见颅内异常，约10%需神经外科手术。

（六）轻型和高危性轻型颅脑损伤分类

1997年Hsiang等同其他学者一样，进一步提出将原来认为的轻型颅脑损伤再分为两型：轻型和高危性轻型颅脑损伤。

（1）轻型颅脑损伤：GCS为15分，头颅X线检查无骨折。

（2）高危性轻型颅脑损伤：包括GCS为13和14分所有患者，以及GCS为15分中头颅X线检查有骨折者。按这种新分类，前者没有接受任何手术处理（包括ICP监测器的安置和开颅血肿清除术）；而后者约10%接受了手术。用X线检查有无头颅骨折更切合实际。

四、医学分级

颅脑损伤在医学上共分三个等级：

（一）一级

称为颅脑损伤Ⅰ级，即轻度颅脑损伤。指受伤当时有昏迷，昏迷时间在30分钟以内，且颅脑螺旋CT多次扫描均无异常发现者。

临床上根据其表现，又人为划分3级：

1级——轻型脑震荡。

2 级——中型脑震荡。

3 级——重型脑震荡：一般轻型无后遗症表现，中型及重型脑震荡者依据个体差异可有程度不同的后遗症表现（即颅脑损伤后综合征范畴），如：头痛、头晕、恶心、呕吐、记忆力下降、甚至智力下降等。以上表现可为连续性或间断性发作，且长期不能完全缓解。一般颅脑损伤Ⅰ级即应系统治疗，以防后遗症发生。

（二）二级

称为中度颅脑损伤。指当时有昏迷，昏迷时间大于 30 分钟，而小于 1 小时，颅脑螺旋 CT 检查提示有出血或水肿区者。这一级一定要住院正规治疗，因出血可能随时会有变化，导致转为重度颅脑损伤，甚至死亡。视情况而决定是否手术治疗，一般常规药物治疗，严密观察病情变化。

（三）三级

称为重度颅脑损伤。指昏迷时间大于 1 小时以上甚或持续昏迷，伴生命体征紊乱，颅脑螺旋 CT 检查提示有出血或水肿或脑干区低密度影像（脑干损伤）。这一类患者死亡率较高，如脑干损伤，死亡率可达 50%或以上。治疗方法同中度颅脑损伤。

一级内也包括脑震荡伴颅底骨折者。颅底骨折表现最多见前、中颅底骨折，需抗感染治疗，防止颅内感染死亡。颅脑损伤每级均有 GCS 标准。

五、定位、定性、定量分类法

深圳的神经外科教授李景斌以 1997 年标准草案思路及《现代颅脑损伤学》（第 2 版）的分型标准为基础，结合临床应用的实际经验提出以下可操作性的定位、定性、定量方案，具有参考意义。

（一）轻型颅脑损伤

1. 基本条件

（1）GCS 15 分。

（2）意识程度：清醒，有时嗜睡（小儿多见）。

（3）颅内压检测：199～80mmH_2O。

2. 定位、临床表现及 CT 影像特点

(1) 轻型脑挫裂伤。①临床表现：清醒有时嗜睡、头痛、头昏等。②CT 影像特点：脑内有小片状混杂密度。

(2) 轻型颅内血肿（硬膜外、硬膜下、颅内）。①临床表现：无任何不适或轻度头痛。②CT 影像特点：幕上血肿量 9mL 以下，幕下血肿量 2mL 以下。

(3) 轻型外伤性蛛网膜下腔出血。①临床表现：无不适或轻度头痛。②CT 影像特点：纵裂后半有出血。

(4) 轻度大脑镰疝。①临床表现：无不适或轻度头痛。②CT 影像特点：中线移位 3mm 以下。

(5) 颅骨线形骨折。①临床表现：无不适或轻度头痛。②CT 影像特点：示线形骨折。

(6) 轻型头皮血肿。①临床表现：可查到小的头皮血肿 4cm 以下（帽状鞘膜下、骨膜下、头皮血肿）。②CT 影像特点：头皮肿胀右径 4cm 以下。

(7) 头皮挫裂伤或切割伤。①临床表现：面部裂伤 2.9cm 以下，头皮裂伤 4.9cm 以下。②CT 影像特点：头皮肿胀。

(8) 脑震荡。①临床表现：原发昏迷，逆行健忘等。②CT 影像特点：未见异常。

(二) 中型颅脑损伤

1. 基本条件

(1) GCS 9～14 分。

(2) 意识程度：烦躁→嗜睡→清醒。

(3) 颅内压监测：200～350mmH_2O。

2. 定位、临床表现及 CT 影像特点

(1) 中型脑挫裂伤。①临床表现：烦躁、嗜睡、清醒，有时有定位体征。②CT 影像特点：脑挫裂伤明显，面积限于一个脑叶。

(2) 中型颅内血肿（硬膜外、硬膜下、颅内）。①临床表现：颅内压增高表现：头痛、呕吐、视乳头水肿。②CT 影像特点：幕上血肿量 10～30mL，幕下血肿量 3～10mL。

（3）中型外伤性蛛网膜下腔出血。①临床表现：脑膜刺激征（+）。②CT 影像特点：纵裂全程出血，侧裂单侧少量出血等。

（4）中型大脑镰疝：CT 影像特点：中线移位 4～9mm。

（5）单侧前颅凹骨折。①临床表现：单侧熊猫眼。②CT 影像特点：线形骨折，眶部骨折等。

（6）粉碎型、凹陷型颅骨骨折。①临床表现：骨折处有头皮挫裂伤，有压痛或血肿。②CT 影像特点：粉碎或凹陷型骨折。

（7）头皮大血肿。①临床表现：头皮可触及 5cm 以上骨膜下血肿或帽状鞘膜下血肿。②CT 影像特点：切线位侧出直径＞5cm。

（8）头皮开放损伤大于 5cm，面部损伤大于 3cm 挫裂伤或切割伤。①临床表现：颅骨可有损伤，但无脑管液漏出。②CT 影像特点：可有骨折，软组织肿胀等。

（三）重型颅脑损伤

1. 基本条件

（1）GCS 6～8 分。

（2）意识程度：朦胧，烦躁→浅昏迷。

（3）颅内压监测：350～499mmH_2O。

2. 定位、临床表现及 CT 影像特点

（1）重型脑挫裂伤。①临床表现：朦胧烦躁→浅昏迷，一般有神经系统障碍定位体征的表现。②CT 影像特点：双侧脑挫裂伤，一侧两个脑叶以上挫裂伤。

（2）无昏迷的原发脑干损伤。①临床表现：朦胧烦躁，有脑干损伤体征及交叉瘫。②CT 影像特点：环池、四叠体池受压消失等，个别患者出现四脑室缩小的表现。

（3）重型颅脑血肿（硬膜内、硬膜下、颅内血肿）。①临床表现：颅内压增高的表现。②CT 影像特点：幕上血肿量 31～79mL，幕下血肿量 11～19mL。

（4）重型蛛网膜下腔出血。①临床表现：明显脑膜刺激症。②CT影像特点：双侧或单侧裂池出血及下腔出血（纵裂）。

（5）重型大脑镰疝：CT 影像特点：中线移位 10～15mm。

（6）内开放型颅脑损伤。①临床表现：脑脊液耳漏，鼻漏，双侧熊猫眼。②CT 影像特点：颅内积气，颅底或颅骨骨折。

（7）开放型颅脑损伤。①临床表现：脑组织外漏颅外，颅骨缺损或粉碎，头皮哆开。②CT 影像特点：颅内积气，颅骨粉碎，脑组织外漏头皮肿胀等。

（8）头皮撕脱伤。

（四）特重型颅脑损伤

1. 基本条件

（1）GCS 3～5 分。

（2）意识水平：浅昏迷→昏迷→深昏迷。

（3）颅内压测定 500mmH_2O 以上。

2.定位、临床表现及 CT 影像特点

（1）原发性脑干损伤。①中脑及脑桥以上损伤。临床表现：瞳孔时大时小，浅昏迷以上，双侧锥体系征（+）。CT 影像特点：环池、四叠体池受压、消失及出血。②脑桥下部、延髓损伤。临床表现：瞳孔极度缩小，高热，生命体征变化，以呼吸变化常见。CT 影像特点：小脑幕区出血，四脑室变小或消失。

（2）下丘脑损伤。①临床表现：体温过高，过低，应激性溃疡，尿崩症等。②CT 影像特点：小脑幕区出血，鞍上室变小或消失。

（3）小脑幕裂孔疝。①临床表现：同侧瞳孔散大对侧肢体偏瘫为最常见。②CT 影像特点：中线移位，腔室不对称，环池、四叠体池受压或消失。

（4）枕骨大孔疝。①临床表现：生命体征变化呈现“二慢一高”，呼吸变化是疝前期变化的主要观察项目，临床要高度重视。后颅窝颅内压监护可靠，可使用之。②CT 影像特点：后颅窝高压表现：亨氏区消失，四脑室变小或消失。如果有前后两张片对照，表现更明显。

（5）弥漫性脑肿胀：以颅内压监护为主，CT 检查为辅。①临床表现：颅内压逐渐增高表现：出现“二慢一高”，瞳孔逐渐散大等。②CT影像特点：脑室变小，脑沟脑裂消失，皮层下小出血点等。

（6）特重型颅内血肿（包括硬膜外、硬膜下及腔内血肿）。①临床表现：颅内压增高及脑疝表现（镰下疝、小脑幕疝或枕大孔疝）。②CT影像特点：幕上血肿量超过80mL以上，幕下血肿量超过20mL以上。

（7）特重型蛛网膜下腔出血（包括脑室内出血）：CT影像特点：脑室出血，环池、四叠体池、鞍上池出血等。

（8）特重型大脑镰疝：CT影像特点：中线移位16mm以上。

（9）特重型内开放性颅脑损伤（包括失血性休克）：临床表现：口鼻喷出大量脓血性脑脊液，很快出现休克，抢救不及时数小时内死亡。

（10）特重型开放性颅脑损伤。①临床表现：脑组织外溢，生命体征明显变化者。②CT影像特点：粉碎性颅骨折、颅内积气、脑组织外溢及脑挫裂伤等。

（11）继发性脑干损伤（上段型→下段型）。①临床表现：昏迷程度逐渐加深，脑干症状由上向下进展，最后呼吸停止死亡。②CT影像特点：环池、四叠体池受压或消失，最后出现四脑室缩小或消失。

第二节　颅脑损伤的症状与体征

颅脑损伤后，由于不同病例的致伤机制、受伤部位、伤情轻重、就诊时机等因素的不同，临床表现差异较大，如考虑到继发性颅脑损伤的存在，则病情更为复杂。本节只介绍伤后常见的症状体征，既包括神经系统本身的异常情况，也描述继发于颅脑损伤的全身系统性改变。

一、意识障碍

意识障碍是颅脑损伤患者伤后最为常见的症状，伤后立即出现的意识障碍通常被称为原发性意识障碍。如患者伤后存在一段时间的清醒期，或原发性意识障碍后意识一度好转，病情再度恶化，意识障碍又加重，称为继发性意识障碍。原发性意识障碍通常由原发性颅脑损伤所致，其病理生理机制为广泛皮质损伤、弥漫性轴索损伤。以往认为，脑干损伤是导致持续原发性意识障碍的主要原因；现在许多学者认为，单纯脑干损伤所致意识障碍远较弥漫性轴索损伤为少见，多数所谓的脑干损伤只是弥漫性轴索损伤的一部分。继发性意识障碍的出现往往提示颅内继发性损伤的发生，包括脑水肿、脑缺血及全身系统性并发症的存在，但颅内血肿却是继发性意识障碍的最常见原因。典型的意识障碍－清醒－意识障碍病程，提示硬膜外血肿的存在，而对于硬膜下血肿来说，由于通常伴有较重的脑损伤，故中间清醒期不明显，但有些病例通过仔细观察可以见到意识障碍－好转－再次加重的病情变化，此时应及时行 CT 检查，以免延误治疗。

不同程度的意识障碍往往预示伤情的轻重程度，而意识障碍程度的变化又提示病情好转或恶化。因此，了解不同程度意识障碍的表现非常重要。根据意识障碍的程度，可以由轻到重分为 4 级：①嗜睡：表现为对周围刺激的反应性减退，但患者可被唤醒，能基本正确地回答简单问题，停止刺激后很快又入睡。各种生理反射和生命体征正常。②昏睡：对周围刺激的反应性进一步减退，虽能被较响的言语唤醒，但不能正确回答问题，语无伦次，旋即又进入昏睡。生理反射存在，生命体征无明显改变。③浅昏迷：失去对语言刺激的反应能力，但疼痛刺激下可有逃避动作，此时浅反射通常消失，深反射减退或消失，生命体征轻度改变。④深昏迷：对外界的一切刺激失去反应能力，深浅反射消失，瞳孔对光反射迟钝或消失，四肢肌张力极低或呈强直状态，生命体征也出现紊乱，患者病情危重，预后不良。

二、头痛和呕吐

头痛一般见于所有神志清楚的颅脑损伤患者，可以由头皮或颅骨损伤所致，也可由颅内出血和颅内压增高引起。头痛可为局限性的，通常多见于外力作用部位，是由于局部组织损伤及其继发的炎症反应造成的；也可为弥漫性的，常由于脑组织损伤或颅内压增高所致。头痛与病情严重程度并无一定的关系。如患者诉头痛，但疼痛位置表浅而局限，且神志清楚，CT 未见明显异常，通常是由于颅外组织创伤所致，除对症止痛治疗外，无须特殊处理。如患者全头剧烈胀痛，且逐渐加重，并伴有反复的呕吐，应高度警惕颅内血肿的发生。伤后早期呕吐可以由迷走或前庭结构受损伤引起，但颅内压增高是颅脑损伤患者伤后头痛的主要原因。反复的喷射性呕吐是颅内高压的特征性表现。

三、瞳孔改变

瞳孔由动眼神经的副交感支和交感神经共同支配。伤后立即出现一侧瞳孔散大，对光反射消失，而患者神志清楚，可能为颅底骨折导致动眼神经损伤所致的动眼神经原发性损伤。若伤后双侧瞳孔不等大，一侧瞳孔缩小，对光反射灵敏，同时伴有同侧面部潮红无汗，眼裂变小（Horner 综合征），在排除颈部交感神经受损的可能后，应考虑是否存在脑干的局灶性损伤。如双侧瞳孔缩小，对光反射消失，伴有双侧锥体束征和中枢性高热等生命体征紊乱症状，表示脑干受损范围较广，病情危重。如伤后头痛、呕吐加重，意识障碍逐渐加深，伴有一侧瞳孔逐渐散大，对光反射迟钝或消失，应考虑颅内血肿和小脑幕切迹疝的存在。若双侧瞳孔散大，对光反射消失，则已属于脑疝晚期。一般来说，患者清醒状态下，双侧瞳孔均等地扩大和缩小，而对光反射正常，并无病理意义。

四、眼底改变

颅脑损伤后早期眼底改变不常见，如存在明显脑挫裂伤、蛛网膜下腔出血时，眼底检查可见到玻璃体下火焰状出血。当出现脑水肿、颅内血肿或脑缺血时，颅内压显著增高，可以见到双侧视盘水肿，表现为视盘生理凹陷消失或隆起，边界不清，动静脉直径比例<2∶3。头痛、喷射性呕吐和视盘水肿是颅内压增高的表现。

五、锥体束征

锥体束一部分发源于中央前回和旁中央小叶（第4区）的皮质运动神经元，另一部分起源于附加运动区（第6、7、8等区），它们的纤维聚集成束，经放射冠、内囊、大脑脚下行；部分在脑干终止于脑神经运动核，称为皮质脑干束。其余部分在延髓的锥体中交叉，下行于对侧脊髓侧索中，中止于不同节段的前角运动神经元，通常所称的锥体束即指该部分纤维。

锥体束行程中任何部位的损伤都会表现出锥体束征。位于中央前回的脑挫裂伤可以导致对侧肢体程度不等的瘫痪，如病变局限，可以只表现为单瘫，可伴有病理征（+）。位于脑干部位的损伤，如部位局限，会引起对侧肢体完全瘫痪，病理征（+）；如脑干广泛受损伤，则患者出现昏迷，伴有双侧肢体瘫痪，去大脑强直，双侧病理征（+）。颞叶钩回疝发生早期，会出现典型的患侧瞳孔散大，对光反射消失，伴有对侧锥体束征阳性，对病情判断具有重要的提示作用，此时及时手术清除血肿，有可能使病情逆转。若双侧瞳孔散大、病理征（+）、伴有发作性去大脑强直时，病变已属晚期。

六、脑疝

脑疝（brain herniation）是指颅内压增高后，颅内各腔室间出现压力差，推压部分脑组织向靠近的解剖间隙移位，引起危及患者生命的综合征。常见的有小脑幕切迹疝和枕骨大孔疝。

（一）小脑幕切迹疝

小脑幕切迹疝（transtentorial herniation）包括小脑幕切迹上疝（小脑蚓部疝）和小脑幕切迹下疝，最常见的为小脑幕切迹下疝（又称颞叶钩回疝）。正常情况下，颞叶内侧的结构靠近小脑幕缘，包括海马回、钩回、海马旁回（内侧为海马回和齿状回）。当出现幕上血肿或严重脑水肿时，幕上压力升高，推移小脑幕缘旁的上述结构向幕下移动，移动过程中压迫行经脚间池的动眼神经、同侧大脑脚和大脑后动脉，出现明显的临床症状。脑疝发生早期，由于动眼神经的副交感支位于神经表面，最先受累，表现为同侧瞳孔最初缩小，旋即扩大，对光反射迟钝或消失。随着脑疝进一步发展，同侧大脑脚受压，表现为对侧肢体偏瘫，病理征（+）。大脑后动脉受压，引起枕叶皮质梗死。由于中脑受压，影响网状结构上行激活系统功能，患者出现昏迷。脑疝晚期则表现为双侧瞳孔散大、固定、深度昏迷，伴有双侧病理征（+）和阵发性去大脑强直，脑干由于长期移位和受压，发生继发性损伤，患者生命体征出现紊乱。

（二）枕骨大孔疝

在压力差的作用下，小脑扁桃体向下移动，疝入枕骨大孔，形成枕骨大孔疝（transforamen magna herniation，TMH）。由于枕骨大孔前部容纳延髓，脑疝发生时小脑扁桃体向前挤压延髓，导致延髓腹侧的呼吸和心血管中枢受累，故小脑扁桃体疝病情发展较快，而意识障碍多不明显，临床上并无特殊表现和先兆，如突然发生呼吸衰竭，患者往往因抢救不及而死亡。因此，对颅后窝血肿患者，应适当扩大手术指征，并密切观察病情变化，最好在ICU病房中进行监护。

七、全身性改变

颅脑损伤后，患者不仅表现为头痛、呕吐、意识障碍及局灶性神经功能缺损等中枢神经系统损伤的症状和体征，还会出现全身各器官系统的功能异常。临床上患者可以以脑部损伤表现为主，但严重颅脑损伤患者还可出现全身脏器功能紊乱，以致威胁生命。因此，在救治严重颅脑损伤患者时，一定要注意其全身情况，对可能出现的并发症做到早期预防、早期发现、及时治疗。颅脑损伤患者常出现的全身性功能紊乱包括生命体征的改变、水、电解质代谢紊乱、脑性肺水肿、应激性溃疡、凝血机制障碍等。

（一）生命体征的改变

脑外伤发生后，患者可暂时出现面色苍白、心悸、出汗和四肢无力等症状，此时监测生命体征，可以发现呼吸浅快、心动过速、节律异常、脉搏微弱、血压下降，如损伤程度不重，伤后半小时内上述症状体征都可以恢复正常。一般来讲，单纯颅脑损伤很少在伤后早期出现休克，否则应怀疑伴有其他脏器损伤如气胸、内脏大出血等情况。伤后早期生命体征紊乱，已经恢复正常，但随即出现血压升高、脉压加大、脉搏和呼吸变缓，说明存在颅内压进行性增高，应高度怀疑继发颅内血肿。脑干损伤后，呼吸、血压和脉搏等生命体征紊乱程度较重，持续时间较长，应予密切监护和治疗。脑的血供与脑血流量（CBF）有关，而 CBF 又与脑灌注压（CPP）成正比，与脑血管阻力（CVR）成反比。通常计算 CPP 用平均体动脉压（SAP）与颅内压（ICP）之差，故得出公式 CBF＝CPP/CVR，也即 CBF＝（SAP－ICP）/CVR。本公式说明，脑血流灌注与动脉血压关系密切。当颅脑损伤发生后，颅内压通常增高，此时如患者血压持续较低或伴有休克，将显著降低脑血流灌注，加重继发性颅脑损伤。

（二）水、电解质代谢紊乱

颅脑损伤尤其是重症颅脑损伤患者出现水、电解质代谢紊乱者并不少见。严格地说，由于创伤后的应激反应，腺垂体 ACTH 分泌量增加，对水、电解质排泄均会造成一定程度的影响，但一般表现为亚临床过程，只有对患者进行尿钠排泄检查时才会发现。少数情况下，尤其对于重型颅脑损伤患者，可以出现明显的水、电解质代谢紊乱，进一步加重继发性颅脑损伤，甚至危及生命。最常见的水、电解质代谢异常包括以下两种。

1. 低钠血症（hyponatremia）

颅脑损伤时直接或间接影响下丘脑功能，会导致有关水、电解质代谢激素的分泌异常。目前关于低钠血症发生的病因有两种理论，即抗利尿激素异常分泌综合征（syndrome of inappropriate antidiuretic hormone，SIADH）和脑性耗盐综合征（cerebral salt wasting，CSW）。SIADH 理论是 1957 年由 Bartter 等提出的，该理论认为，低钠血症产生的原因是由于各种创伤性刺激作用于下丘脑，引起抗利尿激素分泌过多，肾脏远曲小管和集合管重吸收水分的作用增强，体液潴留，血钠被稀释所致。但 20 世纪 70 年代末以来，越来越多的学者发现，发生低钠血症时，患者多伴有尿量增多和尿钠排泄量增多，而血中抗利尿激素（ADH）并无明显增加。这使得脑性耗盐综合征的概念逐渐被接受。该理论认为，手术和创伤刺激影响了神经和体液调节，通过某种激素或神经传导作用于肾脏，导致肾脏排泄水钠增多。该理论可以很好地解释一些临床现象，如低钠血症时伴有尿量增多，钠排泄量增多，循环血容量降低等，因此，被越来越多的学者所接受。但究竟是何种机制影响了肾脏功能，仍是未解之题。治疗以对症补充氯化钠和盐皮质激素为主，伴有尿量增多者，可予垂体后叶素治疗。如患者表现为高血容量的 SIADH，则应限制患者水的摄入量。

2. 高钠血症（hypernatremia）

颅脑损伤后，高钠血症远较低钠血症少见，可以分为高血容量性高钠和低血容量性高钠两类。前者一般因补液时输入较多高渗液体，如甘露醇，而患者又处于昏迷状态，不能对血液的高渗作出反应（如主动飲水）所致。及时复查血电解质，可以早期发现，调整输液成分即可予以纠正。低血容量性高钠较为多见，主要见于严重颅脑损伤患者，因患者常处于昏迷状态，无法主动飲水，同时伤后因高热、大量出汗、呼吸急促等因素，机体丧失水分较多，导致患者脱水、血钠升高、血浆渗透压升高，继而引发神经细胞内脱水，还可伴有广泛的脑血管损伤。典型的临床表现有烦躁、震颤、肌张力增高和知觉减退，严重时有抽搐、角弓反张、昏迷。如患者已出现血压降低、高热、全身肌张力降低，则已属晚期，预后不良。治疗以补充低渗液为主，补水应多于补钠，但应注意，调整补液速度，以防因过快补入低渗液而发生脑水肿。

（三）脑性肺水肿

脑性肺水肿（cerebral pneumonedema）可见于严重颅脑损伤

患者。主要是由于创伤的直接作用，或颅内高压、脑水肿、脑缺血等因素的影响，导致下丘脑自主神经功能中枢功能障碍，主要为交感神经兴奋，大量儿茶酚胺类物质释放入血。肺血管对于儿茶酚胺反应较敏感，发生血管痉挛，同时周围血管收缩，肺血流量增加。在上述两方面因素作用下，发生急性肺水肿。临床上表现为急性起病，早期出现呼吸困难，伴有大量血性泡沫痰，肺部听诊可闻及双肺广泛的湿啰音，及时行胸片检查可以确诊。治疗原则应以支气管解痉治疗为主，不宜过分降低血压，以免加重脑缺氧；为观察神志改变，也不宜应用镇静剂。一旦出现本症，患者预后不良，死亡率很高。

（四）应激性溃疡

应激性溃疡（stress ulcer）在重型颅脑损伤后发生率很高，其发病原因与脑损伤后下丘脑释放过多的儿茶酚胺和交感神经兴奋有关，在上述因素的作用下，胃十二指肠黏膜血管强烈收缩，抗酸能力减弱，黏膜缺血坏死，病理检查见到类似浅表性胃炎的表现。临床上表现为呕吐咖啡色胃内容物，如出血较迅猛，也可呕吐鲜血，同时伴有失血性休克。病理检查发现，严重颅脑损伤患者胃黏膜都存在不同程度的病变，因此，应常规对严重颅脑损伤患者给予抑酸药。一旦发生黏膜出血，应静脉输入强力抑酸药，并使用凝血酶和冰盐水进行胃内灌洗，同时纠正低血容量。

（五）凝血机制障碍

根据文献报道，重型颅脑损伤后约半数患者可出现凝血机制障碍，但多为亚临床型。这是由于脑组织富含组织凝血活酶（tissue thromboplastin），伤后释放入全身循环中，通过外源性途径激活凝血机制并致级联反应。严重者表现为弥散性血管内凝血（DIC）。检查可见凝血时间和凝血酶原时间延长，以及血清纤维蛋白降解产物（FDP）水平增高。如能及时发现，并积极输注新鲜血浆及其他血液成分，可望获得较好疗效。

第三节　颅脑损伤的影像学诊断

一、概述

颅脑损伤的影像学诊断包括头颅平片（X线）、X线计算机体层摄影（computed tomography，CT）、磁共振成像（magnetic resonance imaging，MRI）等。头颅平片简单易行，可发现骨折，但不能了解颅内情况。CT能在一个横断解剖平面上，准确地探测各种不同组织间密度的微小差别，是观察骨、关节及软组织病变的一种较理想的检查方式。MRI是利用人体组织中氢质子在磁场中受到射频脉冲的激励而发生磁共振现象，产生磁共振信号，经过电子计算机处理，重建出人体某一层面图像的成像技术。磁共振具有多参数、多序列、多方位成像的特点，具有较高的软组织分辨力，目前已广泛用于人体各系统和各部位疾病的诊断。尤其是在中枢神经系统，MRI有其特有的优势，脑灰白质对比度明显优于CT，另外，由于无骨伪影干扰，后颅窝结构显示非常清楚。X线摄片、CT、MRI可称为三驾马车，三者有机地结合，使当前影像学检查既扩大了检查范围，又提高了诊断水平。对于颅脑损伤的检查，三者各具优势，选择好适应证且有机结合，可以对颅脑损伤患者做出准确的诊断。近些年来，PET-CT、PET-MRI以及脑磁图的临床应用，对于脑外伤后并发症及远期功能性改变亦具有判断价值。

二、X线计算机体层摄影

（一）CT图像特点

CT图像是人体断面图像，通常是以横断面图像为主，解剖结构清晰，无影像重叠。为了显示整个器官，需要多个连续的层面图像（图2-1）。此外，通过CT设备上图像重建程序的应用，还可重建冠状面及矢状面图像（图2-2、图2-3），能够更好地观察细微结构及病变。

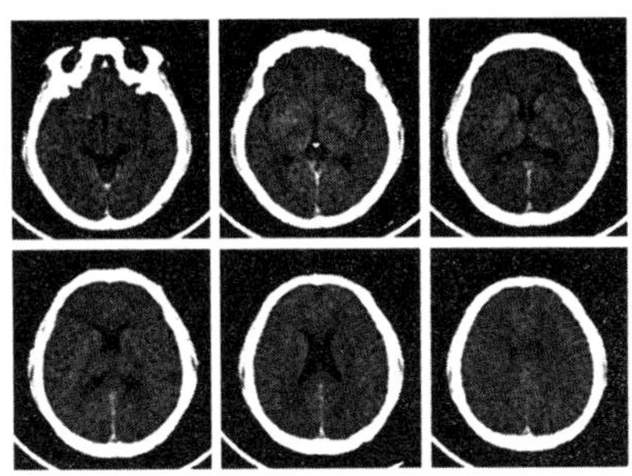

图 2-1　颅脑 CT 连续横断面

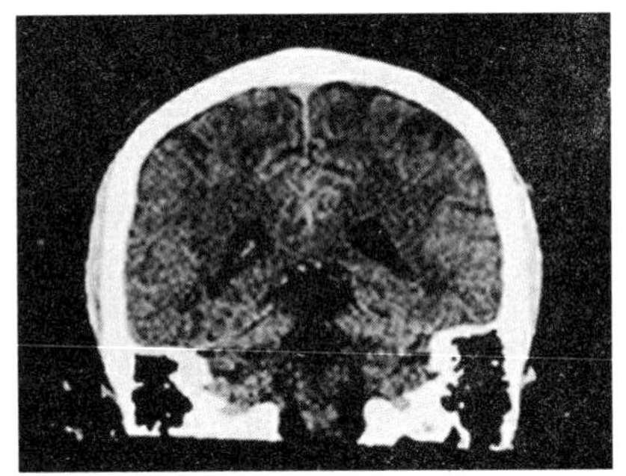

图 2-2　颅脑 CT 冠状面

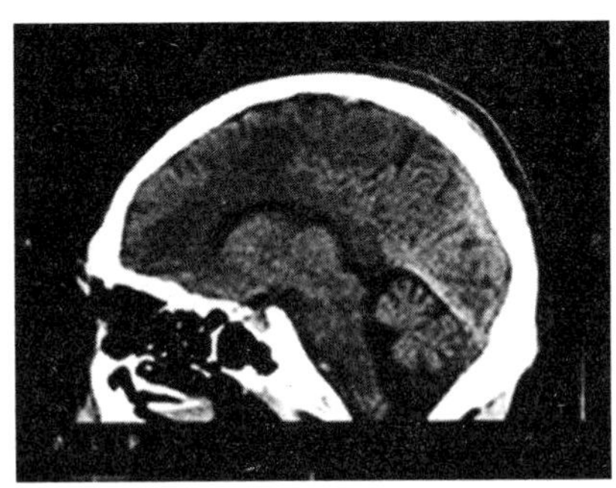

图 2-3　颅脑 CT 矢状面

CT 图像是由一定数目不同灰度的像素按矩阵排列所构成。像素是构成 CT 图像的最小单位，其黑白度反映该像素的 X 线吸收数值。不同 CT 装置所得 CT 图像的像素大小及数目不同。大小可以是 1.0mm × 1.0mm，0.5mm × 0.5mm 不等；数目可以是 256×256，即 65 536 个，或 512×512，即 262 144 个不等。像素越小，数目越多，构成图像越细致，即空间分辨力（spatial resolution）高。CT 图像的空间分辨力不如 X 线图像高。

CT 图像是以不同的灰度来表示的，反映器官和组织对 X 线的吸收程度。因此，与 X 线黑白图像一样，CT 影像的黑白代表密度的高低。CT 图像上的黑影表示低密度区，如肺组织；白影表示高密度区，如骨骼。但是 CT 的密度分辨力远高于 X 线，可区分密度差异极小的不同组织结构，这是 CT 的突出优点。所以，CT 可以更好地显示由软组织构成的器官，如脑、脊髓、纵隔、肺、肝、胆、胰以及盆部器官等，并在良好的解剖图像背景上显示出病变的影像。

（二）CT 在颅脑损伤诊断中的临床应用

CT 扫描可准确显示出颅脑损伤的病理变化，且安全无损伤、无痛苦，能对患者的预后做出评估，对提高颅脑损伤的诊治水平起着十分重要的作用。目前，CT 是诊断颅脑损伤的首选检查方法。

1. 颅骨骨折

颅骨骨折在脑外伤中较为常见。CT 可以判断骨折的性质，精确测量出凹陷骨折移位的深度，准确地显示骨折片的大小、数目和位置，发现颅底骨折的征象以及有无颅内并发症的存在。

2. 硬膜外血肿

硬膜外血肿是指外伤后血液聚集在颅骨内板与硬膜之间隙内所形成的血肿。CT 可以直接显示血肿的形态，确定其位置、大小、范围及有无并发症存在。通过对血肿密度和部位的观察，不仅能确定血肿的分期，而且可推断其出血来源。CT 平扫表现为颅骨内板下梭形或双凸形高密度区，密度较均匀，CT 值为 40～100 Hu。内缘光整锐利，常位于骨折部位的下方，范围一般不超越颅缝，周围水肿及占位效应较轻。

3. 硬膜下血肿

硬膜下血肿是指发生在硬脑膜与蛛网膜之间隙内的血肿，是最常见的颅内血肿之一。约占各类颅内血肿的1/3。根据血肿形成的时间，临床分为急性、亚急性及慢性硬膜下血肿三类。CT平扫表现为颅骨内板下新月形或带状高密度区，CT值约70～80Hu，范围较广，可跨越颅缝，常伴有脑挫裂伤，占位效应较显著。

4. 硬膜下积液

CT表现为新月形水样（CT值约为7Hu）低密度影。以两侧额区多见，常深入前侧列池。硬膜下积液可因并发出血而成为硬膜下血肿。

5. 脑内血肿

脑内血肿是指外伤所致的脑实质内出血形成的血肿。多由对冲性脑挫裂伤出血所致，也可为着力点区脑实质血管损伤出血引起，约占颅内血肿的5%。CT表现为：

(1) 脑内形成不规则的肿块（CT值为40Hu），100Hu周围常有低密度水肿带环绕而显得鋭利、清晰，周围可合并脑挫裂伤，可见程度不等的占位征象。

(2) 直径≥2cm为血肿，直径＜2cm为出血点。

(3) 发生在大脑深部或靠近脑室的血肿可破入脑室形成脑脊液一血液平面或脑室铸型。

(4) 脑室如靠近脑表、正中裂、外侧裂可破入蛛网膜下腔而密度增高。

(5) 有的外伤性血肿可在48小时后延迟出现，预后差。

6. 脑挫裂伤

系指在一钝性外力作用下形成的局部或大部脑组织的静脉淤血、脑水肿、脑肿胀、坏死、液化及散在多发性小灶性出血。CT表现：脑实质低密度水肿区内出现多发、散在的点状高密度出血灶，有人将其比作撒盐或胡椒面改变。

7. 颅内血肿量的计算方法

关于颅内血肿量的计算方法有很多版本，最初是日本的多田明等于1981年首先报道了T（mL）＝л/6×L×S×Slice方法，随后又相继报道了潘道明氏方法、多田氏改良法（T＝2/3×长×宽

×层面)、陆晓氏计算法等。实际上，在临床工作中，可以采用下列计算方法。

（1）对于急诊可以采用以下最简单的计算方法。①根据CT片上的长度标准，在出血量最多的那个层面上，量出X（宽度）和Y（高度）。例如：X为4cm，Y为5cm。②在CT片上看有多少个出血层面。例如：4个层面。③公式：X×Y×层面数÷2，即为出血量，单位mL。例如：4×5×4/2=40mL。

（2）利用卡瓦列里（Bonaventura Francesco Cavalieri，1598—1647）原理是按照等距离抽样方法，在任何一方向通过特征物作若干（n个）等距随机平截面，界面间距（h）事先确定，特征物的所有截面积的总面积乘以截面积间距即为该特征物的体积。利用卡瓦列里原理测量颅内血肿体积，可以采用最简便的测量工具——测格。测格中的直线交叉点称为测点，方格中的所有直线称为测线，小方格的边长为d，整个大方格为侧面，测点、测线之间有相互关联的关系，测点被赋予特定的意义，代表一定的面积，在此为d^2。具体的测量方法为：将测格图放大复印在透明胶片上，按照头部CT比例尺的单位长度，测格边长（d）就是CT片上比例尺的1个厘米刻度的长度。测点代表一定的面积，在此为$1cm^2$，将测格随意叠放在CT片的血肿图像上，计算落于血肿上的测点数。根据计算体积的卡瓦列里原理，估计血肿体积（V）的公式为：$V=\Sigma p\times d^2\times h$，$d^2$为测点相关联的侧面面积$1cm^2$，$\Sigma p$为落于血肿上的测点总数，h为厚度，头部常为1cm。因为单位统一为厘米，实际上只要累加每层面血肿上的测点数即为血肿体积数值（cm^3）。测格的优点是：只计算预测图像中的测点数P，就可计算位于该图像中的侧面的面积A。计算方法为：$A=d^2\times P$。

（3）CT定量法：在CT操作台上按Crsr键，再按Trace键，滚动轨迹确认血肿边缘将游标置于血肿中，按Roi键，便可以显示层面血肿面积（cm^2）。因为层厚常为1cm，故每层面的面积数值即为体积值，每层面按照上述方法操作，然后相加便得此血肿体积（cm^3）。

(4) 对于牵涉到司法鉴定的计算方法，建议采用司法部司法鉴定科学技术研究所上海市法医学重点实验室根据球缺体积公式推导出的计算颅内血肿体积的改良公式，准确性会更高。

(5) 辅助临床推测脑损伤严重度。

颅脑血肿：不管是硬膜外血肿、硬膜下血肿还是颅内血肿，都是颅内占位病变，性质是一样的。按数量定性为：特重型幕上80mL以上，幕下20mL以上；重型：幕上50～79mL，幕下11～19mL；中型：幕上20～49mL，幕下3～10mL；轻型：幕上19mL以下，幕下2mL以下。

外伤性蛛网膜下腔出血：是指由于外伤所致颅内血管破裂后，血液进入蛛网膜下腔，多伴有严重的颅内损伤。CT平扫，少量蛛网膜下腔出血表现为局部脑沟、脑池、脑裂内高密度影；出血量多时，则脑沟、脑池、脑裂内高密度影形成铸型。发病后48小时内CT显示蛛网膜下腔出血的准确率最高。出血量少者，1周后CT复查血液吸收；大量出血则需要2～3周才能吸收消失。

外伤性蛛网膜下腔出血按部位定性分为4型：①特重型：蛛网膜下腔出血破入脑室系统。②重型：侧裂池出血。③中型：纵裂及分散性出血。④轻型：局限性小出血（纵裂后部出血）。

大脑镰下疝：以中线移位距离脑疝定量分类：特重型：中线移位16mm以上；重型：10～15mm；中型：4～9mm；轻型3mm以下。

挫裂伤：脑挫裂伤是颅脑外伤所致的脑实质器质性创伤，属原发性闭合性颅脑损伤。CT表现为：①局限性低密度灶。②散在点片状出血。③占位效应与脑萎缩。④其他征象。较重的脑挫裂伤常合并蛛网膜下腔出血、脑外血肿、颅骨骨折等。脑挫裂伤的皮层区弥漫性肿胀并出血，大部分出血是在脑实质的血管周围。在CT片上，挫伤似乎表现为皮层及皮层下白质的水肿区与代表出血的高密度区混合。CT平片扫描发现的骨性隆起附近出血性挫伤区域出血点可融合，看起来像皮层及皮层下白质的血块。这些病变好发于脑冠，即可证明其起源（脑组织抛向颅骨），并可据此将脑挫伤与脑血管疾病和其他大脑损伤区别开来。

弥漫性轴索损伤：弥漫性轴索损伤是指颅脑在受到加速旋转暴力作用后，脑实质及中线结构被撕裂，造成神经轴索弥漫性断裂，是一种严重的致命伤。

几乎所有严重的脑外伤均由于大脑镰撞击而产生胼胝体损伤，CT片常能看到坏死及出血，并可扩散到相邻的白质。从受力点沿作用力方向范围内也可见白质内散在出血。Strich描述的白质变性区也可以出现。根据一些学者的病理资料，这些白质病变区倾向于灶状，有些位于出血、挫伤及缺血区周围，其他则有一定距离。病变沿胼胝体下行的传导束分布并使传导束中断，白质变性也可明显呈弥漫性，而与局灶性破坏性病变无明显关系。这普遍认同了弥漫性轴索损伤和胼胝体、中脑损伤等一些严重脑外伤的主要病理变化。

三、磁共振成像

磁共振成像（magnetic resonance imaging，MRI）是通过对静磁场中的人体施加某种特定频率的射频脉冲，使人体组织中的氢质子受到激励而发生磁共振现象，当终止射频脉冲后，质子在弛豫过程中感应出MRI信号，经过对MRI信号的接收、空间编码和图像重建等处理过程而得到的一种数字图像。

随着磁共振成像系统硬件及软件的不断发展，MRI图像质量不断提高，各种新技术层出不穷，在临床上的应用日益广泛。

（一）磁共振影像的特点

1. 磁共振成像的优势

（1）无X线电离辐射，对人体安全无创。

（2）多方位成像，便于显示解剖结构及病变的空间位置关系。

（3）多参数成像，为明确病变性质提供更丰富的影像信息。

（4）软组织结构显示清晰。

（5）与CT相比，无骨性伪影，对颅底结构显示清晰。

（6）除了可以显示形态变化，还能进行功能成像和生化代谢分析。

2. 磁共振成像的缺陷

（1）对钙化显示不如 CT。

（2）对胃肠道显示欠佳。

（3）对骨皮质显示不如 X 线或 CT。

（4）对呼吸系统病变显示不如 CT。

（5）信号变化解释相对复杂，病变定性诊断仍存在困难。

（6）检查时间相对长。

（7）价格相对比较高。

（8）存在一些禁忌证（体内留有心脏起搏器或其他金属物品者、危急重症患者不宜做 MRI 检查；妊娠 3 个月内者除非必需，不推荐进行 MRI 检查）。

（9）多数 MRI 设备检查空间较为封闭，部分患者因恐惧不能配合完成检查。

（二）常规 MRI 在颅脑损伤中的临床应用

颅脑位置比较固定，不受呼吸、胃肠蠕动及大血管搏动的影响，运动伪影少，而 MRI 又具有很高的软组织分辨率，因此，MRI 在颅脑病变方面应用的效果最具优势。由于无骨性伪影，MRI 在显示颅底、脑干及后颅窝病变上明显优于 X 线和 CT。

在颅脑损伤诊断中，MRI 较 CT 有很大的优越性，它可以提高颅脑损伤的检出率、早期发现脑实质损伤。另外，MRI 在显示脑出血、判断出血原因以及估计出血时间方面有独特的优势，可以动态观察颅内血肿的演变过程。

1. 弥漫性轴索损伤（diffuse axonal injury，DAI）

DAI 也称剪切伤，主要发生于皮髓质交界区的脑白质、胼胝体，以及上部脑干背外侧。MRI 是本病的首选检查。多发小出血灶在 T_1WI 上呈高信号，T_2WI 常显示皮髓质交界区及胼胝体的多发高信号，出血后期的含铁血黄素在 T_2WI 上呈低信号并可长期存在。另外，MRI 可以发现更多 CT 不能显示的病变，尤其是非出血性、小于 1.5cm 病灶，以及位于脑干、胼胝体的病灶。

2.硬膜外/下血肿（图 2-4～图 2-6）

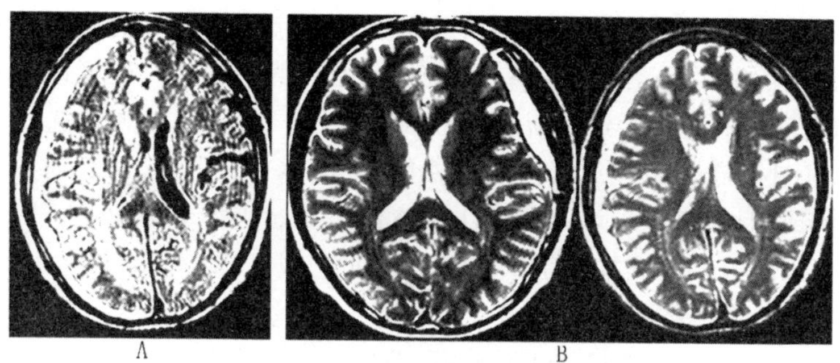

图 2-4　急性期硬膜外血肿

A.横断面 T_1WI；B.横断面 T_2WI

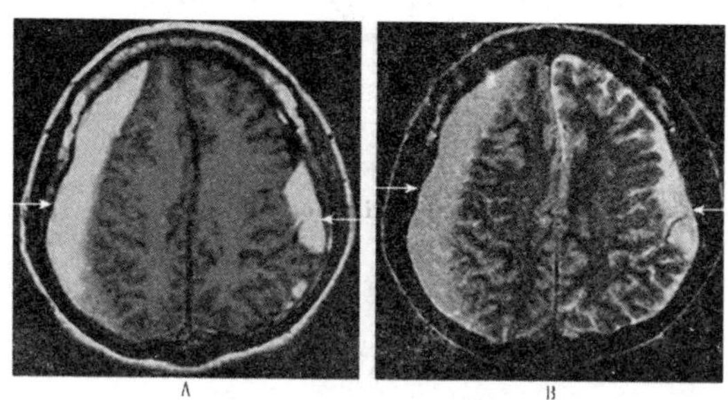

图 2-5　急性硬膜下血肿

A.横断面 T_1WI；B.横断面 T_2WI

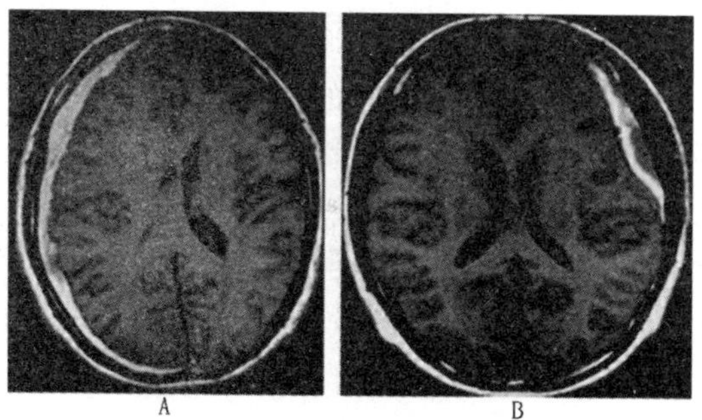

图 2-6　亚急性期硬膜下血肿

A.横断面 T_1WI；B.横断面 T_2WI

可以清楚地显示血肿的部位、形态、范围及对邻近脑组织的压迫情况，并可计算血肿容积，为手术治疗提供详尽的资料，对血肿清除后效果的观察也有较好的应用价值。另外，还可以根据MRI 信号的变化大致判断血肿形成的时间。急性期血肿首选 CT，但 MRI 对于亚急性或慢性期血肿显示优于 CT。另外，CT 对少量积液或积血难以显示，而 MRI 在液体很少时也能分辨出来，同时还可以通过多序列推断是积液还是积血。

3. 脑挫裂伤

脑挫裂伤早期 CT 可不敏感，MRI 对诊断非出血性挫裂伤敏感度大大超过 CT，主要用于亚急性期及慢性期病变的评价。水肿及其中散在的小灶性出血是脑挫裂伤 MRI 信号变化的基础。MRI 所显示的脑挫伤或脑裂伤的范围要比 CT 大，且有可能显示其中的较小出血灶。

4. 外伤后脑梗死

外伤后脑梗死是颅脑损伤常见且易忽略的并发症之一，容易被其他颅脑损伤病变症状掩盖，MRI 有助于早期发现缺血性改变。

5. 脑疝

MRI 可以较 CT 更清楚地显示各种脑疝类型及程度。

6. 蛛网膜下腔出血

蛛网膜下腔出血时，由于出血与脑脊液相混合，使凝血过程受影响，又由于脑脊液中磷脂酶的作用，使红细胞被迅速溶解，过早释放了红细胞内的脱氧血红蛋白，即使在急性期也不能显示细胞内外磁化率差异所致的 T_2WI 低信号。因此，MRI 不能显示急性蛛网膜下腔出血。对于亚急性蛛网膜下腔出血，由于存在正铁血红蛋白，无论是在 T_1WI 还是 T_2WI 均可以显示脑沟、脑裂、脑池内的高信号。

7. 硬膜下积液

也称硬膜下水瘤。MRI 较 CT 分辨是积液还是积血更有优势，但若蛋白含量较高，与硬膜下血肿不易鉴别。

8. 颅骨骨折

CT 为颅骨骨折首选检查。MRI 主要通过间接征象来诊断，漏诊率高，主要用于显示颅内并发症。

9. 脑外伤后遗症

颅脑损伤的结局因部位和程度而异。轻者损伤可完全修复，重者常遗留不同的后遗症，如脑萎缩、脑软化、脑积水、脑穿通畸形囊肿、蛛网膜囊肿等，MRI 均可清楚地显示这些改变。

（三）功能性磁共振成像的临床应用

功能性磁共振成像是利用功能变化来形成图像，以达到早期诊断的目的。

1. 磁共振波谱成像（magnetic resonance spectroscopy，MRS）

MRS 是一种无创性研究活体组织代谢及生化指标测定的技术，能测出不同化合物在强磁场作用下所产生的不同化学位移（通常以 PPM 表示）峰值，从而对脑内多种不同化合物进行相对定量分析，如 N-乙酰天门冬氨酸（NAA）、胆碱类化合物（Cho）、肌酸（Cr）、乳酸（Lac）等。当前主要用 1^{H}-MRS。资料表明，NAA、Cho、Cr 等代谢物在健康成人脑内浓度基本恒定，与年龄无显著相关性，在正常人脑左右半球镜像区的浓度无显著差异，在同一种族的不同性别间无显著差异，这些特性是 1^{H}-MRS 应用于临床的基础。

在很多疾病的发生和发展过程中，代谢改变往往早于形态学改变，因此，MRS 能提供的代谢信息有助于疾病的早期诊断。1^{H}-MRS 临床应用可以明确脑损伤后脑组织病理生理变化的神经生化机制，可以在分子水平为超早期颅脑损伤的临床诊断、药物治疗效果的评价、神经功能恢复的评估、损伤的严重性及预后提供新的线索。

2. 扩散张量成像（diffusion tensor imaging，DTI）

DTI 是利用脑组织中水分子扩散运动有沿着脑白质纤维走行方向的特性，使脑白质束成像的技术。DTI 不仅可以提供人体组织微观结构、神经纤维走向和受损情况等信息，还可重建纤维束走行的立体结构，从而揭示白质纤维之间的联系和连续性。DTI技术是目前唯一能在活体中显示神经纤维束的走行、方向、排列、髓鞘等信息，通过观察脑白质束的形态、走行、有无中断及破坏等，可以检查脑白质束病变。

DTI的基本原理：水分子在不均质组织具有扩散各向异性的特征，脑组织的髓鞘白质纤维中由于轴突膜与髓鞘的存在作为扩散的屏障，在平行于纤维方向的扩散速度远远大于垂直方向的扩散，这种方向依赖性的扩散就是各向异性。DTI通过观察随扩散梯度脉冲方向改变而发生波动的扩散值大小来标记和描绘水分子弥散的各向异性。部分各向异性（FA）是描述脑白质纤维各向异性特征的主要参数之一，其大小与髓鞘的完整性、纤维致密性及平行性有密切关系，能够反映白质纤维是否完整，与预后有密切关系。FA值表示各向异性与整个扩散的比值，其范围在0～1之间，1表示最大各向异性，FA值越大，神经传导功能越强。正常情况下白质组织排列紧密，水分子沿白质纤维束走行方向扩散最快。

脑外伤后出现系列微观环境的改变，如神经元肿胀或萎缩、组织结构损伤导致细胞外间隙及水分子扩散屏障改变等，这些均可导致水分子弥散各向异性改变，因此DTI对确定脑损伤的范围和程度有一定价值。通过分析可以推断白质纤维束的完整性，可以预示颅脑损伤好转。

DTI可显示外伤对白质纤维束移位、变形及破坏等情况，为诊断弥漫性轴索损伤提供更多信息，是目前活体观察轴索病变最直观的影像方法。FA值是DTI成像中最常用的观察参数，被称为“髓鞘损伤的指针”。FA与临床相应指标的关联性较常规序列及磁共振表观扩散系数（ADC）值好。有研究发现脑损伤后高的FA值与较好的功能预后相关联。DTI很有希望成为颅脑损伤患者白质损伤程度的鉴定和量化的有用工具。

3. 扩散张量纤维束成像（diffusion tensor tractography，DTT）

使用1.5T Twin-speed with ExciteⅡ超导型磁共振成像系统，

先常规进行MRI检查（包括横轴位 T_1WI、T_2WI、FLAIR和矢状位 T_1WI扫描），然后进行头部轴面弥散张量成像（DTI）扫描，及配合使用AW4.2工作站Functool 2.0软件对DTI图像做分析。由软件自动重建出部分各向异性（FA）图、相对各向异性（RA）图、表观扩散系数（ADC）图。

在FA图和ADC图中重点测量内囊前肢、内囊后肢、胼胝体膝部、胼胝体压部的FA值、ADC值。

（1）DTI的FA图可提供很好的灰白质对比度。在FA图上，白质表现为高信号。脑外伤后损伤灶白质呈低信号改变，FA值明显降低；可见白质结构的紊乱、移位、变形，其连续性和完整性消失。

（2）基于DTI技术获得的三维重建DTT图，可使脑内主要白质纤维束可视化，直观地显示主要白质纤维的位置、立体形态、走行及相互之间的空间位置关系。

（3）三维DTT图，可提供脑外伤后白质纤维束损伤的确切信息，显示脑外伤患者白质纤维束移位、变形及破坏情况，反映白质纤维束与外伤病灶的关系，有助于临床医生对患者脑外伤的严重程度和预后评估做出正确判断。

正常成人部分各向异性（FA）图像（图2-7）。

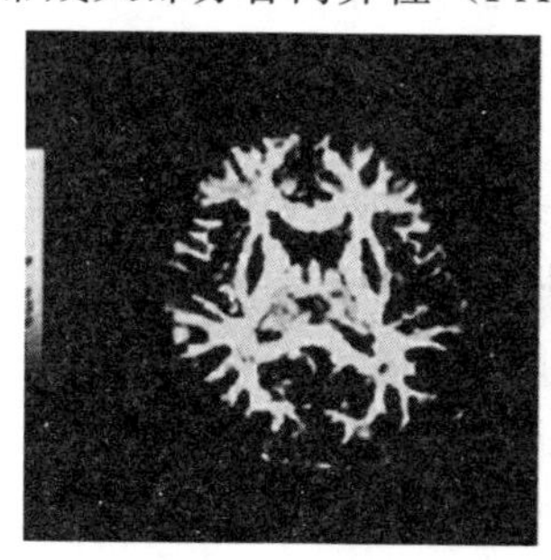
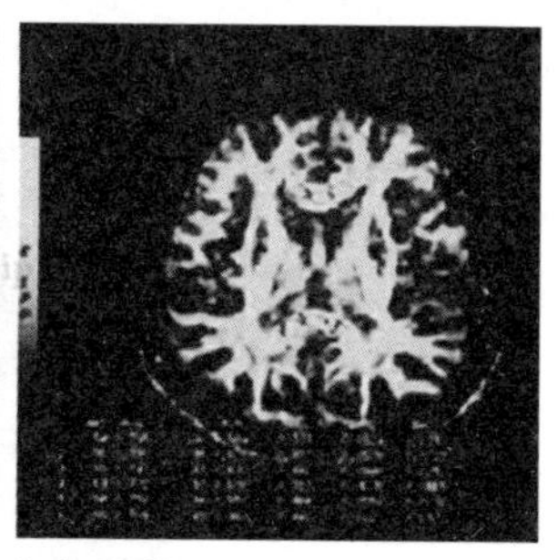

图2-7　正常成人部分各向异性（FA）图像

在FA图上，白质表现为高信号，可辨认出脑白质内主要的纤维束，如胼胝体、内囊、外囊等。半球内的白质左右对称，白质束位置、结构及相互关系显示清楚

DTT 图侧面观还可见联系枕叶与额叶皮质的下枕额束，桥横纤维、小脑中脚等白质结构。

4. 血氧水平依赖性成像（blood oxygen level dependent，BOLD）

血氧水平依赖性成像是通过一定的刺激使大脑皮层各功能区在磁共振设备上成像的方法，它结合了功能、影像和解剖三方面的因素，是一种在活体人脑定位各功能区的有效方法。

血流动力学反应与脑神经活动间存在着密切的联系，这是脑功能磁共振成像的基础。脑组织被激活时，伴随着一系列的局部脑血流、脑血容量、氧摄取和局部脑葡萄糖利用的动力学改变。如脑组织的活跃可引起局部脑血流量增加，局部葡萄糖利用仍与其匹配，但氧摄取量只有轻微的增加，故使血管内的氧合血红蛋白量增加，而脱氧血红蛋白减少。脱氧血红蛋白是顺磁性物质，产生局部梯度磁场，使质子快速去相位，因此具有缩短 T_2 的作用，而在脑区激活时，脱氧血红蛋白量减少，其缩短 T_2 的作用亦减小，同静息态相比，局部脑区的 T_2 或 $T*_2$ 相对延长，在 T_2WI 或 $T*_2$WI 上脑激活区信号相对升高，通过磁共振成像系统采集到的图像上可见到激活脑区的信号强度增加，从而获得激活脑区的功能成像图。成像时，将激活区高信号以不同颜色叠加于 T_1WI 解剖图像上，即可获得相应脑区的功能成像。BOLD 效应与 MR 场强有关，场强越大，该效应越强。

感觉、运动以及认知性神经功能成像实验已在世界范围内广泛开展，它主要研究关于脑的感觉、运动、记忆、认知、幻觉、听觉以及视觉等过程，并取得了巨大的进展。神经手术计划的制订是 MR 脑功能活动成像应用的主要领域。由于病变的影响，具有重要功能的解剖结构常发生变形或移位，功能皮层的定位与正常解剖结构的功能区分布有一定的差别。术前 MR 脑功能成像对患者脑解剖一功能关系的显示有助于神经外科医生制订手术计划，在微创伤性的操作中也起着十分重要的作用。

四、PET-CT、PET-MRI

（一）PET 简述

正电子发射计算机断层显像（positron emission tomography，PET）是一种“核素示踪影像技术”。由于 PET 显像技术利用的是生理生化活动机制，所以 PET 显像技术又被称作生化显像或功能分子显像技术。PET 的出现使医学影像技术达到了功能分子影像水平，能够无创、动态、定量评价活体组织器官在生理状态下及疾病过程中细胞代谢活动的生理、生化改变，从而使获得分子水平的信息成为可能，在疾病的早期诊断、治疗方案选择、疗效判定等方面起到独特作用，尤其对肿瘤的良恶性判定、临床分期、治疗方案选择、疗效判定有独特的优势。

正是因为 PET 是能够反映人体功能、生化代谢及进行分子影像研究的先进的分子影像技术，随着各类新型神经系统受体显像剂的出现，PET 不仅可提供大脑血流灌注和葡萄糖代谢情况，还可特异性地观察各种受体结合情况，是诊断中枢神经系统疾病的有效方法，在帕金森病（Parkinson disease，PD），阿尔茨海默病（Alzheimer disease，AD）等神经变性疾病，癫痫（epilepsy，EP），脑肿瘤等各类疾病的诊断中有着广泛应用。

（二）PET-CT

PET-CT 是将 CT 和 PET 两种不同成像原理的设备有机、互补地结合在一起，各自发挥优点、弥补不足，从而获得一种反映人体解剖图像与反映人体分子代谢情况的功能图像完全融合的全新影像学图像。可以提供病灶精确解剖定位和详尽的功能与代谢方面的融合信息，实现了优势互补。具有灵敏、准确、特异及定位精确等特点，一次显像可获得全身各方位的断层图像，可对全身整体状况一目了然，达到早期发现病灶和诊断疾病的目的。

PET-CT 通过测定 F-FDG 在脑细胞的代谢率，能准确、客观地反映脑细胞的功能状况，这对于受到损伤的脑细胞更敏感，可以得到脑损伤区域的脑组织代谢情况。因此，PET-CT 能作为评价持续性植物状态预后和判定疗效指标，其敏感性比脑干听觉诱发电位及体感觉诱发电位更高，具有很高的临床价值。

（三）PET-MRI

PET-CT 作为一种新的多模式显像技术，将分子影像技术的发展推向了新的高度。但是，随着 PET-CT 的普及，CT 与 PET 结合的局限性也逐渐暴露出来，如软组织分辨率差、高剂量 X 线辐射等，这些局限性很大程度上归咎于 CT。随着磁共振技术的迅速发展，PET-MRI 一体机应运而生，在图像采集上实现了全身 MR 和 PET 数据的同步采集。

对于颅脑损伤患者，PET-MRI 可检出一般影像检查易漏诊的小血肿，对脑损伤不但有特异性，而且可以对脑损伤后（如植物人）进行脑代谢状况评估，判断是否有脑死亡，对治疗及唤醒意义重大。PET-MRI 可对脑缺血性疾病进行早期诊断，其通过脑血流灌注和脑血容量测定反映脑血流和血脑屏障的破坏情况，并检测脑血流的通透性。

五、脑磁图

将脑细胞自发的神经磁场探测并描记下来形成曲线数据资料，称之为脑磁图（magnetoencephalography，MEG）。脑磁图是一种应用脑功能图像检测技术对人体实施完全无侵袭，无损伤的大脑研究和临床应用设备。MEG 磁场主要来源于大脑皮层神经细胞树突产生的兴奋性突触后电位。脑神经电流所产生的生物磁场非常弱，MEG 检测过程中测量系统不会发出任何射线、能量或机器噪声，而只是对脑内发出的极其微弱的生物磁场信号加以测定和描记。在实施 MEG 检测时，MEG 探测器不需要固定于患者头部，对患者无须特殊处置，所以测试准备时间短，检测简便安全，对人体无任何不良反应及其他不良影响。

脑磁图包括自发脑磁图及诱发脑磁图，其中诱发脑磁图应用较为广泛。脑磁图检测的是大脑神经元顶树突正切方向的细胞内电流，不受头皮软组织与颅骨等结构的影响，具有良好的空间分辨力及时间分辨力。

MEG 主要反映神经细胞在不同功能状态下所产生磁场的变

化，因此能相对直接反映神经元的活动状态，为了解脑功能瞬时情况提供信息；随着设备的更新换代，现在的脑磁图在整个头部的探测位点已达 306 个，可同时快速收集和处理整个大脑的数据，并将采集到的脑磁信号转换成脑磁曲线图或等强磁力线图；而且还可与 CT 或 MRI 等显示大脑神经结构解剖图的影像信息叠加整合，从而将生理功能和解剖结构融合在一起，这一技术又称为磁源成像（magnetic source imaging，MSI）。MSI 不但给出了脑功能的即时信息，而且能够进行功能区的定位。这种解剖和功能的结合及互补能够同时提供精确、适时的三维神经功能活动的立体定位解剖图像，无论对基础研究还是临床应用均具有特殊意义。

MEG 和 MSI 在颅脑中的应用如下。

（一）术前脑功能区定位

随着神经外科技术和伦理学的提高和发展，微创神经外科的理念已被普遍接受，降低手术死亡率已不再是唯一目的，保留神经功能完整和提高术后生存质量已成为现代神经外科追求的重要目标。虽然 CT、MRI 在神经外科诊断和治疗的历史进程中发挥了革命性贡献，但 MEG 和 MSI 在功能定位中则显示了前者不可替代的作用。MEG 可以在 MRI 影像上明确标记脑主要功能区，实现无创脑功能成像，同时与计算机导航系统融合，为手术入路方案制定、术中选择最佳入路而避免损伤脑功能区提供可靠依据。目前 MEG 的诱发磁场（evoked magnetic field）可以对皮质感觉区、视觉中枢、听觉中枢、嗅觉中枢、运动中枢及语言中枢等功能区进行定位。

（二）癫痫外科

众所周知，癫痫外科的目标是去除致痫灶和阻断癫痫传导径路，从而达到癫痫停发或减少发作的目的。MSI 可以把大脑皮质神经元电活动产生的磁信号在颅外采集处理后，将磁信号空间位置融合对应于 MRI 图像相应的解剖部位，直接客观地显示局部神经元的活动情况。由于 MEG 具有极高的时间和空间分辨率，对癫痫的术前定位具有特殊优势。

癫痫外科术前评估和致痫灶的精确定位是手术成功的关键。长期以来，头皮 EEG 和视频 EEG 及 MRI 对开展癫痫外科虽有帮助，但仍远远不够。创伤性植入电极描记技术虽然提高了定位精确度，但其风险性不易被接受而难以推广。MSI 的优势不仅是无创伤性，主要是可以勾画出脑的重要功能区与癫痫灶之间的解剖关系，如与计算机导航手术系统相结合，则更加准确地切除致痫灶而不损伤重要功能结构。MEG 由于灵敏度高，不仅在癫痫发作间期有较高阳性率，而且在发作期定位更为可靠。MSI 与侵入性电极定位符合率可达 80%以上。

颅脑损伤后发生癫痫，颅内还可能有其他病理改变。而 MSI 则不受脑组织解剖改变等因素影响，仍然能够进行精确定位。因此，MSI 在癫痫外科治疗中已成为术前诊断、手术方案制定、手术入路选择和术后疗效评估的突破性技术。

（三）颅脑损伤

MEG 可用于脑外伤神经病理及功能性缺损的判定。MEG 主要反映细胞在不同功能状态下产生磁场的变化，因此相对直接地提供了脑神经组织的功能信息，MEG 不但给出了脑功能的即时信息而且能够进行功能性组织的定位。研究发现，脑缺血、脑外伤时多出现异常 EEG 慢波活动，且较弥漫，使用 MEG 则能在初期的脑缺血时就观察到有定位意义的异常低频磁场活动（ALFMA），而这些初期脑缺血的 ALFMA 活动在 MRI 和 CT 的解剖影像学上是无法显示的。

轻型创伤性颅脑损伤患者尽管传统的影像学检查如 CT、MRI 或脑电图缺乏异常。但患者常表现明显的神经生理障碍，如头痛、头昏、恶心、认知下降、个性改变等。磁源成像在鉴别脑震荡后遗症患者是否存在脑功能障碍方面优于 MRI 或 EEG，比 EEG 或 MRI 在轻型颅脑损伤中提供的客观依据更敏感。ALFMA 能证实脑震荡后遗症病理生理学异常并能评估其恢复进程。约 60%～70%的脑外伤后综合征患者有 ALFMA 表现。在脑外伤中，ALFMA 的存在随临床症状的改善而发生变化甚至消失，这提示

ALFMA 可能是可逆性脑组织损害的标志。将来有可能使用 MEG 作为临床评价脑损害程度，尤其可能作为评估意外事故造成的颅脑损伤状况的重要鉴定手段。MSI 诊断轻型颅脑创伤异常的敏感性远高于 MRI 及 EEG。

重型颅脑损伤患者昏迷后可生存相当长的时间，通常由于弥漫性脑损伤导致脑功能恢复不完全。对这样的患者功能评估较为困难，诱发电位则可以提供一个脑功能障碍的客观检测。近来研究对严重颅脑损伤后长期昏迷的患者用 MEG 测量刺激双侧正中神经引起的躯体感觉磁场区域来评估皮质体感功能，认为弥漫性脑损伤导致躯体感觉传入冲动在原躯体感觉皮层减少与延迟，并引起代偿性反应扩张。通过 MEG 测定的体感诱发区域的中潜伏期对严重颅脑损伤患者是有用的皮层功能测定。也可应用 MEG 对脑创伤后植物生存状态患者的脑功能情况进行评估。

第四节　脑外伤的电生理检查及其意义

从历史的发展看，神经电生理学，特别是大脑功能的电生理研究，已成为颅脑创伤学研究的重要领域。临床上普遍开展的是脑电图、脑干诱发电位、事件相关电位。目前关于创伤的电生理研究有集中在细胞内 ATP 控制的 K^{+}-ATP 离子通道的调控预激活、温度对大脑的调控、容积敏感性氯离子通道的调控（volume-sensitive Cl-channels）等的电生理研究。

一、脑电图对脑损害的测定

（一）脑电图频域分析

既往脑电图一直是对 EEG 波形、频率、幅度、时程及瞬态分布来线性分析脑功能的。由于脑电信号是由大量脑神经细胞在高度相干状态下的电活动在大脑皮层上的总体效应，且易受主观因素（如心理活动）及客观因素（如声、光刺激）的影响，因此脑电具有高度的随机性，波形极不规则。这一特征决定了脑电在时域分析方面的困难性。由于脑电功率谱相对稳定，并且能揭示脑电中所隐含的一些病理信息，因此，频域分析是目前脑电临床应用的主要方法。其内容包括：脑电信号的功率谱分析、压缩谱阵、时一频分布、空域分析及脑地形图等。近年来，新开发的仪器有：单视频脑电和双视频脑电；老年痴呆的预测预报专用系统；32 导脑电图的采集、记录及分析系统；新生儿脑功能的检测系统等。

（二）脑电图的非线性分析

非线性科学是研究各个不同学科中非线性现象共性的一门国际前沿学科，它是在以非线性为特征的各门分支学科的基础上逐步发展起来的综合性学科，曾被誉为 20 世纪自然科学的“第三次大革命”。非线性动力学是非线性科学的主要研究内容之一，并且在非线性科学最初所研究的问题中，许多是来源于非线性动力学问题，孤立子和浑沌现象的发现也都是有着非线性动力学背景的。例如在 19 世纪末和 20 世纪初，法国著名数学家 Poincare 在研究三体问题时，发现解对初始条件极为敏感，三体引力相互作用就能够产生极为复杂的动力学行为，并且在确定性的动力学方程中某些解有不可预见性，这就是现在所讲的浑沌现象。同时 Poincare 还提出了一系列的重要概念，如动力系统、稳定性、分岔、同宿和异宿等。1963 年美国麻省理工学院的 Lorenz 在用计算机研究大气对流模型时，发现了非周期的无规律现象，类似于随机现象。Lorenz 的发现意味着浑沌理论的诞生，说明非线性科学的产生是有着深刻的非线性动力学背景的。

非线性科学的主要研究方法要有 3 大类：解析方法、计算方法、实验方法。从已有文献看，解析方法主要有平均法、多尺度法、三级数法、广义谐波平衡法、L-S（Liapunov-Schmidt）方法和奇异性理论、规范形（normal form）理论和 Melnikov 方法、中心流形理论和惯性流形理论等。对于搏动扰动系统中的许多实际问题，单独使用某种方法已难于解决问题，人们经常同时使用几种方法进行研究。平均法、多尺度法、三级数法、广义谐波平衡法和 L-S 方法及奇异性理论可用来研究机电工程中非线性动力系统的响应和局部分岔，规范形理论可用来研究局部和全局分岔，Melnikov 方法可用来研究全局分岔和浑沌动力学。中心流形理论和惯性流形理论可对高维机电系统和无限维机电系统进行降维处理，使系统的维数降低。

脑损害的评估长期以来缺乏定量的测量和预测指标，虽然对脑的认识已进入分子水平，但从整体角度评价脑的动力学行为却十分困难，原因在于脑是一个高度多单元无序的浑沌整合体。这种非线性单元的组合构成了非线性动力学行为。颅内压搏动过程可应用机械柔性结构的非线性动力学来分析，由于机械柔性结构在振动过程中极易失稳，呈现出完全的非线性特征，因此在机械柔性结构中有着极其丰富和复杂的动力学行为，如分岔、分形和浑沌特性等。近期的研究发现，血压搏动、中枢调节均可成为扰动因素导致 ICP 的分叉，EEG 的非线性动力学分析在国外也已广泛重视起来，早在 1989 年，美国国会提议未来“脑的十年”所应解决的十大突破点，就包括有“脑回路的计算机建模及脑机制非线性动力学理论实验”。十多年来先后有了许多重要的发现：如 Soong 发现 α 节律具有奇异吸引子特性，其噪声度极小。Gallez 发现清醒、昏迷及癫痫状态时脑由高浑沌状态通向非浑沌状态。Gruneis 发现中脑网状结构神经元串放电具有 I/f 涨落的现象，提出为信息加工的一个过程。最近的临床研究发现痴呆和 Parkinson 病多导 EEG 的关联维数显著低于健康组。1996 年发现 Alzheimer 病的 EEG 的非线性分析诊断率大大高于线性分析。这些研究表明：用非线性分析法反映脑功能及脑皮层损害是可能的。对颅内压增高状态下的 ICP-EEG 进行非线性分析，具有较大的临床意义。如果这方面研究取得进展，则将为临床无创性测量脑损害方面，提供了极为有效的工具，并具有极大的社会效益。

此外，目前国际上普遍研究集中在外伤后迟发性癫痫的发生机制。有研究表明，神经“新芽”传导的异常反馈（response）的存在，是诱发癫痫的主要原因。有研究观察到，细胞外记录中神经元突触传导为多重反馈波，与损伤程度和部位密切相关。它在脑科学探索上不只是对创伤治疗的意义，也提示神经系统具有再生的机制，但如何去对待它的发生发展，将是一个很有趣的现象。

二、脑损伤皮层体感诱发电位和事件相关电位

反映认知功能的事件相关电位（event related potential potential，ERP）较反映传导功能的体感诱发电位（somatosensory evoked potential，SEP）更适用于脑高级功能研究，ERP 异常与脑损伤后功能障碍恢复有极大的联系。SEP 已广泛用于临床，对脑、脊髓损害的定位诊断、病情及预后判断具有重要价值。SEP 各波中最易引出的是近场电位，常表现为 P、N 双相波，其他远场电位例如起源于外周或脊髓的正相波记录则较为困难。由于体感传导的路径漫长而复杂，所以传导路中某一部分的损害常导致 SEP 特定波形的延迟、减弱或消失。P300 是内源性事件相关电位成分中峰潜伏期在 300ms 左右的晚期正相电位，通常认为该电位与人类认知功能有关，为信号加工的特有电位。已在大量器质或功能性脑损伤研究中发现 P300 电位异常常伴随出现，如脑卒中、癫痫、精神分裂症等。动物的相应电位称 P300 样或 P3 样电位，有实验证明，单独使用 R 刺激即使不与任何行为相联系，也能诱发 P3 样电位，原因是 R 刺激的不确定性或不可预料的新奇性，使大脑产生注意、区别等心理活动，从而诱发了 P3 样电位。一般认为边缘系统（包括海马、扣带回、殼核等）与学习记忆、思维等脑高级功能有联系，由于胚胎对外界刺激因子的敏感性，一定场强的脉冲微波孕期辐照有可能通过其非热或微热效应直接作用于胚胎或胎仔并导致其上述脑区的发育与功能障碍，而海马等结构被认为是 P3 样电位的重要起源区。认知功能检测仪——为新一代的收发电位，通过记录和分析诱发电位中 P1、N1、P2、N2、P300、N400、CNV 等成分，监测和评价人的认知功能。

第三章
颅脑外伤的现场救治

第一节 现代创伤救治的新认识与新方法

近年来，随着我国交通业和建筑业的快速发展，多发伤的发病率有较大的增长。交通事故导致的多发伤占全部多发伤的一半以上，死亡人数居世界首位。我国的道路交通事故万车死亡率约10%，是美国的6倍，是日本的10倍。在人口死因构成中占第4位，已经被纳入国家疾病控制计划。

一、现代创伤救治

近年来创伤救治的新进展包括以下4个方面。

（一）有效的救治时间

创伤救治成功率的高低首先取决于得到有效救治的时间。早在第一次世界大战期间，人们发现如果伤者在1小时内得到救治，死亡率是10%，但是随着得到救治的时间延长，到伤后8小时才得到救治时，死亡率竟然高达75%。这一数据后来被美国马里兰大学的休克创伤中心创始人考莱（R.Adams Cowley）引用，并提出了著名的“黄金1小时（golden hour）”理念：“在生存与死亡之间存在一个黄金1小时，如果你伤情严重，你只有不到60分钟的时间争取生存。虽然你可能不是在那段时间内死亡，可能在两三天甚至两周后死亡，但是在那一小时内发生在你体内的改变已经是不可恢复了。”我国的王一镗提出了创伤性死亡有3个高峰，第2个高峰在伤后数分钟至3小时内，为提高存活率，关键的一点是要能抓紧伤后“黄金1小时”内的紧急救治。

（二）现场急救的程序与专业化

建立城市“快速反应、立体救护”急救网络。建立和健全院前急救、院内救治的一体化的救治体系，是实现“快速反应、立体救护”的基础。只有这样才会做到院前院内急救的无缝衔接，才会使急诊绿色通道更加畅通，才会使多发损伤患者得到更快、更有效的救治，亦是多发性创伤急救模式的发展趋势。

（三）创伤救治的原则

在严重创伤病程发展的不同阶段，需要采取相应的治疗措施。在早期阶段要以控制应激反应强度为主，中期则要设法减少各种炎性介质释放，控制感染，以减轻 SIRS；到 SIRS 和多器官功能障碍综合征（MODS）阶段要在控制 SIRS 的同时采取有效措施支持器官功能。后期阶段血液净化、透析和免疫调节治疗。

（四）创伤免疫学

如何保护严重创伤后肠道功能不受损伤，提高严重创伤后机体的免疫功能，减轻免疫损害是当今创伤医学领域最为活跃的前沿学科或课题。我国的蒋建新教授等针对“传统创伤诊治方法由于敏感性强、阳性率低，不能有效进行早期干预和治疗，由此造成治疗滞后，延长了患者的康复期”这一临床难题，围绕创伤感染流行病学特征、内源性细菌及其毒素移位、创伤后感染易患机制、早期预警诊断与防治新措施进行了系列研究，提出了创伤后免疫功能紊乱的新观点，并证实免疫功能紊乱是创伤后感染易患性增加的免疫学机制，并提出了创伤后免疫防御功能受抑的神经内分泌反应、血清免疫抑制因子和抑制性 T 细胞假说；提出了防御性与兴奋性模式识别受体的新观点，以及创伤时防御性模式识别受体表达下调、兴奋性模式识别受体表达上调是始动免疫细胞功能紊乱的受体机制；发现了创伤感染时炎症级联反应形成的分子机制及细菌致病因子协同致病的受体机制。

在创伤治疗的整个过程中均应考虑保护和增强免疫调节功能。研究用非甾体抗炎药（布洛芬和吲哚美辛等）减少 PGE_2 的产生，改善抗原提呈和维护淋巴细胞的 IL-2、IFN-γ 产生，促进 IL-2R 表达，下调巨噬细胞启动的急性期反应，以恢复创伤后的免疫抑制。使用生长激素、催乳素、拟胸腺药物和免疫调节中药等均可调节创伤患者的细胞免疫功能。

二、“快速反应、立体救护”的新模式

重大突发事故、局部战争、恐怖事件、特种意外伤害已成为当今“世界公害”。在灾害或意外发生时，第一时间内现场死亡人数是最多的，对现场急救来说，时间就是生命。传统的急救观念往往使得处于生死之际的伤员丧失了最宝贵的几分钟、十几分钟“救命的黄金时间”。所以，必须提倡和实施现代救护的新概念和技能，重视伤后 1 小时的黄金抢救时间，10 分钟的白金抢救时间，使伤员在尽可能短的时间内获得最确切的救治，最好将救命性外科处理延伸到事故现场。

（1）现场急救需要“快速反应、立体救护”的新模式。

（2）传统现场救治方式与新理论危重病急救的比较：传统救治是现场急救→后送→急诊科检查和治疗→ICU 加强医疗。新理论危重病救治是受伤现场→移动 ICU 加强医疗（基本一步到位），将救命性的外科处理延伸到事故现场，必要时将一个高质量的 ICU 病房前移至事故现场。这对于呼吸、心搏骤停的伤员能及时进行上呼吸道清理、行人工呼吸，同时做体外心脏按压及电击除颤和药物除颤等；气道阻塞行环甲膜穿刺术或行紧急气管造口；对开放性气胸能做封闭包扎；对张力性气胸，在锁骨中线第 2、3 肋间用带有单向引流管的粗针头，穿刺排气；对有舌后坠的昏迷伤员，放置口咽腔通气管，防止窒息，保持呼吸道通畅；对肠脱出、脑膨出行保护性包扎；对重度中毒伤员，及时注射相应的解毒药；对面积较大的烧伤，用烧伤急救敷料保护创面；对长骨、大关节伤，肢体挤压伤和大块软组织伤，用夹板固定；应用加压包扎法止血；如加压包扎仍无效时，可用止血带；特别紧急时，能实施简单的救命性手术。当伤员因发生大出血、休克等严重伤情而无法后送时，对大血管损伤行修补或结扎；对呼吸道阻塞行紧急气管切开术；对开放性气胸行封闭缝合，张力性气胸行闭式引流等。这样就大大提升了现场急救的内容和水平。

第二节　现场高级生命支持技术

过去，院前急救大都是运用基本急救技术（BLS）。近年来有人呼吁高级急救手段前移，由于条件所限还没得到广泛推广。目前高级急救技术（ALS）还是在院内使用，院前急救特别是在现场应用还较少。在国外，以多数欧洲国家强调移动ICU应用，就地抢救。结合瓦斯爆炸伤害的特殊性，院前时间长、伤情危重、必须就地抢救，而且危重伤员多，大都需要高级急救技术支持。因此，国外移动ICU的做法很值得借鉴。通过研究和临床实践，对器材进行筛选，严格适应性训练，关键实现在平地操作的可行性，经过反复科学演练达到熟能生巧的程度。在瓦斯爆炸伤害井口急救时，推广应用高级急救技术，对稳定伤情发挥了重要作用，确保了早期进行高质量的救治，最大限度抢救矿工生命。因此，在严重多发伤特别是重型颅脑损伤的院前急救中，现场高级生命支持是不可或缺的重要组成部分。

一、在现场应用高级急救技术的选择

（一）现场应用高级急救技术的适应证

根据创伤严重度评分标准、GCS、煤矿瓦斯爆炸伤院前评分方法（RPMB）等判定为重伤患者，有专人护送转院；严重患者大部分通过基本急救稳定伤情，少部分需要高级急救技术支持；对于危重患者及时心肺复苏（CPR）、及时除颤后，必须及时行高级生命支持救治。

（二）现场应用高级急救技术的选择原则

（1）针对瓦斯爆炸伤危重伤员的需要，以心肺复苏为主，选择可靠的急救技术。

（2）现场（井口）操作有可行性。

（3）以现代化、先进的器材作为支持。

二、维持呼吸道通畅与充分氧疗

在现场救治中，维持呼吸道通畅与充分氧疗是一项重要措施，

也是现场救护的医务人员必须掌握先进的现代化器材和设施进行基本与高级生命支持技术。维持呼吸道通畅的方法有手法清理气道、手法开放气道；口、鼻面罩，放置口、鼻咽通气道；咽插管；气管内插管；环甲膜穿刺和气管造口术等。在煤矿瓦斯爆炸伤害现场可根据病情和条件选择应用。确保呼吸道通畅或建立可靠的人工气道，进行充分的氧疗或人工辅助、机械通气。

(一) 口、鼻咽通气道

适用于自主呼吸良好、中度以上昏迷的意识不清者；利用口或鼻咽通气道，以抵住舌根、舌体使其前移并离开咽后壁，从而解除梗阻。

1. 口咽通气道

对于自主呼吸良好、意识不清、反应迟钝的瓦斯爆炸伤害患者，口咽通气道能够帮助建立通畅的气道。成人口咽通气道包括80cm、90cm、100cm 三个型号，指从通气道管翼至尖端的长度。选择口咽通气道型号应根据所测的患者耳垂至口角的距离。放置口咽通气道时，先迫使患者张口，然后将湿润的口咽通气道送入口内，沿舌上方方向（导管的凸面朝向患者下颌）置入。当导管置入到全长的 1/2 时，即接近咽后壁时将导管旋转 180°，并向前继续推进至合适位置确认口咽通气道位置适宜、气流通畅后，用胶布将其妥善固定。

2. 鼻咽通气道

当患者口咽反射正常或不能张口时，鼻咽通气道可作为面罩通气的辅助方式。成人型号为 6.0～9.0mm（数值代表通气道的内径），也可以用粗细合适的短气管导管代替。临用前在导管表面涂以润滑剂，通过鼻孔沿鼻腔底部（与硬腭平行）置入，直至感到越过鼻咽腔的转角处，再向前推进至气流最通畅处，并用胶布固定。

(二) 喉罩通气

喉罩是介于气管内插管和面罩之间的一种新型通气工具，不易损伤咽喉组织，对循环功能影响轻微，比面罩通气效果确切，管理方便，故广为临床采用。喉罩插入咽喉部，充气后在喉的周围形成一个密封圈，既可以让患者自主呼吸，也可以施行正压通气。适用于需要辅助或人工通气，气管内插管困难的煤矿瓦斯爆炸伤害患者。

1. 喉罩的选择和准备

喉罩由通气导管和通气罩两部分组成。按其大小，喉罩分为7种型号，供不同年龄、体重和形体的患者选用。喉罩通气罩内的空气抽尽后可进行高压蒸汽消毒（最高温度不得超过134℃），但不能用戊二醛、甲醛或氧化乙烯消毒。临用前，应在喉罩管的下端涂上少许润滑油，以减少其对咽喉的局部刺激。

2. 喉罩通气的实施方法

按气管内插管的要求进行麻醉前准备和用药。插入喉罩时不需使用肌松药，但应给予适量静脉麻醉药和（或）吸入麻醉药，也可采用咽喉部表面麻醉和神经阻滞，以消除咽喉反射，避免引起咳嗽或喉痉挛。插入喉罩时可用盲探法，也可借助喉镜明视插入。将喉罩插入喉部后，手放开喉罩，试行向气囊注气。此时随着充气，喉罩会自动退出少许，以适应咽喉的解剖位置。然后施行加压通气或让患者自发呼吸。喉罩放置合适的标志为气道通畅，可闻胸部清晰呼吸音，喉罩两侧为清晰管状呼吸音，无异常气流音，亦无漏气感。如果发现有呼吸道阻塞，应立即拔出喉罩，重新试插。喉罩置放到位后，加牙垫并用胶布固定。向喉罩充气不宜过多，一般1号喉罩充气量为2～4 mL，2号充气量为10 mL，3号充气量为20 mL，4号充气量为30 mL。

3. 喉罩通气的注意事项

（1）喉罩对上消化道反流、呕吐所致的误吸无防止效果，且加压通气可导致气体入胃进而增加呕吐误吸的危险，故应禁用于已插胃管的患者，严重肥胖或肺顺应性低的患者也应忌用。呼吸道分泌物多的患者也不宜用喉罩，因为不易经喉罩吸除过多的分泌物。第三代喉罩分为气管信道与食管信道，易于排除胃内积气、积液，减少了反流误吸的危险。

（2）喉罩不宜过多地重复使用，一般以10次左右为宜。每次应用前均应做常规充气试验，以确保喉罩不漏气，无“疝气”形成。

（3）置放喉罩的操作应轻柔、准确；自始至终使用牙垫阻咬；导管只能向下固定在下颌部，不可改变方向以防止喉罩移位；置入喉罩后，不得做托下颌等操作，以防将罩压向喉头而致喉痉挛或移位导致喉梗阻。

（4）正压通气的压力不宜超过15mmHg，以防喉罩漏气或大量气体入胃。

（5）喉罩通气期应密切观察其通气效果和气道通畅情况，宜做 $PETCO_2$ 和 SpO_2 等监测，确保通气良好。

（6）在患者咽喉保护性反射恢复之前不宜移动喉罩或将气囊放气，最好待患者能按指令张口后再拔出喉罩。

（三）气管内插管

将合适的导管插入气管内的操作称为气管内插管，气管内插管是快速建立人工气道、进行有效通气的最佳方法之一。

1. 适应证

（1）患者自主呼吸突然停止，需紧急建立人工气道进行机械通气和治疗。

（2）患者严重呼吸衰竭，不能满足机体通气和氧供的需要，而需机械通气。

（3）患者不能自主清除上呼吸道分泌物，或出现胃内容物反流，或气道出血，随时有误吸可能。

（4）患者麻醉手术需要。

2. 操作要点

1）气管内插管的设备：开放气道和气管内插管基本的工具，包括咽喉镜、气管导管、导管芯、牙垫、开口器、胶布、吸引器、简易呼吸器、注射器、插管弯钳、局麻药、喷雾器及吸氧设备。

咽喉镜供窥视咽喉区、显露声门和明视插管用。其镜片一般有直、弯两种。后者对咽喉组织刺激小、操作方便、易于显露声门和便于气管内插管，因此在临床上广为应用。但对婴幼儿及会厌长而大或会厌过于宽而短的成人来说，使用直喉镜片则便于直接挑起会厌而显露声门，少数用弯喉镜片难以显露声门的病例常可显示其优点。在急诊插管盒内，应备齐各种号码的直、弯喉镜片以及异型光纤喉镜，以供不同病例选用。

2）气管导管的选择：插管常用的气管导管有塑料制品和橡胶制品两种，应备齐各种号码的专用气管导管，供婴幼儿、儿童和成年人选用。实践证明，橡胶导管耐用，但对喉、气管刺激大，易产生局部组织损伤和近、远期并发症，故已逐渐被淘汰；聚氯乙烯导管则显著优于橡胶制品，已在临床推广使用。一般大龄儿童和成年患者均宜使用带套囊的导管，因套囊充气后不仅能有效防止漏气和口咽腔分泌物流至下呼吸道，而且可减少导管对气道黏膜的直接摩擦损伤。气管导管套囊以低压、大容量型为好，因高压型套囊更易对气管黏膜的血液循环造成障碍，导致局部缺血和坏死等并发症。对成人或儿童患者施行气管内插管前，除选择预计号码导管外，还要备好相近号码的大、小导管各一支，以便临时换用。管芯可使软质气管导管弯成所期望的弧度，对某些少见病例，例如短颈、声门的解剖位置偏前或张口受限而无法明视声门的患者，恰当使用管芯可将导管前段弯成鱼钩状，有利于经试探后将导管送入声门。正确使用插管钳或导管钩可提供鼻插管成功率。此外，在已置入气管导管的患者需插鼻导管时，也常借助于插管钳和咽喉镜操作。

3）气管内插管的方法

（1）经口气管内插管：对于心搏呼吸骤停或深度昏迷的急诊患者，只要条件具备应立即进行气管内插管，通常于直视下使用喉镜进行气管内插管。

插管前的准备：准备和检查插管所需的设备。选择合适的气管内导管并准备相邻规格的导管各一根，对套囊做充气和放气实验。如估计声门显露有困难，可在导管内插入导管芯，并将导管前段弯成鱼钩状。插管前对患者用带密封面罩的简易呼吸器，加压给氧 2 分钟。

患者取仰卧位，头后仰，口、咽、喉轴线尽量呈一直线。

以右手拇指、示指和中指提起患者下颌，并使患者张口，以左手持喉镜沿口角右侧置入口腔，将舌体推向左侧，沿正中线缓慢轻柔通过悬雍垂，至舌根见会厌。如用弯喉镜片，则推进镜片使其顶端抵达会厌谷处，然后上提喉镜，间接提起会厌显露声门。如用直喉镜片，则直接用喉镜片挑起会厌显露声门。

施行喉及气管黏膜表面麻醉。

右手持气管导管，使气管导管斜口段对准声门裂。沿喉镜走向插入导管，使导管通过声门进入气管。看到充气套囊通过声带，即可退出喉镜，再将导管插深 1cm 或更多一些。主要在门齿上的导管标记的数字，可帮助术者了解导管插入的深度，防止插入过深进入气管分支。

导管插入后立即塞入牙垫，用注射器向气管导管套囊充气约 5 mL，立即检查气管导管的位置，确定是否在气管内。方法如下：气管导管内持续有凝集的水蒸气；按压胸廓，有气体自导管溢出；接简易呼吸器人工通气，可见胸廓抬起；两肺部听诊有对称的呼吸音；上腹部听诊则无气过水声。将导管与牙垫用胶布固定，并与患者面部固定。

(2) 经鼻气管内插管（NTI）：通常在行紧急气管内插管时，经口插管是首选方法。但针对张口困难、下颌活动受限、颈部损伤、头不能后仰或口腔内有损伤，难以经口插管等情况，应选用经鼻气管内插管。此外，由于经鼻气管内插管的患者对导管的耐受性强，所以经鼻气管内插管法也适用于需长时间保留导管的患者。

经鼻气管内插管分为盲探插管、明视插管或纤维支气管镜辅助插管 3 种方式。危重患者有呼吸时应选用盲探 NTI，在插管过程中可通过探听导管的呼吸音来判断导管是否进入气管。

插管前先检查并选择一通畅的鼻孔，最好是右鼻孔，向患者（尤其是清醒者）的鼻孔内滴或喷少量血管收缩药（如麻黄碱、脱氧肾上腺素），以扩大鼻腔气道，减少插管出血；对清醒患者，应再滴入适量局部麻醉药（如1%利多卡因）以减轻不适。施行咽、喉及气管表面麻醉后，选一大小和曲度合适、质地柔软的导管，充分润滑后从外鼻孔插入鼻腔。取与腭板平行，最好是导管的斜面对向鼻中隔，在枕部稍抬高、头中度后仰的体位下轻推导管越过鼻咽角。如患者可张口，则可借助于喉镜在明视下用插管钳或插管钩将导管头部引至正确部位后插入声门。在盲目经鼻插管时，捻转导管使其尖端左右转向，或伸曲头部使导管头前后移位，或将头适当左右侧偏改变导管前进方向，趁吸气时将导管向前推进。若听到气流或咳嗽，则表明导管进入声门。确认导管位于气管内后再用胶布固定导管，连接呼吸器进行呼吸支持。

一般认为有头部损伤特别是颅底骨折的患者，不能采用此方法，因为此方法有可能使导管通过颅底骨折处进入颅内。此外，经鼻插管的难度较大、费时，对鼻黏膜损伤大，不作为首选。

3. 注意事项

（1）操作前一定要做好准备工作。

（2）每次操作时，中断呼吸时间不应超过30～45秒。如果一次操作未成功，应立即给予面罩纯氧通气，然后重复上述步骤。

（3）避免损伤：常见有口腔、舌、咽喉部的损伤，出血，牙齿脱落以及喉水肿。其中初学插管者最常见的失误是用喉镜冲撞上门齿，并以此为杠杆，从而导致牙齿的缺损。

（4）避免误吸：上呼吸道的插管和手法操作多能引起呕吐与胃内容物误吸，这时可采用Sellick手法（即后压环状软骨，从而压塞食管），避免胃内容物反流和误吸。

（5）避免缺氧：通常每次插管操作时间不应超过30秒，45秒是极限。超过45秒将导致机体缺氧，因此应熟练操作技术。尽量缩短插管时间并注意给氧，是改善缺氧的主要手段。

（6）避免插管位置不当：由于操作不当，将导管误插入食管内，又不能及时发现，将导致严重后果。这是气管内插管最严重的并发症。

（7）避免喉痉挛：这是插管的严重并发症，可导致缺氧加重，甚至心搏骤停。此时应使用肌松剂或镇静剂缓解此反应，必要时应立即行环甲膜穿刺或气管切开。

（8）避免插管过深：进入一侧主支气管，导致单肺通气，产生低氧血症。

（四）食管—气管联合导管

这种盲插管设计为食管和气管两条插管合二为一的双腔管，以保证其无论在置入食管还是气管的情况下都可以进行通气。一个腔与传统的气管内插管一样，在其通向气管时管在其末端开放。当其插入食管时管腔在其末端堵塞而在喉的部位有许多小孔通气。这样，依据插管的位置不同远端的气囊可用于封闭食管或气管。

1. 食管—气管联合导管插入方法

用左手的拇指和示指拉开舌和下颌，暴露咽喉部，右手将插管轻轻插入至 20～22cm（插管上有一标志线，听诊两肺呼吸音即可）。插管有大小两个囊，大囊位于插管近端，注入 100 mL 气体用于封闭口鼻通道，远端小囊注入 15 mL 气体封闭食管或气管。如果插管进入食管，可用长管通气。这时另一管腔可用于吸取胃液或胃内注药之用，如插管进入气管，则同气管内插管一样。

2. 食管—气管联合导管的主要优点

（1）无论插入食管还是气管内都能建立有效的人工通气，而插管的成功率始终是 100%，极大地争取了抢救时间。

（2）不用喉镜等附加设备即可插入，尤其适用于院前急救及在狭小的空间（如救护车内）使用。

（3）不需移动患者的头颈部，患者在任何姿势都可插入，对有颈部疾患的患者（如颈椎骨折固定）尤为适宜。

（4）非专科业务人员亦可准确操作，不需特殊训练，在基层医院、卫生所容易普及应用。

（5）用于肥胖、颈部短粗的患者，这类患者普通气管内插管的成功率极低。

（6）由于有远、近端两个气囊的保护，可有效地防止误吸和胃液反流入气管。

3. 食管—气管联合导管的主要缺点

如果盲插管进入食管后，呼吸道分泌物易堵塞管腔，且在这种情况下，盲插管的通气是管壁上的侧孔，因此，造成吸痰困难，因而这也决定了它的另一缺点，盲插管保留时间短（一般保留 1～2 天）。

（五）环甲膜穿刺和造口术

环甲膜穿刺和造口术吹氧通气是气道梗阻时开放气道的急救措施之一，可为正规气管造口术赢得时间。

环甲膜在环状软骨与甲状软骨之间。环甲膜穿刺和造口的具体操作方法如下：先用手指在两软骨之间做好定位，然后做一皮肤切口，在明视下刺透环甲膜并插入导管。该技术用于自主呼吸空气、氧气、人工通气和气管内吸引。必须选用不致损伤喉部的粗套管，一般情况下，成人选用外径为 6 mm 的粗套管。紧急时，成人可选用 14 号静脉导管针穿刺环甲膜。若从导管针回抽出气体可确定为进入气管。针芯撤出后，将外套管固定并与喷射呼吸机相连接。临床上也常用喷射呼吸机配备的穿刺喷射针直接穿刺环甲膜进行喷射通气。

（六）经皮旋转扩张气管切开

经皮扩张气管切开术（percutaneous dilatational tracheostomy，PDT）是在导丝的引导下，用一个带有螺纹的锥形扩张器，一次性旋转扩张气管前软组织及气管前壁，再将气管套管沿瘘口直接插入气管内的新技术。

与常规气管切开术相比，经皮旋转扩张气管切开术具有明显的优越性：创伤小，皮肤切口仅为 1cm；锥形扩张器在旋转扩张气管的同时，对周围的软组织亦能起到压迫止血的作用，因此出血甚少；操作简单，手术时间短——常规气管切开术在切开皮肤、皮下后，需分离带状肌，上提甲状腺峡部，暴露气管前壁，然后造瘘、插管，再缝合伤口，但气管前壁位置较深，尤其是体胖的患者，在分离肌肉时往往出血较多，加上床旁操作时光线较差，也会增加手术时间，整个手术过程往往需要 10～20 分钟，而新技术无需分离肌肉，只需在导丝引导下旋入直径约 1cm 的扩张器，操作过程不超过 5 分钟；并发症少——由于无需分离周围组织，因此新技术不会损伤胸膜顶、颈侧大血管等重要结构，不会发生皮下气肿和纵隔气肿。

1. 手术方法

（1）手术采用 7 号或 8 号 PercuTwist 气切组套（Rüsch，德国）。该组套主要包括带套管的穿刺针、J 形导丝、旋转扩张器、内径 7mm 或 8mm 的气管套管和与之配套的插入器等。其中旋转扩张器和插入器均为中空的，导丝可以插入其中。

（2）术前患者经静脉给予咪达唑仑（咪唑安定）5～10mg，并将呼吸机的氧浓度调为 100%，持续监测患者的血压、心率和氧饱和度情况。

（3）患者取仰卧位、肩背部垫一薄枕，将患者头向后仰、充分暴露穿刺点。颈前皮肤消毒铺巾。

（4）消毒颈部皮肤，局部麻醉穿刺点后在第 2～3 气管环间隙插入引导套管穿刺针，若插出空气再进入 0.5cm 撤出引导套管穿刺针的针芯，保留针套。

（5）术者位于患者右侧，第一助手位于患者左侧，第二助手位于患者头侧。用 1%利多卡因20 mL+4 滴1‰肾上腺素于第 3、4 气管环处的颈前皮肤行局部麻醉。

（6）如有气管内插管时，吸淨咽部分泌物后将气囊放气，再由第二助手将气管内插管拔出至距门齿15～17cm，并负责固定患者的头部于正中位。

（7）术者持带套管的穿刺针沿中线于第 3、4 环间垂直穿刺进入气管腔，此时有明显落空感，用空针回抽可见气体。此时将穿刺针略指向足端，固定住套管并拔出穿刺针，将 J 形导丝经套管导入气管腔内，去除套管。固定导丝，术者经穿刺点做颈前约 1.5cm 的皮肤横切口。将旋转扩张器放入生理盐水中10～15 秒以活化其表面的亲水材料，然后将导丝插入其中。在导丝的指引下，将旋转扩张器沿与水平面约成 45°、尖端指向足端行顺时针旋转，逐步旋开颈前组织和气管前壁。此时应注意是像拧螺丝一样慢慢旋入，而不是用力向下压入。旋进时第二助手应不时抽动导丝，确认导丝可以自由活动，以免扩张器抵住气管后壁造成损伤。当扩张器螺纹最宽处进入气管腔后，再旋进时阻力减少，此时可以将其逆时针旋出。将插入器在生理盐水中活化后，先插入气管套管中，再沿导丝将气管套管导入气管腔内，当气管切开套管到达位置后，撤出导丝和引导器，气管切开套管充气，固定气管切开套管。

(8) 吸痰后接呼吸机。

2. 注意事项

气管后壁的损伤是 PDT 技术较为突出的手术并发症之一。为了保证急救时安全性，操作时应特别注意：

(1) 一定沿中线穿刺，确认已进入气管（注射器回抽可见大量气体）后再进行下一步操作。

(2) 旋入扩张器时，与地面成 45°，尖端指向足端。这样可使扩张器走行于气管腔中，而不是直接朝向气管后壁。

(3) 旋入扩张器时，第一助手应不时检验导丝是否能自由抽动，如已抵住气管后壁，则导丝将不能抽动。

(4) 在旋进时可不时上提扩张器，不可一味下压；当觉阻力较大时，可逆时针稍旋出一些，再顺时针旋入，不可使蛮力。

(5) 在操作过程中，助手一定固定好导丝的位置，使其一直处于气管腔内。

三、循环功能的维持

由于造成创伤的特殊地理、环境等诸多因素，往往存在不同程度的创伤—失血性休克，休克的本质是有效循环血量减少，微循环血流障碍，导致重要组织器官缺血缺氧，进一步增加了创伤后多脏器功能障碍的发生。因此，应尽早对存在不同程度创伤—失血性休克的重伤员进行有效的液体复苏，维持循环功能的稳定；为瓦斯爆炸伤害重伤员的安全转运和进一步抢救创造条件。

（一）静脉输液通路的建立

对存在不同程度创伤—失血性休克的瓦斯爆炸伤害重伤员，

应根据情况建立相应的静脉输液通路，对于创伤一失血性休克较严重的瓦斯爆炸伤害伤员，由于静脉塌陷外周静脉输液通路建立困难，必要时可考虑左、右股静脉，锁骨上、下静脉，颈内、颈外等深静脉穿刺置管，建立静脉输液通路；在保证液体复苏的同时，还可以进行中心静脉压监测，指导瓦斯爆炸伤害重伤员的液体复苏。

无论建立什么样静脉输液通路，都应避开有明显出血的部位和肢体，以免加重伤处出血和影响液体复苏效果。

（二）无静脉输液条件时液体复苏救治技术

受到损伤的大多伤员会出现致死性低血容量性休克，造成组织细胞代谢障碍和生命脏器功能损害，如不能及时输血输液、补充血容量，伤员可能在短时间内死亡或发生严重的并发症。因此，现场救治创（烧）伤一失血性休克最有效的方法是及时充分地进行液体治疗。液体治疗实施的越早，救治成功的几率就越大。但在距离有条件的医院比较远的矿山时，短时间内常出现批量休克伤员，由于环境恶劣、交通不畅通、后送延迟以及医疗资源匮乏或是夜间无照明等条件下使常规静脉液体治疗难以实施或延迟实施、而使病死率或并发症大大增加。因此，采取无静脉输液条件下休克救治技术对于现场休克伤员的救治具有十分重要的意义。

无静脉输液条件时休克救治技术主要包括口服或经胃肠道补液、骨髓腔输液、抗休克裤、抗休克或急性缺氧、生命维持和细胞保护药物。

1. 口服或经胃肠道补液

在常规静脉液体复苏难以实施时，口服或经胃肠道补液，是一种简单易行的救治休克的有效手段。口服液通过胃肠道吸收入血，能扩充血容量、维持血压、延长生命，并为后续治疗争取时间。口服液干粉携带方便，加水即可制成口服溶液，对无菌要求不如静脉输液那样严格，用于大批休克患者的救治时间要也少于静脉补液，这对于战场或现场自救和互救将是一个不错的选择。人类开始通过消化道补液的历史远早于静脉补液，在静脉补液技术出现以前，主要靠保暖和给伤员口服大量盐水自救或互救因战伤和失血引起的休克。早在1905年就有人报道给腹腔大出血的伤员口服或者灌胃输入低温盐水能暂时维持循环功能。第二次世界大战期间包括在珍珠港战役中，口服或通过胃肠道补液得到广泛应用，成为静脉补液救治烧伤休克的辅助措施。但20世纪50年代以后由于静脉补液技术的发展，口服补液在临床运用减少。20世纪70年代世界卫生组织（WHO）推荐将口服补液（oral rehydration solution，ORS）用于儿童严重腹泻和霍乱时的恢复血容量治疗，在不发达国家和地区取得了显著效果。自美国“9.11”事件以后口服补液又重新受到重视。近年来，国内外学者就口服液体复苏失血或烧伤休克进行了一系列研究表明，在维持血容量、减轻脏器损害、降低病死率等方面可以达到与静脉补液相似的效果。研究还表明口服液成分以葡萄糖一电解质溶液效果较好；胃动力药、维生素C、高渗盐/糖在促进胃对口服液的排空、减轻胃肠组织缺血再灌注损伤以及减少补液量等方面有一定的作用。

口服补液在发挥其部分替代静脉补液的同时，也存在以下问题：①严重烧、创伤休克［＞40％总体表面积（TBSA）烧伤和40％血容量失血时］胃肠道血流量鋭减，能量代谢障碍，对口服液胃排空和肠吸收能力显著降低、导致伤员对口服补液难以耐受，表现为呕吐或腹泻，而直接影响口服液体治疗的效果。②口服补液与静脉补液同样受到现场水源的限制。③有腹部或胃肠道损伤时不宜采用口服补液。

2. 骨髓腔输液

1）骨髓腔输液的理论基础：骨髓腔输液的机制与骨组织的发生和解剖有关。人的骨髓内具有1～2条较大的静脉窦及分布丰富的静脉窦隙网，血窦中的血液通过横向分布的静脉管道流入中央静脉窦，然后汇入全身静脉汇流系统。骨内静脉通道在外周静脉塌陷时依然保持一定程度的开放，且骨内血窦具有较大的通透性，这为骨内输液给药提供了解剖学基础。另一方面，心搏骤停时，大动脉搏动消失、血压测不出、循环停止，静脉无充盈，心、脑及其他重要脏器遭受缺血缺氧损害，最有效的 CPR 复苏时限为 4～6 分钟。在最短的时间内使复苏药物迅速作用于心脏，是 CPR 进程中重要的技术环节之一。

2）骨髓腔输液方法的优点。

（1）操作简单、快捷、方便，为抢救争取时间，国内作者也有报道可以在 30～60 秒内建立骨髓输液通路，易于医护人员短时间掌握，其穿刺成功率高达 90％以上。经骨髓输液比较安全，并发症发生率也低。

（2）任何医务人员经过简单的培训均能掌握这种技术。

（3）进针准确，用时短，有落空感时取出针芯，用注射器抽吸，见到骨髓液证实在骨髓腔内即可注射药物或与输血器连接。

（4）骨皮质对穿刺针有固定作用。这种方法在临床上被广泛应用，成功救治了大量的创伤、失血及各类危重患者，发挥了巨大的作用。

3）骨髓穿刺的方法：根据患者年龄大小选用不同的骨髓穿刺针，进入骨皮质后有落空感，拔出管芯后用注射器回抽，发现有骨髓液后将静脉输液器接到骨髓针上即可输液或给药。目前研究最多和临床采用最多的部位是胫骨近端。大多数研究认为，6 岁以下的儿童适于胫骨骨髓输液，其进针部位为胫骨粗隆下方1～3cm，可避开骨骺生长板，所覆盖的皮肤和其他组织层薄，也没有大血管、神经和较大肌肉。但成人胫骨骨骼较硬，穿刺时容易滑脱，可采用胫骨中部稍上方处。Warren 等研究表明，胫骨远端、股骨远端、肱骨近端也可作为输液部位，其疗效与静脉相似。用于抢救时的装置由穿刺驱动器（电动或手动）、穿刺针、连通器、腕带等组成，临床 CPR 时操作非常便捷。医师首先要确定置管的位置，比如用触诊的方法确定胫骨粗隆，在其内侧面下 1～3cm 处，约在胫骨粗隆内下方一横指，常规消毒，在确定穿刺部位将穿刺针经皮刺入。垂直并稍向趾部穿入胫骨近端的骨皮质，用轻而捻转或钻孔的动作进针，当感觉到穿刺针前进阻力突然减低时即停止进针，阻力减低即表示已进入骨髓腔。通过针头在骨髓腔中的液体流速与20G针头在静脉中的流速相同，药物由针头经骨髓腔能很快到达中央静脉循环，其循环时间较远端肢体静脉更短。美国心脏协会（AHA）、心肺复苏国际指南（ILCOR）均认为，建立骨髓腔内血管通路是抢救心搏骤停患者的标准方法。

（三）有效止血和补充血容量

1. 有效止血

有效止血是维持循环功能稳定的重要内容，只有控制住活动性出血，才有可能对创伤一失血性休克的瓦斯爆炸伤害重伤员进行有效的液体复苏。根据动脉出血呈鲜红色，常随心脏收缩而呈间歇性喷射；静脉出血多为暗红色，持续涌出；毛细血管损伤出血多为渗血，常用止血方法有指压法、加压包扎法、止血带法。

2. 包扎、固定与止痛

剧烈疼痛可诱发或加重休克，或造成精神痛苦，故应尽可能止痛。对无昏迷和无瘫痪的伤员可皮下或肌内注射盐酸哌替啶75～100mg或盐酸吗啡5～10mg。已有休克或低血压者应用静脉缓慢注射以保证药效。

3. 创伤一失液性休克的液体复苏

创伤休克和其他原因引起的休克均存在有效容量不足及微循环灌流不足的共同特点，因此容量复苏是休克治疗首先需要解决，而且是必不可少的基本措施，以往曾提出“恢复丢失的容量”，现在认为对控制出血性休克，以恢复有效循环血量为指导原则，对于有活动性出血者，应尽快止血，手术彻底止血前，给予适量液体，以保持机体基本需要（平均动脉压保持在50～60mmHg为宜）。

1）复苏液体选择：选用何种液体复苏休克，以往争论较多，目前比较一致的看法是晶体液与胶体液两者兼补为宜。单纯葡萄糖液或生理盐水不能作为扩容剂，单纯输注葡萄糖导致可脑、肺水肿，高血糖，低钾血症、低钠血症。而单纯输注生理盐水可导致高氯血症，加重酸中毒。平衡盐液及高渗盐水有较好的效果，但不能长期单纯使用，应及时输血及补充胶体等。常用的晶体液有平衡盐、高渗氯化钠，胶体液有右旋糖酐和羟乙基淀粉。

（1）平衡盐液（乳酸林格液）：其配方为氯化钠 6g，氯化钾 0.3g，氯化钙 0.2g，乳酸钠 3.1g，加注射用水至 1000 mL。由于其渗透压、电解质、缓冲碱含量及 pH 与血浆相似，因此是一种有效的维持循环量、提高血压、降低血黏度、增加血液流速、改善微循环、防止不可逆性休克的溶液，但它不能代替输血。单纯大量输注平衡盐液以抗休克，最后导致血红蛋白急剧下降，对危重伤员是不利的，必须及时补充胶体溶液。

（2）高渗氯化钠：近年来国内外使用高渗氯化钠（7.5%NaCl）于失血性休克的急救，效果令人瞩目。其特点是输注量少，仅 4 mL/kg，提升血压效果好，心率减慢、尿量增加、神志恢复清醒较快。输入 250 mL 其效果相当于输注等渗液 2000 mL 的复苏效果。其作用机制为输注后使血浆胶体渗透压明显升高，从而把组织间隙及肿胀细胞内的水吸出，扩充血容量，改善微循环及脏器灌流，增加心功能。特别在高原使用时不易发生肺、脑水肿等并发症。高渗氯化钠输注抗休克存在的缺点是有少数病例输注后有出血倾向，因此应注意监测其出凝血参数。近期报道高渗氯化钠与分子量 70kD 的右旋糖酐伍用，即配成 7.5%NaCl-6%右旋糖酐 70，其抗休克效果较单纯高渗氯化钠效果更好而且持续时间更长，输注量仍为 4 mL/kg，但对维持机体平均动脉压（MAP）、心排出量、氧耗量、脏器血流量及存活率均较单纯等量的 7.5% NaCl 为好，且其用量仅为乳酸林格液的 1/10。应急条件下使用时其优点为易制备和储存，体积小，效果好。存在的缺点是右旋糖酐输注后有少量患者可发生变态反应或休克，此外，输注右旋糖酐后干扰配血，因此必须在输注前即抽取血标本配血。

（3）右旋糖酐：具有较强的胶体渗透压，目前常用的为中分子右旋糖酐（分子量为 70～80kD 左右）。每输注 1g 可使 20～50 mL 的组织间液渗入血管内，并能较长时间维持其胶体渗透压。中分子右旋糖酐在血液循环内的半减期为 12～24 小时，因此具有良好的扩容作用。而且输注后可降低血黏度及血小板的黏附性，有利于疏通微循环，因此右旋糖酐已是临床抗休克常用的胶体溶液。右旋糖酐输注的缺点是有少量患者对输注右旋糖酐有变态反应，输注后在血液循环内可改变第Ⅷ因子和血小板的特性而影响血凝，使部分创伤伤员特别是有广泛软组织损伤的伤员易引起渗血，所以输注量一般不超过 1500 mL，以免出现出血倾向。

(4) 羟乙基淀粉：具有良好的血浆增容作用，减少血浆黏稠度，改善微循环，输注后变态反应的发生率远比右旋糖酐为低且不影响配血。目前临床已有多个高分子量（200kD）羟乙基淀粉产品，如德国的 Hyper H AES（7.2%NaCl-6%HES200/0.5）、匈牙利的 Osmohes（7.2% NaCl-10% HES200/0.5）和奥地利的 Hyperhes（7.5%NaCl-6%HES200/0.66）。

(5) 生命维持和细胞保护药物：在战场、突发事故和灾害现场，既无输液条件，又无水源时，如果能用药物提高伤员对休克的耐受能力，保护休克状态下的组织细胞，维持生命脏器的功能，延长伤员的存活时间，就能为安全转运和后继治疗争取时间。

目前有一定前景的药物主要有精氨酸加压素（arginine vasopressin）、丙戊酸（valproic acid）和乌司他丁（ulinastatin）等。国外的研究表明，精氨酸加压素能升高非控制性失血性休克伤员的血压，使血液从腹腔失血部位向心、脑等生命器官转移，减少复苏液体需求。有多项研究显示，抗癫痫的常用药丙戊酸（valproic acid）能提高致死性失血或创伤休克动物的存活。我国的研究也证明在无静脉输液条件下丙戊酸能有效维持 50%TBSAⅢ。由于丙戊酸是一种组蛋白去乙酰基酶抑制剂，其抗休克机制可能与其能抑制组织促炎基因表达和 NF-κB 活性，抑制心肌、肝细胞和神经细胞凋亡，促进 HSP70 和 SOD 等保护性蛋白的表达有关。蛋白酶抑制剂乌司他丁由于有强大的抗炎作用，可能通过抑制微血管通透性增加，减少烧伤休克时血管内的液体丢失和补液量，提高伤员对烧伤休克的耐受能力。氧自由基清除剂依达拉奉对提高致死性失血性动物的存活率也有显著效果。

2）休克的液体复苏原则：严重创伤休克液体复苏，以往强调充分扩容，并强调早期输注胶体液及全血。根据严重创伤休克病理生理特点及病程经过，目前对液体复苏提出了新的看法。其要点是把严重创伤休克病程分为三个阶段，根据各阶段病理生理特点采取不同的复苏原则与方案。

第一阶段为活动性出血，从受伤到手术止血，约 8 小时，此期的主要病理生理特点是急性失血/失液。治疗原则主张用平衡盐液和浓缩红细胞复苏，比例为 2.5∶1，不主张用高渗盐液、全血及过多的胶体溶液复苏。不主张用高渗盐液是因为高渗溶液增加有效血容量，升高血压是以组织间液、细胞内液降低为代价的，这对组织细胞代谢是不利的；不主张早期用全血及过多的胶体液是为了防止一些小分子蛋白质在第二期进入组织间，引起过多的血管外液体扣押，同时对后期恢复不利，如患者大量出血，血红蛋白很低，可增加浓缩红细胞的输注量。另外，由于此期交感神经系统强烈兴奋，血糖水平不低，此期可不给葡萄糖液。

第二阶段为强制性血管外液体扣压期，历时约 1～3 天，此期的主要病理生理特点是全身毛细血管通透性增加，大量血管内液体进入组织间，出现全身水肿，体重增加。此期的治疗原则是在心、肺功能耐受情况下积极复苏，维持机体足够的有效循环血量。同样此期也不主张输注较多的胶体溶液，特别是白蛋白。值得注意的是此期由于大量血管内液体进入组织间，有效循环血量不足，可能会出现少尿，这时不主张大量用利尿剂，关键是补充有效循环血量。

第三阶段为血管再充盈期，此期机体功能逐渐恢复，大量组织间液回流入血管内。此期的治疗原则是减慢输液速度，减少输液量，同时在心、肺功能监护下可使用利尿剂，必要时可补充一定的胶体溶液，以促进组织间液的回收。

3）休克液体复苏时间：传统观点认为，创伤休克低血压，应立即进行液体复苏，使用血管活性药物，尽快提升血压。但近来却提出了延迟复苏的概念，即对创伤一失血性休克，特别是有活动性出血的休克患者，不主张快速给予大量的液体进行复苏，而主张在到达手术室彻底止血前，应给予少量的平衡盐液维持机体基本需要，在手术彻底处理后再进行大量复苏。若过早使用血管活性药物、抗休克裤、平衡盐液或高渗盐液提升血压（即刻复苏）并不能提高患者的活存率，事实上有增加死亡率和并发症的危险。

4）复苏标准：以往通常用心排出量（CO）和心脏指数（CI）作为休克患者的复苏指标，但近年来研究表明，严重床上休克、脓毒休克患者，组织细胞缺血、缺氧并非单纯血供不足所致，而是与组织的氧供（DO_2）和氧摄取（VO_2）有密切关系，所以近年来休克患者的复苏除用 CI 作为复苏标准外，有学者提出了用 DO_2 和 VO_2 作为复苏标准的观点，且强调 DO_2 和 VO_2 复苏达超常值，同时强调用血乳酸盐和碱缺失作为复苏标准。

常用的提高 DO_2、VO_2 的方法包括：①充分扩容，提高有效血容量。②使用正性肌力药物（多巴胺、多巴酚丁胺）。③应用血管收缩剂（肾上腺素、去甲肾上腺素、脱氧肾上腺素）。④改善通气，维持动脉血氧饱和度。值得提出的是，严重创伤休克、脓毒休克属高排低阻或输液、多巴胺治疗失败的休克患者可使用血管收缩剂。肾上腺素、去甲肾上腺素、脱氧肾上腺素在一定范围内使用超常规剂量可改善脓毒休克、全身炎症反应综合征的血流动力学指标，提高 DO_2 和 VO_2，达超常值。参考剂量为肾上腺素 0.04～1.0μg/（kg·min），脱氧肾上腺素 0.5～8μg/（kg·min），多巴酚丁胺 2.5～6μg/（kg·min）。

血乳酸盐和碱缺失的正常值：血乳酸盐正常值≤2mmol/L。碱缺失的正常值为（0±2）mmol/L，轻度碱缺失为 2～－5mmol/L，中度碱缺失为－6～－14mmol/L，重度碱缺失为－15mmol/L 以上。

四、主要部位伤的处理原则

一些严重影响呼吸、循环的部位伤，应在瓦斯爆炸伤害现场得到及时的积极有效处理，才能保证瓦斯爆炸伤害伤者呼吸、循环功能的有效维护，为瓦斯爆炸伤害伤员的安全转送提供条件。

（一）颈部损伤

颈部损伤最大的危险是上呼吸道梗阻引起的窒息，颈部大血管破裂所致大出血，颈椎损伤引起高位截瘫导致呼吸肌麻痹致呼吸衰竭。若抢救不及时死亡率很高。现场抢救的主要措施有：

（1）颈部制动：对所有颈部严重损伤的瓦斯爆炸伤害伤员都要想到有颈椎骨折的可能，头颈两侧沙袋制动，防止伤员头部左右摇摆以免加重颈椎损伤。

（2）保持呼吸道通畅。

（3）颈部大血管出血的急救处理。

（二）胸部伤

瓦斯爆炸伤害所致胸部伤的急救原则主要为：尽快恢复胸膜腔的完整性和呼吸道的通畅，防治休克和维持循环功能。

1. 胸廓骨折

瓦斯爆炸后，有胸痛，尤其在深呼吸及咳嗽时加重；局部压痛，有时可触及骨擦音、间接挤压胸廓时骨折部位疼痛；多根多处肋骨骨折时可见局部凹陷畸形及反常呼吸运动；X线检查可确诊。处理措施主要有：对多根多处肋骨骨折有大面积浮动胸壁者，可施行胸壁固定术；适当应用抗生素以预防感染。

2. 创伤性血胸

受伤后有胸痛、咳嗽或咯血，中等量以上血胸可有失血性休克表现，伤侧下胸部浊音、呼吸音减弱或消失，血胸量多者纵隔向健侧移位，伤侧肋间饱满，胸腔穿刺可抽出不凝血；如积液量较多，则可行闭式引流。对进行性血胸，伴有休克者，应在积极抗休克救治的同时，准备开胸探查，进行手术止血，术后置胸腔闭式引流。

3. 创伤性气胸

分为闭合性气胸、张力性气胸和开放性气胸3种类型。

（1）闭合性气胸：表现为不同程度的呼吸困难、胸闷、伤侧呼吸音减弱，叩诊呈鼓音，气管偏向健侧，立位胸部X线片显示伤侧肺不同程度萎陷，胸腔内积气。对于肺压缩小于30%，且临床症状轻者可严密观察；有明显临床症状者，应行胸腔穿刺抽气术；气胸量大，或胸穿后肺仍萎陷者，应行胸腔闭式引流。

（2）张力性气胸：表现为进行性加重的呼吸困难，可伴有休克；伤侧叩诊呈鼓音，呼吸音消失，气管偏向健侧，可伴有纵隔气肿和皮下气肿；X 线胸片显示无肺纹理及大量气胸症状。对于张力性气胸应行胸腔闭式引流术，或采用无水封瓶的单向管引流或持续负压吸引；对胸腔闭式引流后症状无改善，气胸仍不断发展者，应开胸探查；对严重纵隔气肿者可行纵隔切开术。

（3）开放性气胸：表现为严重的呼吸困难并伴有创伤性休克；胸壁组织缺损，有时可闻及胸壁气体进出的嘶嘶声；X 线胸片显示伤侧有肺萎陷、纵隔偏向健侧。救治上首先封闭胸壁伤口，变开放性气胸为闭合性气胸；随后行胸腔闭式引流术；在经输血、输液抗休克，全身情况改善后，在气管内插管下行清创和封闭胸腔手术。

4. 心脏穿透伤和急性心脏压塞

主要表现为休克症状，血压低，脉压小，周围循环呈衰竭状态，颈静脉怒张（吸气时更明显），心音低远；心包穿刺可抽出心包积血，同时因减轻了心包内压力，症状缓解。超声波检查有助于诊断。救治措施主要为在局麻下做心包穿刺术，刺抽出积血；必要时开胸行心脏缝合修补术。有心律失常者可用洋地黄及抗心律失常药物。

五、脑复苏

心跳呼吸停止后 2～4 分钟，脑内葡萄糖和糖原耗尽，4～5 分钟则 ATP 耗尽，细胞膜的钠泵运转失灵，细胞内钠堆积，水分进入细胞内导致细胞肿胀。缺氧导致毛细血管通透性增加，间质水肿、肿胀导致颅内压增高，血液循环发生障碍，加重缺氧，进一步出现脑组织变性、坏死。因此，衡量复苏的结果还要看脑功能恢复的状况。在急救复苏中，脑复苏已经越来越受到重视。脑复苏的措施有：

（一）维持有效脑灌注压

适当升高血压，避免细胞产生灶性缺血现象。可应用肾上腺素，快速输液和血管活性药物以提高血压。

（二）控制性过度换气

使血内 CO_2 浓度下降，受损害轻的脑组织的血管收缩，使血液流向受损害重的脑组织血管床，改善局部血液供应，有利于组织细胞恢复。

（三）低温

通过头部降温可降低脑代谢，减少脑组织的氧耗，减轻脑水肿，降低颅内压。如戴冰帽、冰碴包绕头部等，使局部温度降低至 33℃～35℃。

（四）脱水

一般用 20%甘露醇 150～250 mL 静脉滴注，每 8 小时一次，如果在间隔中加用 50%葡萄糖 50 mL 静脉注射，效果更好，但要注意电解质紊乱的调整和肾功能的保护。

（五）肾上腺皮质激素

可保持血脑屏障和毛细血管的完整性，改善脑循环功能，防止细胞膜自溶和坏死。常用地塞米松，首次 1mg/kg，然后 0.2mg/kg，每 6 小时一次，使用 3～5 天。

（六）改善脑细胞代谢的药物

如能量合剂、维生素 C、活脑素等，通常使用 5～7 天。

（七）钙离子拮抗剂

如尼莫地平等药，可减轻脑缺血后血管痉挛，改善脑缺氧。

（八）高压氧舱

使用车载式高压氧治疗，可提高血氧张力，纠正脑缺氧，减轻脑水肿，降低颅内压，提高复苏成功率。

第四章

急诊室脑外伤的诊断与急救

第一节　急诊室脑外伤诊断和急救

急诊室的诊断包括两个方面：颅脑损伤的诊断和合并伤的诊断。颅脑损伤的诊断须在最短时间内明确：有无需要立即手术的颅内血肿；鉴别原发性脑干伤和继发性脑干伤；为伤员的伤情进行分类；决定是否收入院或留观察室观察或可以回家。急诊室的急救必须包括正确的合并伤的诊治。

医院急诊室的值班医生应先联系做头颅 CT 扫描，出现脑疝的要立即在急诊室做术前准备。有实力的医院可在急诊科设置手术室，颅脑损伤手术做完后，然后再将伤员送回神经外科做进一步的治疗。

一、加强处理方案

据创伤性昏迷资料库的研究表明，重型颅脑损伤的死亡率从20 世纪 70 年代后期的 50%左右下降到近期的 36%，重要原因就是采用了一种“加强处理方案”。医院前的“创伤性高级生命支持系统”，医院中的“重型颅脑损伤的处理指南”，以及“欧洲脑损伤联合体成人重型颅脑损伤处理指南”，都是创伤系统的典型代表。虽然各自阐述的内容和侧重面有所不同，但均试图采用切实可行的方案，保证稳定而充分的通气和循环，以达到防治脑继发性损害的目的。

目前公认，建立并采用一种创伤系统（trauma system），是减少重型颅脑损伤死亡率的重要措施。每一系统内容，涉及医院前的现场，住院前的医院内转运或（和）医院内 ICU 环境下等几个环节，均根据当时的研究结果，由当时认为最为合理的具体处理步骤和方法所组成。每一处理方法，都是下述近来形成的颅脑损伤脑灌注压处理理论中某一方面的具体体现。一般认为，通过对当时创伤系统的认识，可以了解重型颅脑损伤系统处理的步骤，具有重要意义。

在每一系统中，对早期气管内插管，迅速将患者转运到条件适宜的治疗单位，进行迅速而及时的复苏，早期 CT 扫描，及时清除颅内血肿或挫伤等占位病变，以及最后在 ICU 环境内接受极为具体的处理等方面，都给予了特别强调。

二、脱水、镇静、肌松药物使用的理论基础

重型颅脑损伤患者在转运中，可以给予镇静和肌肉松弛性药物，以及通气方面的处理。不应常规预防性使用甘露醇，因为低血压患者有低血容量危险。也不应常规使用过度通气降低 PCO_2，这样可加重脑的缺血。但在小脑幕切迹疝临床体征出现时，就应该使用过度通气和甘露醇。还应注意，有低血容量的颅内高压患者，仅在血容量复苏（volume resuscitation）充分的情况下才能使用甘露醇，以防血压的骤然剧降。

世界上主要颅脑损伤治疗中心，目前都在使用颅内压（intracranial pressure，ICP）监测进行指导治疗，已成为重症治疗措施中不可缺少的组成部分。患者来院时，颅内压高低决定病情的程度是临床医生的共识。但入院时腰穿测定颅内压很危险，也不适用。应该将此标准换成颅内压监护仪测定法，既符合时代的要求，又降低了医生实行腰穿的风险性及患者的危险性。其标准为（据颅内压）：特重型颅内压大于 500mmH_2O，重型 350～499mmH_2O，中型 200～350mmH_2O，轻型 80～199mmH_2O。在重型颅脑损伤治疗中，ICP 监测的目的在不断发展。在 1977 年至 1982 年以后一段时间内的治疗注意力，几乎都集中在颅内高压（intracranial hypertension，ICH）本身的处理上。一般认为正常 ICP 在 0～10mmHg（0～136mm H_2O）之间。虽然认为正常 ICP 的绝对上限值为 15、20mmHg 或 25mmHg 的作者都有，但多数

认为 20mmHg “合理”，且当 ICP 超过上限值时，应给予处理。但实际上，在治疗颅内高压（ICH）的各种情况下，不可能使用一个固定的域值，应该参考临床特点和 CT 扫描来对 ICP 进行解释。例如在有颅内占位改变情况下，ICP 在 20mmHg 时可以引起小脑幕切迹疝，可是在弥漫性脑肿胀情况下，ICP 高达 30mmHg 时仍能维持足够的脑灌注。以往对不同严重程度的 ICH、降颅内压方法以及使用降颅内压的条件等都不加选择，而单纯追求降颅内压的效果，比如过度通气，巴比妥盐类药物和低温治疗等，反而常常引起病情的恶化。1990 年以后的近期研究，开始强调脑灌注压（cerebral perfusion pressure，CPP）处理的重要作用。根据 ICP 和血压监测确定 CPP（CPP＝ICP×M AP）（MAP，mean arterial pressure，平均动脉压），是保证脑血流（cerebrospinal fluid，CBF）的最重要因素之一。将各种降低 ICP 的方法作为改善 CPP 的必要手段，以改善 CBF 为目的。1993 年 Rosner 根据理解 ICP 各种现象必需的基本生理和病理生理概念，结合以往 Poiseuille 法则，重新限定了 CBF 是 CPP、血管半径（r）和血液黏滞度（n）的函数，其关系为：CBF＝CPPr4/n。脑血管自动调节机制的完整性或部分保留，是使用 CPP 处理方案的前提。影响 CPP 处理的因素分析，也是重型颅脑损伤其他治疗方法的重要理论基础。

ICP、MAP、CPP、CBF 与脑内血容积之间，具有相互影响作用。因为颅脑损伤后的脑血管自动调节曲线右移，所以在多数情况下升高 CPP，可以增加 CBF，引起血管收缩，降低脑内血容量，达到降低 ICP 和改善脑缺血的目的。适度升高血压或有效地降低颅内高压，或此两者的结合，都是增加 CPP 的重要途径。增加 CBF、改善脑缺血，除用升高 CPP 之法外，还可考虑使用降低血液黏滞度和药物解除血管痉挛等手段。前期的经典 CPP 处理方案，都建立在损伤后脑血管自动调节机制没有功能障碍的脑缺血处理基础之上。这与实际情况不符，要想进一步完善，还需要在脑血管自动调节功能状态、脑缺血和脑充血的鉴别以及 CBF 对脑氧代谢供应的满足程度等方面作出准确的监测和处理。持续并同时多参数的监测，对潜在有害现象的早期认识和治疗具有重要意义。理想的监测应包括 ICP、MAP、CPP、CBF、颈静脉氧饱和度（jugular venous oxygen saturation，$S_{jv}O_2$）和动静脉氧差（arteriovenous oxygen difference，$AVDO_2$）、脑电活动以及经颅多普勒（transcranial doppler，TCD）几项参数。在不发达国家和地区，至少也应监测 ICP、MAP、CPP 以及 $AVDO_2$ 几项，这些都是低价而容易监测的技术。使用多参数监测，可以准确鉴别引起 ICH 的原因是脑缺血还是脑充血。对监测出来的一部分患者具有脑血管自动调节机制，部分性损害的脑充血，通过平均动脉压的适度调整，以及控制性过度通气的使用，能因其血管收缩效应而得以改善，达到降低 ICP 的效果。

在上述处理后的 CBF，仍不能满足损伤后脑氧代谢需要时，可以考虑采用降低脑氧代谢的措施，减少 CBF 需求，从另一方面保证 CBF 与脑氧代谢率需求之间的相适宜关系，达到降低 ICH 的脑保护目的。据统计，10%～15%的住院严重颅脑损伤患者，使用常规的降颅内压方法不能奏效，死亡率为 84%～100%。镇静药物，对弥漫性脑肿胀引起的 ICP 升高较为有用，对儿童尤其如此。使用丙泊酚或硫喷妥钠时，一定要注意不要使血压出现更大程度的下降，以免对 CPP 产生负效应。

现在认为，巴比妥盐类药物发挥作用的机制可能有几个方面：血管张力的改变，代谢的抑制，以及自由基中介的脂质过氧化。随着代谢需要的下降，CBF 及其相关的脑血容量也减少，对 ICP 和整个脑灌注都可产生有益的效应。在苯巴比妥药物剂量的确定和效应监测方面，观察脑电活动变化比血清浓度可靠：脑电中有爆发性抑制（burst suppression）出现时，脑氧代谢率几乎减少 50%。密切监测并及时处理低血压，是使用此类药物当中的关键。因心肌收缩性受抑制而引起低血压，可通过维持正常的血管内容积而得以避免。

在严重创伤性脑损伤后立即使用体表冷却，进行中度低温治疗，并维持 24 小时，能够降低 ICP，改善治疗结果。产生此效应的原因，一是引起严重创伤性脑损伤后炎症反应的减少，二是引起脑代谢的减少。应注意，此治疗的时间如超过 48 小时，或温度降至 30℃以下，都有增加感染和心律失常的危险。

三、神经保护性药物在颅脑损伤中的作用

许多药物的使用目的，是想对创伤性脑损伤时发生的分子的、生化的、细胞的，以及微血管的过程施加影响。可现在对这些制剂效果的评价表明，没一种有益。尤其应注意的是，常规使用的皮质类固醇，即使大剂量也没能改善患者的结果，因此已不再推荐使用。钙离子通道拮抗剂、谷氨酸受体拮抗剂和抗氧化剂等，虽然在动物实验表明有效，但至今没有得到临床研究的证实，原因可能是入选患者的标准不合适等。神经节苷脂、神经妥乐平、神经生长因子已经在临床普遍应用，具有保护神经元免受神经毒损害的作用，也具有促进神经再生的作用，有条件的，在急诊室就尽早使用，值得推荐。

第二节　门急诊脑外伤后意识障碍处理的思考方法

门急诊颅脑外伤患者中，其意识障碍多种多样、造成的原因也各有所因，因此必须有一个处理意识障碍的正确思考方法。

一、清醒患者以及很快恢复神志的患者（轻度头外伤）

这是一种最常遇到的临床情况。粗略地讲，本类可分成二级紊乱功能。第一级，患者根本无神志不清，而仅有瞬间晕倒或“眼冒金星”，这种损伤在对生命或死亡以及进行脑损伤的判断时意义不大，尽管我们要进一步指出，并不排除颅骨骨折、硬膜外或硬膜下血肿的可能性，此外，患者仍可有较苦恼的创伤后综合征，包括头痛、头晕、疲劳、失眠及神经质，这些症状在脑外伤后或数天内很快发生。第二级，神志短暂性丧失数秒或数分钟，即患者受到震荡。当我们首次看到这类患者时，多数已完全恢复，

或处于前述的“脑震荡的临床表现”中的某一期。尽管神志清楚，但其对损伤时或损伤后的事件遗忘，其后，可出现头痛及其他创伤后综合征症状及代偿性神经官能征。

大多数这种类型的患者不需要神经专科会诊，只要其家庭成员能及时反馈患者临床状态变化的情况，就不需住院。仅仅有少数患者，主要是那些神志恢复缓慢者或有颅骨骨折者，具有可能发生出血或其他迟发并发症的危险。至于是否对其头颈部需常规拍片仍未定论，但在当今现实社会中，医师倾向于这样做。Jennett 估计，假如患者没有骨折并且神志清楚，仅有 1/1000 发生颅内（硬膜外）出血的机会。如伴有颅骨骨折，则出血危险性增加到 1/30。但是大多数研究，例如 Lloyd 等进行的一个研究发现，儿童的颅骨骨折与颅内损伤的关系相对较差。在这些貌似轻微的头部外伤之后，有时可以出现莫明其妙而令人担忧的严重的临床现象，有些患者没有意义，而其他严重的病例则预示病理过程并非脑震荡。一旦发生应进行神经内科和神经外科评价。

二、头部外伤后迟发的晕厥

事故发生后，伤者在行走并看起来正常后，面色可再变苍白并失神倒地，数秒或数分钟即恢复，这是血管减压晕厥发作，与疼痛和精神紧张有关，与非外伤性疼痛及恐惧所致的晕厥毫无两样。这种晕厥也可发生在非头部的其他损伤中，但头外伤时发生的晕厥更难解释。Denny-Brown 描述了一种更为严重的迟发性创伤后虚脱，我们很少见到。患者似乎从头部打击中完全恢复，表现为受到外伤后茫然和发生极短暂的意识丧失，恢复后经历数分钟或数小时，突然虚脱跌倒，并且无反应。其最突出的症状是明显心动过缓，伴有中间清醒期，使人首先怀疑演变为硬膜外血肿(实际上心动过缓是硬膜外出血的晚发但不一定必然出现的体征)。然而，其颅内压不升高，病情也不再进展，并且随后有短暂的不安定、呕吐及头痛，往往数天内完全康复。Denny-Brown 认为这一型迟发生性创伤后虚脱是由于延髓挫伤，但仍不能明确解释临床表现的发生顺序，有学者认为这是血管减压性晕厥的最严重类型。

三、嗜睡、头痛和恍惚

这一综合征最常发生于受到震荡性或非震荡性头部外伤后的儿童，他们感到不再是他们自己，倒地后嗜睡，主诉头痛或呕吐，这些症状均提示硬膜外或硬膜下出血。MRI 可以显示受力点附近轻度局灶性水肿。通常没有颅骨骨折，数小时后症状消退，证实这种情况属良性。

四、脑震荡式意识障碍

（一）轻微型患者

没有意识丧失或健忘，GCS 为 15 分，机敏反应和记忆力正常，没有局灶性神经系统功能障碍，且没有可触摸到的凹陷性骨折。一般可以在告知有关颅脑损伤注意事项后，准其回家。但应收住院的适应证为：有颅脑以外损伤；年龄很小或很大；家中没有可靠的照看人；有潜在严重的内科性疾病需要治疗等。

（二）轻型患者

具备下述一个以上特点：小于 5 分钟的短暂意识丧失；对出事情况有健忘；GCS 为 14 分；机敏反应和记忆力受损；可触摸到凹陷骨折。轻型患者都应迅速获取 CT 扫描结果。CT 扫描未见颅内病变也没有其他住院适应证时，告知患者有关颅脑损伤注意事项后，可准回家；CT 扫描发现颅内病变，或还有上述住院适应证时，应迅速进行是否手术的评价。另外还特别提出，住院时 GCS 为 13 分的患者，都应按中型颅脑损伤处理收住院，因为这些患者中，有 40％CT 扫描可见颅内异常，约 10％需神经外科手术。1997 年 Hsiang 等，同其他学者一样，进一步提出将原来认为的轻型颅脑损伤再分为两型：轻型和高危性轻型颅脑损伤。①轻型：GCS 为 15 分，头颅 X 线检查无骨折。②高危性轻型：包括 GCS 为 13 分和 14 分，以及 GCS 为 15 分中头颅 X 线检查有骨折者。按这种新分类，前者没有接受任何手术处理（包括 ICP 监测器的安置和开颅血肿清除术），而后者约 10％接受了手术。用 X 线检查有无头颅骨折更切合实际。

严重创伤性脑损伤初期治疗的目标，是防治区域性或全脑性的缺血。降低颅内压，改善脑灌注压（CPP）以及脑血流（CBF），是治疗颅脑损伤的重要方面。在一定条件下和一定时间内使用巴比妥盐类和中度低温等治疗，可以降低脑代谢，减少 CBF 需要量，降低颅内高压（ICH），又是治疗某些严重颅脑损伤的重要补充方法。创伤 7 天之内，应为非瘫痪（nonparalyzed）患者提供静止代谢消耗热量的 140％，而为瘫痪患者应提供 100％热量，其中 15％热量应为蛋白质，经胃肠或非胃肠给养均可。使用苯妥英钠和卡马西平，对防止早期创伤后抽搐有效，但不适于晚期抽搐的预防性治疗。

五、一过性创伤性截瘫、失明及偏头痛样现象

在跌落或打击头顶部时，两腿可出现暂时无力和麻木，并可出现轻微的双侧 Babinski 征，有时出现括约肌失禁。打击枕部可造成暂时性失明，数小时后症状消失。这些一过性症状似乎不是由于颅骨的凹入或脑冲击到颅骨内板所造成的直接的局限性震荡效应。颈段脊髓的震荡被认为是一过性截瘫的另外一个原因，但不太可能。失明及截瘫后常发生搏动性血管性头痛。一过性偏头痛样视觉症状、失语或偏瘫，其后头痛，这种情况有时可以发生于参与竞争性身体接触运动的运动员。很可能所有这些现象是头部被打击而诱发的偏头痛发作造成。特别在首次发生此种偏头痛发作的儿童，这种情况可持续数小时。另外有一种临床可能性，特别是在急性四肢瘫的病例，由颈段脊髓软骨性栓塞引起。

六、迟发性偏瘫

据经验，确有男性青少年或年轻成年人在进行数小时相对较弱的体育运动伤或车祸伤中发生严重轻偏瘫、同向偏盲或失语（左侧病变）。影像学或超声检查揭示颈内动脉夹层动脉瘤。偏瘫不能用其他原因解释时，夹层可能发生于颅内段的颈内动脉，应该采用 MRA 或动脉造影术寻找。在其他情况下，特别是颈部受到

打击后，颈动脉形成附壁血栓，反过来造成脱落栓子到大脑前或大脑中动脉。有一些偏瘫，除头部外伤外无另外解释。迟发性偏瘫的其他原因是晚发性形成的硬膜外或硬膜下血肿以及更严重者出现的脑内出血[偶尔来自以前就有的动静脉畸形（AVM）出血]。上述情况大多数与知觉程度的下降有关。

七、脂肪栓塞

合并长骨骨折的患者，在24～72小时之后，在出现伴有或无局灶性体征的昏迷之后可出现急性肺部症状（呼吸困难及呼吸深快）。这一后果是因为全身性脂肪栓塞，先为肺部，然后是脑部。有些病例肺部症状的发生与胸部上方瘀点性变化有关，据说1/3的患者尿中可以出现脂肪微粒。呼吸窘迫是脂肪栓塞综合征最为重要而且有时是唯一的特征。胸部平片表现为双肺绒毛样浸润。在脑部，脂肪栓塞可以引起广泛的瘀点性出血，累及双侧白质和灰质，并有少数较大的梗死。尽管通常情况下与潜在性损伤有关的脂肪栓塞综合征的死亡率高达10%，但是在3～4天内，大多数患者可以自发性恢复。

八、从头外伤开始一直昏迷的患者

这里要探讨的核心问题是Symonds提出的脑震荡与脑挫伤的关系，既然头部外伤后立即意识丧失，任何人都不会怀疑其脑震荡的存在，但假如数小时甚至数天仍未恢复意识，单纯用脑震荡定义的另外一半即一过性脑功能丧失，来解释不能令人满意。对这些患者进行详细的病理学检查可发现颅内压增高、脑挫裂伤、蛛网膜下腔出血、梗死区及散在脑内出血的证据，这些改变既可以发生在冲击区也可以发生在对冲击、胼胝体以及沿冲击力方向分布的两种结构之间。某些患者，弥漫性轴突性损伤是其最突出的异常，而在另一些患者，则可见散在但规律分布的位于上位中脑及下位丘脑区的缺血性及出血性病变。挫伤区周围脑组织肿胀，尸检病例可以在进行髓鞘染色时发现白质苍白，通常可以见到不同量的硬膜下出血，丘脑及中脑常见明显移位，后者在小脑幕切迹疝时被压到小脑幕游离缘，造成继发性中脑出血以及坏死区。有些患者伴有明显的经脑幕疝。必须牢记严重颅脑外伤伴有即刻呼吸停止以及有时心动过缓、心跳停止，这些全身性改变对脑的影响足以引起昏迷。另外，头外伤常合并飲酒或服用毒品，因此，必须考虑到中毒或代谢性脑病可能是昏迷的原因。在这一类严重脑外伤及长时间昏迷病例中，可分为三种临床亚类：一类为脑或其他部位损伤危及生命；二类为在数天或1～2周内症状出现改善，随后有不同程度的恢复，但遗留有神经体征；三类为持续昏迷、昏睡或脑功能严重受影响。所有这种类型患者，初步稳定期以后，最有兴趣的问题是进行临床和放射学评估，目的是发现外科可以治疗的病变，即硬膜下或硬膜外血肿，或者可以治疗的脑实质内血肿。大多数病例，发现这种占位性病变一般可以手术切除。但是也有少数病变，手术过程不能充分去除病变，并且因为存在相关的脑损伤，昏迷有可能持续。第一亚类患者全部为严重外伤而危及生命的患者，首次接诊多处于休克（可能因内脏器官破裂或颈髓损伤）状态，伴有低血压、低体温、细而快的脉搏、皮肤苍白潮湿。如果这种状态持续并出现深昏迷、瞳孔散大固定、无眼球运动及咽反射消失、肢体松弛、鼾声、不规则呼吸或呼吸衰竭，则往往在短时间内即死亡。一旦呼吸停止，脑电图等电位线，临床状态与脑死亡状态相符合。然而，脑死亡的诊断不应在伤后立即作出，以免与缺氧、毒品或乙醇中毒及低血压混淆。在部分此类患者中，如果血压、呼吸平稳，经数小时观察昏迷深度、体温、脉搏及血压，即可估计出脑损伤程度。深昏迷合并低体温及脉率增快，与体温快速升高、脉率迅速加快、不规则呼吸一样，均是重要的预后指征。在某些濒死病例，体温持续上升直到最后循环衰竭而死亡，CT平扫可见小的线状或圆形出血，很显然这些出血是由于旋转力作用于上位脑干和胼胝体的结果。

在这类严重的脑损伤中，患者仅存活数小时或数日，尸检通常能发现脑挫伤及局灶性出血、组织坏死及脑肿胀。在美国创伤性昏迷数据库（The Traumatic Coma Data Bank）中，有1030例严重外伤患者，其 Glasgow 昏迷评分（GCS）≤8，其中 21%有硬膜下血肿，11%有脑内血块，5%有硬膜外血肿，值得注意的是半数病例 CT 片上没有发现占位病变。根据 CT 诊断标准，认为有一半存在弥漫性轴索损伤，尽管后者在许多病例中与占位性病变共存。Rowbotham 总结了 50 例这类病例的连续尸检资料，仅有 2 例无肉眼可见的改变。在这些病例中包括表面挫伤（48%）、裂伤（28%）、蛛网膜下腔出血（72%）、硬膜下血肿（15%）、硬膜外出血（20%）及颅骨骨折（72%）。正如上述数据所提示的，数种病理变化可合并出现在同一病例中。此外，颅外器官及组织的损伤也常见，并且明显可以造成致死性后果。第二亚类为相对较轻并罕有致死的颅脑损伤，可观察到在恢复时间和程度上的所有分级。本组中损伤最轻的病例，尽管可能在开始 1～2 天内出现受挫伤脑组织肿胀、硬膜下血肿扩大、脑出血或梗死以及蛛网膜下腔出血等诱发的动脉痉挛，导致患者神志再恶化，但一般在数小时内恢复神志。其脑脊液通常呈血性，最终可基本完全恢复，但创伤性健忘可能要持续数日甚至数周。必须强调，偶尔贯通伤及凹陷性骨折可严重地损伤脑组织，而根本不引起震荡。在这一亚类中，临床功能恢复的顺序与前述的脑震荡顺序相同，只是其时间更长些。谵妄所造成的错乱状态可持续数周，另外可伴随一段时间长短不定的攻击行为或不合作（创伤性谵妄）。外伤性健忘的时间长短与损伤的严重程度成比例。尽管一些单侧体征在昏迷期即可检查出来，但局灶性神经体征（轻偏瘫、失语、意志缺失等）只在神志逐渐恢复的过程中才变得明显。一旦患者症状改善到能够交谈，可以明显看出其思维迟钝、情感反应不稳定以及判断失误，这一状态有时被称作“创伤性痴呆”。第三亚类严重脑外伤较少发生，其生命体征虽然正常，但神志永远不能恢复。数周过去后，前景变暗淡。这种患者，特别是年轻人，6～12 周后可能仍然昏迷，可恢复到令人惊奇的程度，尽管恢复不彻底，但这种情况罕见。有些长期存活者能睁眼或自己能够从一侧向另一侧转头或转眼，但没有证据表明他们可以看见或辨别最亲近的家庭成员。

他们不能讲话，只能完成原始的姿势反射或回缩动作。Jenntt 和Plum 称之为“持续性植物状态”。在创伤性昏迷数据库中，14%的患者处于此种状态。伴随不同程度的去脑或去皮层状态的偏瘫或四肢瘫很常见。这类患者往往在数月或数年后死于并发症。Adams检查了昏迷或植物状态持续1～14 年的14 例患者的脑组织，所有患者均发现在上位脑干存在广泛的出血和坏死区。在归纳本类头颅外伤时——伤后即有昏迷的患者，从伤后18～36 小时起，其脑挫伤效应、出血及脑肿胀才变得明显，其后数天内继续进展。假如患者能度过这一时期，由于这种效应并发症，包括颅内压增高、颞叶脑疝、硬膜下出血、缺氧及肺炎等并发症引起死亡机会将大大减少。到达医院后仍呈昏迷者的死亡率为20%，其中大多数死亡发生在头12～24小时内，原因为直接脑损伤合并其他非神经损伤因素。至24 小时时仍存活者，其总死亡率降至7%～8%。到48 小时后，只有1%～2%的人死亡。有证据表明，立即将患者转入重症监护室进行脑外伤处理时，由有经验的人员对患者进行检测将提高患者的生存机会。

九、脑震荡后有中间清醒期及严重大脑损害

原发性昏迷只持续数分钟或偶尔的例外根本没有昏迷——很容易误导医生得出错误结论：既然无震荡发生，则没有创伤性脑出血或其他脑损伤的可能性。表现为这种严重发展顺序的患者，由于小的硬膜下血肿的迟发性扩大、恶化的脑水肿或偶尔的硬膜外血凝块表现均可使病情迅速恶化，Marshall 称之为“讲话后死亡”（talk and die）。创伤性昏迷数据库中34 例此类患者（Marshall 等），大多数在首次CT 片上显示中线结构显著移位，反映存在脑水肿及脑挫伤。迟发脑内血肿造成的类似情况是严重原发颅脑损伤的特征，从发病开始患者就有昏迷的危险，并且风险极高。下列疾病在所有的这种迟发性类型必须加以考虑。

十、注意昏迷与中毒的鉴别

许多颅脑损伤的伤员，头发未剃光之前看不清伤痕，有些旋

转伤的颅脑损伤伤员甚至全身完好无损，若无人目击受伤过程，缺少经验的医生常会考虑到其他疾病而误诊。作者曾遇到一位男性年轻患者，独自一人昏迷倒在家中，被送往一家医科大学临床医院，先请了内科教授会诊，认为是中毒，安置于神经内科治疗，一天后患者出现昏迷加深、抽搐，才做 CT 检查，发现硬膜外血肿，血肿量 100 余毫升。手术前剃光头后才发现枕部头皮淤血，推测系摔伤。由于延误时间长，手术效果差，患者重残。

第五章 颅脑外伤的手术治疗

第一节　现代神经外科手术新概念

一、模拟神经外科手术的模拟教学

手术是现代医学高度发展的一面镜子。因为大脑是复杂而独特的组织，人们无法预断手术后会发生什么，所以脑外科手术仍然是一件令人头疼的事。

大脑是一个非常精密的结构，细小的神经从中穿过。如果手术中出了错，哪怕一点点小错，患者就有可能出现严重的问题，像瘫痪、昏迷、失语或者听不懂别人说话。为了降低脑外科手术的风险，世界上顶尖的神经外科专家和计算机科学家一起，应用虚拟现实技术，开发了模拟神经外科手术的奇妙系统。它最简单的应用是帮助实习医生测试，并锻炼手和眼睛之间的协调性，非常逼眞。利用功能强大的计算机，虚拟现实工作台把三维影像和手的运动结合在一起，使医生如临实境。

如果把这个系统和三种不同的医学扫描仪结合起来，工作台就会建立精确的脑部图像，和实际的一模一样。这时，工作台就成了虚拟的手术台。在这个系统中，外层的网状架构显示的是皮肤。借助 CT 图像，医生首先能够看到颅骨的结构。然后，磁共振的图像会被添加上去，显示出手术中我们感兴趣的关键区域，比如肿瘤的位置。最后，再扫描患者脑部的主要血管，医生就得到了完整的患者脑部三维图像：血管、肿瘤、骨骼和它们的空间关系。尽管这个虚拟系统仍处于研究阶段，可仍然显示出了巨大的作用，为年轻专科医师快速、熟练掌握脑室穿刺手术技巧，提供安全、有效的训练手段。据文献介绍说：一个患者成功地切除了脑干附近危险的脑肿瘤。过去，这种手术要用 5～6 小时，利用这个系统产生的三维模型找到了最佳的手术方案，今天的手术只用 3 小时就变得可能了。现在，专家们正致力于把这个模拟手术系统变得更有眞实感，让医生能够进一步感觉到他们所看见的和要切除的东西，希望他们能够成功。

二、微创手术

微创是专门与外科及手术相连接的词语，如微创手术、微创外科等。微创，目前没有一个准确的定义。但不少外科医生认为，微创应该是相对传统手术而言，主要具有四大特点：切口小、创伤小、恢复快、痛苦少。

微创手术，顾名思义就是微小创伤的手术。是指利用腹腔镜、胸腔镜、脑室镜等现代医疗器械及相关设备进行的手术。

微创外科的出现及在医学领域的广泛应用是最近十几年的事。1987 年法国医生 Mouret 偶然完成第一例腹腔镜（LC），并没有想到它标志着新的医学里程碑的诞生。微创概念的形成是因为整个医学模式的进步，是在“整体”治疗观带动下产生的。微创手术更注重患者的心理、社会、生理（疼痛）、精神风貌、生活质量的改善与康复，最大程度体贴患者，减轻患者的痛苦。微创手术无需开刀，只需在患者身上开 1～3 个 0.5～1cm 的小孔，患者不留瘢痕、无疼痛感，只需 3～5 天便可完成检查、治疗、康复全过程。降低了传统手术对人体的伤害，极大地减少了疾病给患者带来的不便和痛苦。微创手术具有创伤小、疼痛轻、恢复快的优越性。

（一）手术器械的改进

1. 一种新型手术剪刀

其特点是两个手柄都是绝缘的，手术中，电流从一个刀口流到另一个刀口，加热并凝固了人体组织中的血液，从而封住了伤口，并减少了血液流失，而伤口仅仅是变白了。它的另一个好处是缩短了手术时间，由于医生不用在手术刀和止血钳之间频繁地换来换去，手术时间大约可以减少三分之二以上。对一些长时间的大手术来说，这是非常重要的。

2. 氩气刀

切割过程中，氩气刀比起普通高频电刀具有如下优点：当氩气刀的高频高压输出电极输出切割电流时，氩气从电极根部的喷孔喷出，在电极周围形成氩气隔离层，将电极周围的氧气与电极隔离开来，从而减少了工作时和周围氧气的接触以及氧化反应，降低了大量产热的程度。由于氧化反应及产热的减少，电极的温度较低，所以在切割时冒烟少，组织烫伤坏死层浅。另外，由于氧化反应少，电能转换成无效热能的量减少，使电极输出的高频电能集中于切割、提高了切割的速度，增强了对高阻抗组织（如脂肪、肌腱等）的切割效果，从而形成了氩气覆盖的高频电切割。

3. ViewSite 脑手术系统

ViewSite 脑手术系统是一种新型神经外科设备，能够进行微创脑外科手术，并对周边脑组织达到最小的损伤。ViewSite 脑手术系统（VBAS）包括一个导入器和工作通道端口，允许外科医生无缝进入目标，360°均匀地分散脑组织。充裕的工作通道允许多台仪器同时使用，同时能够深入观察脑组织。其优越性还包括比双眼更能观察到手术部位和周围，不同的宽度和长度满足所有的手术需要，以及与许多外科手术臂有兼容性，避免意外移动。该 VBAS 有四种宽度可供选择：12mm、17mm、21mm 和 28mm，以及 3cm、5cm、7cm 和其他不同的长度。

该 VBAS transcortical（TC）的系统可以在任何颅脑手术，包括颅内或皮质下使用，治疗脑内血肿、动静脉畸形、海绵状血管瘤、转移性和原发性脑肿瘤、脑囊肿、脑室肿瘤。TC 模型消除大脑的变化，允许直接路径到达大脑横向位移或目标。该系统是美国 Vycor 医疗研制的产品。

（二）脑室镜

20 世纪 90 年代神经外科进入微创时代。微创神经外科（minimally invasive neurosurgery）是神经影像学、微导管、超声、激光技术、放射医学、光学和计算机科学迅速发展的产物，是现代神经外科技术的尖端，是现代科技成果在神经外科疾病治疗中的综合体现，已成为神经外科发展的前沿，与传统神经外科手术及显微外科手术治疗相比，其最大优势就在于能以最小的创伤治疗神经系统疾病，给患者提供了神经功能保全最好、效果最佳、安全度最大、创伤及痛苦最小的治疗，真正达到微创的目的。

脑室镜技术是微侵袭神经外科的核心内容，它以极少的创伤（头皮切口 2.5cm，颅骨钻孔仅 8mm）完成了脑内疾病的治疗，其优点是小切口，手术对患者痛苦小，康复快，费用低廉，副损伤及并发症发生率明显降低，疗效显著。近年，由于内镜技术的快速发展，利用脑室镜技术治疗脑内疾病成为新的治疗手段并日益得到推广和运用。目前这项全新的技术可以应用到脑积水、胶性囊肿、脑囊肿、蛛网膜囊肿、脑室内肿瘤、胆脂瘤、脑脓肿、囊虫病及内镜辅助经蝶显微外科手术治疗垂体瘤等脑内常见疾病的诊治，安全、快速，效果显著。

1. 三脑室底造瘘治疗梗阻性脑积水

正常人的脑颅内有一定量的脑脊液，这些液体在脑颅内自行循环，保护和营养脑组织。当循环通路受阻时，脑脊液就会积聚在颅内，发生“脑积水”。传统的治疗方法，是将一根管子埋在体内，管子的一端放入颅内积水处，另一端则通过人体放在腹腔内，经脏器吸收排出体外，以减轻颅脑压力。这种手术方法创伤较大，且易引起不同程度的感染，同时，由于脑脊液流入腹腔内，不符合人的生理特点，故只能起缓解症状的作用。现在采用脑室镜治疗脑积水只需在患者头皮上轻轻划开一条约 3cm 长的口子，将 0.5cm粗的脑室镜管子插入颅内，同时，在患者的脑室底部打一个约 4mm 直径的小孔，使梗阻的脑脊液重新流通。这种新的手术方法简便、创伤小、术后恢复快、且更符合人体生理特点。

运用神经导航制订手术计划，设计理想的手术切口和入路，实时、动态地监测内镜的操作轨迹，内镜下行颅内开窗术，结合神经导航技术，用以弥补病理情况下脑室内局部解剖变异导致内镜操作中定位困难的缺陷，使脑室内复杂手术的精确性更高，手术安全有效。神经导航辅助脑室镜技术在微创神经外科手术中具有广阔的发展前景。

2. 脑室镜下治疗脑室内血肿

在全麻下，患者仰卧，头取正中位。常规消毒铺巾盖单，侧脑室额角穿刺，切开头皮 3～4cm，钻颅后扩大骨孔成直径 2cm 的小骨窗，"十"形剪开硬脑膜，用脑针穿刺侧脑室前角成功后，沿穿刺道将脑内镜置入脑室。在电视图像指示下，用内镜吸引器吸除同侧侧脑室的部分血肿，边吸引边用温生理盐水冲洗。对不能吸出的血凝块，在内镜直视下用肿瘤钳、活检钳夹碎后清除，活动性出血可用双极电凝或激光止血，持续冲洗至术野清晰。如遇出血，先要加快冲洗速度，小的渗血常可止住。若有活动性出血，待术野清晰后，用双极电凝止血。调节内镜方向，适当清除脑室壁的血肿。然后经室间孔进入第三脑室及对侧脑室探查并清除血肿。如对侧脑室血肿量较多，清除困难，改对侧额角入路经对侧脑室清除血肿。行第三脑室底造瘘，造瘘部位在双侧乳头体前方中央最薄无血管区，以扩张球囊直接穿破底部，然后球囊缓慢充盈进行扩张，小体积反复操作，直到将瘘口扩大至 4～5mm。最后，边冲洗边观察边退出内镜。内镜导引下侧脑室留置脑室外引流管两根，一根用于微量泵入尿激酶，另一根引流脑脊液。

此方法有如下优点：①脑室镜下清除脑室内积血迅速彻底，特别是对铸型脑室内血肿。②超早期手术清除脑室内血肿，可以防止急性梗阻性脑积水的形成。③脑室镜能清除脑室旁基底节区的部分血肿。④对脑室内出血患者行单纯脑室外引流可有效控制颅内压，但预防脑积水作用不显著。

第二节　重型颅脑创伤的去骨瓣减压术

现如今，重型颅脑创伤患者死亡率仍然较高，平均为

30%～40%，其中约80%的患者死于发病1周以内，死亡的主要原因是伤后各种原因所导致的难治性的高颅内压。对于这类患者，开颅清除颅内占位病变，去除骨片，最大限度降低颅内压，是急性期挽救患者生命的最后希望。对于颅内压调节失代偿者，当常规治疗方法失效时，很多学者认为去骨瓣减压术（decompressive craniectomy，DC）是可采用的唯一外科手段。据资料显示，对于外伤后出现高颅内压脑疝的患者，施行紧急开颅手术治疗死亡率为32%，而未进行手术的患者死亡率高达97%。从理论上讲，去骨片的面积越大，可使颅腔代偿的容积越大，降颅内压的效果越好，但不能无限制地扩大，否则会有加重病情和增加并发症的危险。究竟开多大的骨瓣最好，如何制定手术方案和进行有效的操作？目前在国内尚缺乏规范，治疗效果也不尽相同。

根据多数学者共识，DC应用于重型颅脑创伤患者的适应证、禁忌证、时机、疗效评定和影响因素都是神经外科医生所必须掌握的。

一、大骨瓣开颅的理论基础

（一）颅脑创伤后的颅内压增高

众所周知，在颅脑创伤后的急性期，最主要的临床表现就是由于伤后脑组织继发的肿胀、水肿和颅内出血所导致的颅内容物体积增加。由于颅腔的容积能力是固定不变的，在一定范围内，通过脑血容量和脑脊液的自身调节，可以代偿部分颅内容物体积的增加，从而保持颅内压的相对稳定。当颅内容物体积增加明显，超出脑组织自身的代偿能力时，就会导致颅内压增高，而严重的高颅内压是急性期患者死亡的主要原因。因此清除颅内血肿等占位病变或（和）去除骨片以增加颅腔的代偿空间就是该手术的目的。

（二）提供较广阔的视野

对于创伤性脑损伤或出血范围广泛的患者，大骨片开颅可以提供比较广。

二、分类

根据 DC 的目的，有学者将其分为Ⅰ期 DC（primary DC）和Ⅱ期 DC（secondary DC）。

Ⅰ期 DC 是指在切除颅内病灶的同时，为防止术后可能发生的颅内压增高而采取的预防性 DC，也称之为预防性减压手术（prophylactic decompression）。该手术的目的不是控制已经发生的顽固性颅内压增高，而是术者根据术前影像和（或）术中所见（如脑肿胀、脑实变或骨瓣复位困难），经验性地采取的预防性治疗。

Ⅱ期 DC（secondary DC）是指对最大限度内科治疗无效的顽固性颅内压增高者所实施的 DC。手术目的在于控制已发生的顽固性颅内压增高，可为伤后非手术治疗中出现病情恶化、监测显示颅内压持续增高者；也可为已接受开颅手术后出现病情恶化，CT 检查和颅内压监测提示非手术治疗不能控制的顽固性颅内压增高者。

对于重型颅脑创伤者，是早期积极采用Ⅰ期 DC，还是根据颅内压监测结果行Ⅱ期 DC 治疗，目前还存在争议，需要更多的临床研究来评估。

三、临床适应证

关于 DC 的指征，目前尚无统一的规范。

Taylor 等报道的儿童颅脑创伤者指征为：颅内压 20～24mmHg 持续 30 分钟、25～29mmHg 持续 10 分钟、≥30mmHg 持续 1 分钟，或有脑疝表现者（一侧瞳孔散大或心动缓慢）。Rutigliano 等报道的病例中，指征为包括脑室外引流、巴比妥疗法、高渗盐水和利尿剂等治疗仍然无效的顽固性颅内高压、GCS＜9 分者。

Skoglund 等报道的指征为：①经规范化神经监护处理仍不能维持颅内压/脑灌注压在理想状态（颅内压＜20mmHg，脑灌注压＞60mm Hg）。②伤后立即出现急性神经状态恶化，而 CT 扫描为弥漫性脑水肿且无占位性出血。Stocchetti 等报道的 18 例中，14 例为给予巴比妥疗法后 2 小时仍不能有效控制颅内压而采取 DC 者，余 4 例是采取Ⅰ期 DC 治疗者。Salvatore 等报道 80 例 DC 联合钩回切除内减压治疗重型颅脑创伤的指征为：①有急性或进展性颅内压增高伴天幕裂孔疝者。②CT 扫描有天幕裂孔疝，如中脑受压和移位、桥前池闭塞、对侧颞角扩大。③GCS 为 3～8 分。

Morgalla 等报道的指征为：①保守治疗颅内压持续＞30mmHg（脑灌注压＜50mmHg）不能得到控制。②经颅多普勒提示患者状态恶化，仅有收缩期血流或收缩期峰波。③无其他严重合并伤。④年龄＜60 岁。

我国多数学者的共识是：①严重广泛脑挫裂伤或脑内血肿，占位效应明显。②急性硬膜下血肿出现脑疝者。③弥漫性脑水肿/脑肿胀。④外伤性颅内占位病变所致双瞳散大者。

尽管迄今为止尚无随机的临床研究证实 DC 改善成人重型颅脑创伤预后方面，要比最大限度内科治疗更有效，但回顾性总结、非随机前瞻性研究以及和以往对照研究的结果显示，及时 DC 可改善一部分患者的疗效。在期待前瞻、随机、对照研究结果的同时，多数学者主张对颅脑创伤后弥漫性脑肿胀和顽固性高颅内压者，在常规治疗措施不能有效控制高颅内压时，应该早期、大骨瓣地进行 DC 治疗。

四、禁忌证

DC 作为重型颅脑创伤继发顽固性高颅内压者的二线治疗中可选择的方法之一，并非适合所有伤者。大多数学者认为下列情况应视为 DC 的禁忌证：

（1）双侧瞳孔散大、对光反射消失、GCS 3 分、脑干损伤和中心型脑疝。

（2）对伤后有严重神经损伤和有迹象提示预后差者（如影像上有脑干损害或者严重弥漫性轴索损伤者）。

五、手术方法

目前临床上采用的 DC 方法存在很大的差异，包括单侧还是双侧减压、颅骨去除的部位和范围、硬脑膜的处理方式、是否采用其他辅助技术等。

（一）单侧还是双侧

多数学者认为单侧 DC 适用于伤后 CT 扫描显示脑肿胀主要位于一侧大脑半球、中线结构向对侧偏移者。而双侧 DC 适用于伤后 CT 扫描显示双侧大脑半球弥漫性脑肿胀、中线结构无明显偏移者。

（二）切口和颅骨去除的范围

目前临床上常用的有标准外伤大骨瓣（standard large trauma flap）、双额骨瓣和半颅去骨瓣减压，个别采用双枕去骨瓣减压。

（1）标准外伤大骨瓣（美国 Becker）：一侧额颞顶大骨瓣开颅操作技术：①体位：仰卧，头偏对侧位约 45°，手术侧肩下垫高 20°。②头皮切口：起自颧弓向上—耳屏前 1.5cm 绕过耳廓—绕顶结节后—至矢状线中点沿中线向前—前发际，形成大“?”形瓣。③骨窗：向前平皮缘，向下平颧弓上缘，向上距离中线 2cm，其余部分紧邻皮缘下开窗，范围相当于一侧幕上颅骨的 2/3 以上面积，平均 12cm×15cm 大小。④硬膜：十字或放射状剪开硬膜，大小接近骨窗，并有利于行硬膜减张成形缝合。⑤颅内操作：仔细检查，彻底清除血肿及挫裂/坏死组织，止血确实。⑥术后要进行硬膜扩大减张成形缝合，以恢复颅腔的生理密闭性，硬膜修补材料可以是自体骨膜，颞浅筋膜，阔筋膜或人工硬膜补片。⑦术后逐层缝合颞肌，筋膜或骨膜，帽状腱膜及头皮。术后因创面较大，渗血较多，通常放置皮下和（或）硬膜下残腔引流管。引流袋的高度一般与头部同一水平即可。

若需双侧减压时，可一侧完成后再行对侧 DC，或患者仰卧位，双侧头皮切口在中线处汇合成一个切口，再双侧分别按上述方法操作。若切口绕过耳轮向后至枕部再转向上，达中线后向前至额部发际内，可显露一侧大脑半球，即为半颅 DC。

（2）双额骨瓣：双额冠切大骨瓣开颅操作技术：①体位：患者平仰卧位，头正中位，垫高约 15°～30°。②头皮切口：冠状瓣切口，起止于双侧耳屏前发际内。颞肌翻向侧方后，双侧颞部钻孔，去除颞骨鳞部行颞肌下减压后，再双额骨瓣开颅。③骨窗：向下至眉弓上缘，向上紧邻皮缘，两侧至翼点，骨瓣后缘为冠状缝后3～5cm，前平前颅窝底水平，整块取下骨瓣；也有学者主张两侧额骨瓣开颅而保留矢状窦上骨桥，避免静脉窦损伤的同时，有利于硬脑膜悬吊后压迫止血。④前端十字过矢状窦切开硬膜，并结扎矢状窦和剪开大脑镰。硬膜剪开的范围接近骨窗大小，并有利于行硬膜减张成形缝合。⑤颅内操作：仔细检查，彻底清除血肿及挫灭/坏死脑组织，止血确实。⑥术后要进行硬膜扩大减张成形缝合或硬膜直接缝合（当预计术后颅内压不会再次升高和硬膜足够松弛时），以恢复颅腔的生理密闭性。硬膜修补材料可以是自体骨膜，颞浅筋膜，阔筋膜或人工硬膜补片。⑦术后逐层缝合两侧颞肌，筋膜或骨膜，帽状腱膜及头皮。术后因创面较大，渗血较多，通常放置皮下和（或）硬膜下残腔引流管，引流袋的高度一般与头部同一水平即可。

（3）双枕骨瓣：Stefini 等首次报道 1 例采用双侧枕部 DC 治疗颅脑创伤的经验。与双额部 DC 相比较，他们认为该术式有三个明显的优势：①避免了额窦开放后脑脊液漏和颅内感染危险。②上矢状窦后 1/3，无来自皮层的桥静脉回流，硬脑膜切开后肿胀的脑组织外膨不会引起静脉牵拉损伤。③术后患者仰卧状态，借助重力的作用，更有利于脑组织的减压。他们认为对于血肿偏后者，该术式较双额部 DC 能更快和更有效地降低颅内压。

Skoglund 等报道骨瓣的大小和降低的颅内压之间有明显的相关性。多数学者主张单侧骨瓣的直径至少＞12cm，且强调必须去除颞骨基底部，达中颅窝底。

（三）硬脑膜的处理

（1）切开与否：有单纯颅骨去骨瓣减压，或者硬脑膜部分切开，也取得了较好疗效的报道。但多数学者认为，此种术式虽在儿童患者中可能有效，但不推荐这样做。如 Cushing 所说，因硬脑膜缺乏足够的弹性，单纯颅骨去除不能称为减压治疗，硬脑膜切开前不能保证充分的减压效果。Yoo 等报道硬脑膜切开后才最大限度降低颅内压。

（2）切开方式：采用标准外伤大骨瓣者，多数主张放射状切开硬脑膜。为避免术中脑膨出，Alves 等提出沿额底、蝶骨嵴和颞底方向行基底部硬脑膜切开，也有人主张硬脑膜开窗式切开。但二者因显露范围有限，限制了对损伤灶的确切处理。双额 DC 时，有学者主张双侧硬脑膜垂直于中线切开，至中线后缝扎矢状窦后将大脑镰切开，这样可使脑组织向前扩张，并有利于双侧压力的平衡。也有采用双额分别十字切开减压方法，避免处理矢状窦的操作。

（3）减张缝合与否：为减少术后脑脊液漏、切口疝和继发性脑损害等并发症，多数学者主张取自体组织（如骨膜、颞肌筋膜）和（或）异体材料行硬脑膜减张缝合。若脑膨出明显，可将颞肌瓣和骨缘硬脑膜减张缝合。

（四）其他辅助技术

（1）脑叶切除：对于顽固性颅内高压或者术中发现脑肿胀明显者，有学者主张采用脑叶部分（额叶或颞叶）切除以利术后颅内压的控制。Oncel 等报道一组 183 例重型颅脑创伤者采用脑叶切除治疗的结果（其中额叶、颞叶、其他脑叶或联合脑叶切除分别为 48.1%、36.6% 和 15.3%），恢复良好率为 48%，不良率为 51.9%。他们统计分析认为最初 GCS 低、闭合性伤和额叶切除与预后不良密切关联，对有局灶性损害病灶或弥漫性颅内高压或脑疝者，选择性脑叶切除是有效方法。

（2）天幕游离缘切开和颞叶钩回切除：颅内高压引起颞叶钩回疝后，受压过久的脑干组织可发生永久性缺血性损害。有学者主张 DC 的同时，选择性切除部分颞叶钩回和切开天幕游离缘。Salvatore 等认为该术式对急性及进展性颞叶钩回疝者，能有效解除对脑干的直接压迫并降低幕上下的压力梯度，年轻者若治疗及时其疗效更好。

（3）血管隧道技术：Csókay 等报道的血管隧道（vascular tunnel）技术，是在骨窗缘下皮层主要回流静脉的两侧，垫上吸收性明胶海绵和可吸收缝线制成的垫片，使得回流静脉在骨窗缘不受卡压，从而避免静脉淤滞和继发性水肿的产生。

（4）腰池引流：有学者将腰池引流作为颅脑创伤后高颅内压处理的辅助方法之一，Tuettenberg 等总结 100 例采用腰池引流作为辅助治疗方法的资料，结果显示可明显降低颅内压并改善临床状态，但有 7% 患者发生致命性脑疝。为避免引流过度导致幕上下压力梯度过大，应限定在环池明显可见者中采用此种方法，同时有颅内压监测作为前提。

（五）骨瓣的去留

虽然大部分这类患者手术需要去骨片，但应当明确这样一个概念，大骨瓣开颅不等于去大骨片减压，不是所有的患者都需要去骨片。是否需要去除骨片，要在颅内操作完成后视脑组织的状态而定，此外，还要参考术前的病情程度。通常在有如下情况时，可以考虑去除骨片：

（1）单纯的硬膜外或硬膜下血肿，脑组织严重受压，表面苍白无血运，无脑搏动，预计可能会出现术后大面积脑梗死情况时。

（2）在清除血肿和坏死组织后，如果脑组织肿胀或水肿导致脑膨出情况时。如果术后内减压充分，脑压不高者可以行骨瓣复位。

六、影响疗效的因素

（一）年龄

多数的研究显示，年龄和疗效间存在直接的相关性，年轻者采用 DC 的疗效要比年长者好。早期报道中患者的年龄上限为 50 岁以内，Kunze 等报道，年轻者采用 DC 的疗效要比年长者好；Münch 等的报道也支持这一观点。Pompucci 等回顾 55 例采用 DC 治疗的资料，结果显示年龄≤65 岁和＞65 岁者间，预后差异有统计学意义；而＜40 岁和 40～65 岁者间，预后无差异。

（二）伤后 GCS

伤后 GCS 越低，预后越差。Ucar 等总结 100 例采用 DC 治疗结果，术前 GCS 为 4～5 分组预后不良和恢复良好率分别为 96.6% 和 3.4%，而术前 GCS 为 6～8 分者预后不良和恢复良好率分别为 65%和 25%（P<0.05），其结论是术前 GCS 为 6～8 分者最适合该术式治疗。

（三）手术时机

DC 介入的理想时机尚无定论，但多主张在不可逆性神经损害发生之前进行。Polin 等报道，应在脑水肿达到高峰的 48 小时内进行。Guerra 等报道 57 例的手术时间为伤后 12 小时～8 天。Münch 等报道，伤后 4 小时内手术者死亡率为 30%，而 4 小时后手术者死亡率高达 90%。Chibbaro 等报道的 48 例采用 DC 治疗的结果显示，伤后 16 小时内手术者的预后好于 16 小时后手术者（预后良好率分别为 58.4%和 41.6%，P<0.05）。而 Jagannathan 等报道的一组患者中，从受伤到手术的平均时间间隔为 68 小时，对患者的生存率无影响。

（四）合并损伤的程度

合并多发伤的 TBI 者，其预后要比单纯颅脑创伤者差。Meier 等报道的病例中，有、无多发伤死亡率分别为 53%和 34%。

（五）并发症

DC 后常见的并发症包括：硬脑膜下积液、脑积水、颅内出血、感染和脑梗死等，这些并发症发生影响术后的疗效，但是否与 DC 直接相关及相关的防治，还值得研究总结。

第三节　颅骨缺损与修补

一、颅骨缺损的病因

（1）开放性颅脑损伤，尤其是火器伤作清创术后，颅骨本身即有骨折碎裂，伤口为有菌性开放伤，易感染骨折不能复位。

（2）闭合性颅脑损伤清除血肿、挫裂失活脑组织后颅内压仍高而行去骨瓣减压术。

(3) 骨瘤等颅骨病变切除后。

颅骨属膜性骨再生能力差，新生骨主要来自内层骨膜，而5～6岁后即失去骨再生能力。直径小于1cm者可以骨性愈合，直径2～3cm以上者难以修复，从而遗留颅骨缺损。

二、颅骨缺损对颅脑的影响

通常颅骨缺损直径小于3cm者多无症状；施行颞肌下减压术或枕下减压术后有肥厚的肌肉及筋膜覆盖，并在缺损区可以形成坚韧的纤维性愈合层，起到原有颅骨对脑的保护作用，在临床上亦无任何症状。大片颅骨缺失可造成患者头颅严重畸形，直接影响颅内压生理性平衡，直立时塌陷、平卧时膨隆，早上凹入晚上凸出；或因大气压直接通过缺损区作用在脑组织上，久而久之则势必导致局部脑萎缩，加重脑废损症状，同时患侧脑室也逐渐向缺损区扩张膨出或变形。此外，小儿颅骨缺损可随着脑组织的发育而变大缺损边缘向外翻，凸出的脑组织也逐渐呈进行性萎缩及囊变。所以小儿更需要完整的颅骨保证脑的正常发育。

三、临床表现

通常颅骨缺损直径小于3cm者多无症状；施行颞肌下减压术或枕下减压术后，有肥厚的肌肉及筋膜覆盖并在缺损区可以形成坚韧的纤维性愈合层，起到原有颅骨对脑的保护作用，在临床上亦无任何症状。颅骨缺损的临床表现：

(1) 直径3cm以上的缺损，特别是位于额部有碍美观和安全的缺损。

(2) 常见的症状，如头昏、头疼、局部触痛、易激怒、不安等。

(3) 患者对缺损区的搏动、膨隆、塌陷存恐惧心理，怕晒太阳、怕震动甚至怕吵闹声，往往有自制力差、注意力不易集中和记忆力下降；或有忧郁、疲倦、寡言及自卑。

(4) 因大片颅骨缺失造成患者头颅严重畸形，直接影响颅内压生理性平衡，直立时塌陷、平卧时膨隆，早上凹入、晚上凸出。

（5）因大气压直接通过缺损区作用在脑组织上，久而久之则势必导致局部脑萎缩，加重脑废损症状，同时，患侧脑室也逐渐向缺损区扩张膨出或变形。

（6）小儿颅骨缺损可随着脑组织的发育而变大，缺损边缘向外翻，凸出的脑组织也逐渐呈进行性萎缩及囊变，所以小儿更需要完整的颅骨保证脑的正常发育。

四、手术治疗

颅骨缺损的治疗是施行颅骨修补成形术，但对手术的时机、方法和选用的材料以及适应证与禁忌证均须认眞考虑，特别是患者要求修补颅骨缺损的目的，希望解决什么问题。因为单纯的颅骨成形术对脑外伤后功能性症状神障碍和外伤性癫痫等表现的治疗效果是难以预测的。

（一）手术指征

（1）颅骨缺损直径大于 3cm 者。

（2）缺损部位有碍美观。

（3）引起长期头昏、头痛等症状难以缓解者。

（4）脑膜一脑瘢痕形成伴发癫痫者（需同时行痫灶切除术）。

（5）严重精神负担影响工作与生活者。

（二）手术时机

对于颅骨缺损，一般教科书主张在外伤手术 3 个月以后再进行颅骨修补，各家医院就修补的时机说法不一，有的主张 3 个月后，有的主张 6 个月后，但目前没有外伤手术后 3 个月内进行颅骨修补对人体有害的确切证据。北京某医院神经外科更提倡早期行颅骨修补术，即在颅骨缺损处由膨起变平或凹陷时就做修补，有的在 3 个月内，有的甚至在 1 个月内，早期颅骨修补术有如下的好处。

1. 早期做颅骨修补有利于患者康复

颅骨缺损患者颅骨缺损处压力是不断变化的，不仅随着心跳、呼吸在不停地波动，且在睡眠、平卧时缺损处会膨起，在站立活动时会塌陷，用力大便时也会膨起，脑皮层在膨起时会卡压在颅骨缺损边缘，塌陷时会随之下陷，如同电线一样反复折动，久而久之，产生功能损害；颅骨缺损处因缺乏颅骨保护，承受外界一个大气压，皮层血运在一定程度上受到影响，血运减少该处皮层功能会受到影响，如再行高压氧治疗，有加重脑皮层受压之虞。

早期颅骨修补不仅保护大脑避免意外伤害，减轻心理压力，而且避免脑皮层折返运动，改善皮层供血，有利于高压氧治疗，有利于患者功能康复。通常认为，颅骨修补手术的目的在于恢复颅骨完整性，对患者原发病引起的认知障碍、瘫痪、失语、精神障碍无治疗作用。我们在术前谈话中也是这样向患者家属强调的，以降低患者对手术的期望值，减少纠纷。据我们观察，部分患者在修补术后，脑功能有很大程度的提高。可表现在认知障碍改善、精神状态好转、言语障碍好转、运动功能改善等方面。

有部分患者担心手术中断康复治疗，我们在围术期细节上做了改进，如术后 6 小时即进食水，1 天拔引流管，2 天后即可下床继续康复锻炼，可吸收线缝合，无须拆线等，不耽误康复治疗。

2. 早期做颅骨修补避免骨窗过度凹陷

随着时间延长，颅骨缺损处骨窗逐渐凹陷，严重者过度凹陷形成一“深坑”，“深坑”给颅骨修补手术造成很大麻烦，不做处理直接修补，往往术后出现修补材料下积液，硬膜下、脑内出血，癫痫发作等。而使凹陷骨窗变平非常困难，目前缺乏有效安全的方法。早期修补避免骨窗过度凹陷，减少了术后并发症。

3. 早期做颅骨修补避免脑皮层功能倒退

有少数患者在 6 个月后行颅骨修补手术，出现肢体活动障碍加重或言语、认知障碍加重，几个月辛苦康复训练的疗效化为乌有，我们称之为脑皮层功能倒退，影像学检查，没有积液、出血等并发症，理论上很难解释。分析脑皮层功能倒退可能的原因，我们认为有可能是脑皮层供血减少造成的。头皮的血管在没有颅骨的情况下可能与脑皮层血运相沟通，修补时剥离皮肌瓣，会切断吻合血管，造成皮层缺血功能倒退，这种情况在大面积颅骨缺损、大面积脑梗死去骨瓣减压、烟雾病做了颞肌贴敷的患者中，容易出现，修补手术做的越晚越容易出现。所以早期修补手术在颅内外血管交通之前手术，可能避免脑皮层功能倒退。修补后头皮血管仍可能通过钛板的网孔和颅内沟通，理论上有利于患者进一步康复。

4. 早期做颅骨修补有利于减少硬膜下积液

部分硬膜下积液，和颅骨缺损有关，特别是大面积颅骨缺损，压力不均衡、脑组织重力作用下垂，硬膜下隙增宽形成积液，穿刺抽吸是无效的，做修补手术后，积液自然消失，有的硬膜下积液已经形成囊腔与蛛网膜下腔不通，修补术中将囊腔打开，也可一次治愈积液。

5. 早期做颅骨修补避免颞肌萎缩

涉及颞骨的颅骨缺损，颞肌的附着点离断，时间越长越可能萎缩，颞肌萎缩明显的患者修补术后出现颞部明显隆起，与对侧不对称，不美观，家属往往报怨颅骨塑形不满意，其实是颞肌萎缩向下堆积造成的，早期修补避免颞肌萎缩，塑形美观满意。

6. 早期做颅骨修补有利于脑积水的治疗

有理论认为，颅骨缺损是形成脑积水的原因之一，早期修补可能避免颅骨缺损相关脑积水的形成。慢性脑积水常常在伤后1～2个月出现，在颅骨缺损和脑积水同时存在的情况下，应先行颅骨修补术，且应早期手术，不然，随着脑积水的进展，脑室扩大，颅骨缺损处骨窗张力增高，骨窗隆起，处理变得棘手，修补手术已无法进行，不得已先做分流手术解决脑积水，同期或二期做修补手术，均增加了分流管堵塞和感染的风险。分流手术最好选用可调压分流管，避免过度分流引起骨窗凹陷，增加修补手术硬膜下出血、积液、脑内出血的风险，术前颅内压不能降得较低，骨窗应平或略凹陷，以利于皮下组织、钛板和脑膜的贴敷，减少皮下积液的发生，术后1周再调节分流管压力，进一步缓解脑积水。

（三）延迟手术指征

颅骨缺损修补的时机，应视患者的全身和局部情况而定，在下列情况下应该考虑延迟手术。

（1）对初期清创不彻底、局部已感染、颅内存有病灶及颅内压增高的患者，暂勿施行颅骨成形术。

（2）部分全身情况差、神经缺损严重、不能自理生活者；特别是合并心肺并发症、贫血、糖尿病、营养不良、电解质紊乱者延迟修补。

（3）缺损区头皮菲薄有大片瘢痕者，亦勿急于修补，可外盖局部头盔暂时保护，待条件成熟后再考虑成形手术。

（4）行动脉瘤夹闭、脑血管畸形、血管介入治疗者应复查血管影像检查，明确病灶已处理妥善，再考虑修补手术。

（四）颅骨修补材料的选择

关于修补颅骨的材料，种类甚多，各有利弊。

1. 整形效果较差

自体骨虽然组织反应小，但需在供骨区和植骨区两处施术，增加患者痛苦且整形效果较差。有人将去大骨瓣减压所取下的骨片包埋在腹部皮下，作为日后修补之用，由于须作两处手术，而且骨片常常被吸收变小以致松动下凹。

2. 易受污染

采用异体骨又因冷藏于骨库，增加了污染的机会，异物反应也较大故均已少用。

3. 骨移植材料

理想的骨移植材料应具有良好的生物兼容性和整合能力、化学性质稳定、术后长期维持其形状、不易滑脱移位、可预知其长期生物学性质、易于塑形、轮廓化方便、价格便宜。目前国内使用的颅骨修补材料有机玻璃、硅橡胶、钛板、钛网及其他有机材料，但都具有各自的优缺点。

（1）平板有机玻璃经加热塑形作为修补材料，具有方便易行的优点，但对整形要求较高的眼眶、鼻根等处则效果欠佳，同时，抗冲压强度较差容易碎裂亦非理想材料。

（2）由高分子材料甲基丙烯酸甲酯与苯乙烯共聚物的粉剂加

上甲基丙烯酸甲酯单体水剂互相混合制成的可塑性自凝材料，既有良好的塑形性能，又能自凝固化形成坚固稳定的永久性植片，具有强度适宜、组织兼容性好、不易降解、不影响X线检查等优点。近年来有人在上述双组分材料中添加了制孔剂，研制出可塑性微孔人工颅骨材料。植入人体后，成纤维细胞可以长入植片的微孔，使植片与组织融为一体，且有钙化和骨化趋势，可谓较理想的颅骨修补材料。

（3）金属颅骨成形片如不锈钢板及网片、钽板或钛合金板及网片均有较强抗压性能，组织兼容性亦好，但钛网、钛板由于易导热、导电，造成患者术后在高温环境中有头部灼热感，钛网板价格亦昂贵，边缘锐利还容易穿破头皮并有影响X线检查的缺点。

（4）硅橡胶颅骨修补材料，虽然生物兼容性较好，却存在强度偏低的问题。目前加网增强的硅橡胶颅骨板、羟基磷灰石或陶瓷材料所制成的新型颅骨成表植片则有较好的颅骨缺损修补性能。

（五）手术方法

1. 常规方法

在局麻或全麻下施术，头皮切口呈弧形，皮瓣基蒂部血供应充分保证。分离头皮时勿损伤深面的硬脑膜，以免术后积液。采用覆盖法修补时，骨缺损区周边无需修整，骨衣也不必切开，用稍大于缺损的植片覆盖在缺损区，四周用粗丝线固定在骨衣上即可。但必须使用强度大、质地好、周边薄的材料，才能与颅骨的形态和弧度相吻合。若采用镶嵌法则需沿骨缺损缘切开骨衣并加修整，然后将剪裁合适的植片镶嵌在骨缺损处，周边钻孔用粗丝线固定在骨缘上。应注意在前额部行镶嵌法修补时，勿打开额窦，以免引起感染。术毕，应分层缝合头皮，不放引流，适当加压包扎。

2. 无模多点成形钛合金颅骨修复体的数字化设计与方法

采用数字化电脑塑形钛网进行额颞大面积颅骨缺损修补，其术后并发症明显少于手工塑形钛网，而且能很好地还原患者的头形容貌，是颅骨修补理想的选择。颅骨缺损的部位、大小、形状各不相同，且术前及术中进行传统模具和手工制作与缺损区难以十分匹配，特别是塑形的钛板修复体与原缺损区生理曲度不符，成形后左右对称性欠佳，美容效果差。既往多数临床医生采用简单工具对钛网进行现场加工制作，医生在术前和术中反复设计、裁剪、塑形，由于术者的经验和制作工具的影响，导致手术效果参差不齐，既延误了手术时间，又往往达不到对称的美容效果。而且70%以上的患者缺损区域在前额、眉弓轮廓及其相邻的额颞顶区域，美容效果直接影响到患者的心理和生理的健康。

无模多点成形技术应用于颅骨成形术，标志着颅骨修复体塑形已从手工时代进入了数字化时代。近年来随着计算机和三维图像重建技术的应用以及采用自动模具制作钛板，使塑形更完美、更精确。目前，有一种钛合金颅骨修复体的数字化设计与制造技术，这种技术的优点是数字技术结合CT扫描三维成像，能使术前制成的修复体更精确。

3．颅骨修补材料的个性化设计与方法

随着计算机辅助设计和快速成形技术的发展，颅骨修补材料的个性化设计制造成为可能。赵文旭等采用个性化预制医用树脂和羟基磷石灰复合材料完成48例颅骨缺损的修补，效果满意。利用组织工程技术修补颅骨缺损是近年来发展起来的新方向，在组织工程骨中快速建立血管尤为重要。徐松柏等采用血管内皮生长因子（VEGF）转基因组织工程骨对兔颅骨缺损模型进行修复，对转基因技术在颅骨组织工程方面的应用进行初步探讨，认为VEGF转基因组织工程骨能加快修复区的骨形成，可望为临床大块颅骨缺损修复提供有效方法。

第四节　脊髓电刺激系统植入术

一、脊髓电刺激治疗的发展历史

脊髓电刺激（spinal cord stimulation，SCS）治疗是目前国际

上公认的治疗慢性顽固性疼痛的先进疗法。它的出现使无数慢性顽固性疼痛患者摆脱了疼痛的困扰，重新扬起了生活的风帆。近来，高颈段脊髓电刺激治疗脑外伤后长期昏迷具有促进清醒的效果。

脊髓电刺激治疗在国际上已经有三十多年的历史。1967 年，Shealy 等报道了第一例脊髓电刺激治疗应用于顽固性疼痛，并获得了令人鼓舞的效果。20 世纪 70 年代，脊髓电刺激治疗得到了广泛的应用。1980 年，美敦力公司在美国使用了第一个可程控刺激系统，1982 年，第一次在临床上应用了完全植入式的神经刺激器，目前已有近六万名左右的患者接受了脊髓、外周电刺激治疗。

据报道，到 2003 年底，脊髓电刺激治疗在国内开展，已有近 50 名患者接受了脊髓电刺激治疗的测试，其中，35 例左右的患者接受了植入，并获得了较为满意的效果，由测试到完全植入的成功率在 70%左右。由于该手术是微创技术且非破坏性、可逆性，并发症少，无不良反应，并可根据患者的需要调节电压、脉宽、频率，可通过测试刺激评估疗效，避免不必要的外科手术所以为广大患者普遍接受及认可。现有的植入中心已遍布中国各大城市，植入技术也日趋成熟。

2011 年 2 月 15 日天津武警医学院附属医院实施了全国首例颅脑外伤术后的昏迷患者高颈段脊髓电刺术，使因车祸昏迷了一个多月的患者奇迹般地恢复了意识。

二、脊髓电刺激治疗的适应证

脊髓电刺激主要用于治疗慢性顽固性神经源性疼痛。适应证主要有：

（1）慢性腰腿痛：在最常见的慢性致残性疾病中排在第三位，仅次于心脏病和关节炎。

（2）复杂性局灶性疼痛综合征 如一些周围神经损伤后的疼痛。

（3）周围缺血性疼痛 如糖尿病足、雷诺病等。

（4）顽固性心绞痛。

（5）残肢痛，幻肢痛。

（6）其他：如带状疱疹后遗神经痛、神经根病、蛛网膜炎等。

高颈段脊髓电刺激主要适用于促醒长期昏迷患者的意识恢复。

三、脊髓电刺激术

（一）器械

脊髓电刺激系统由三个部分组成：植入患者脊髓硬膜外间隙的电极、植入腹部或臀部皮下的发放电脉冲的刺激器，以及连接两者的延伸导线。脊髓电刺激治疗的原理主要是 Melzak 和 Wall 在 1965 年提出的门控理论：通过植入脊髓硬膜外间隙的电极传递的电刺激，阻断疼痛信号通过脊髓向大脑传递，使疼痛信号无法到达大脑皮层，从而达到控制疼痛的目的。

（二）手术方法

脊髓外周电刺激系统植入术是一个微创手术。医生在影像学设备的引导下通过穿刺或在脊柱上开一个小骨窗，将电极放到脊髓硬膜外间隙的特定节段，然后通过体外的临时刺激器观察刺激覆盖的位置以及疼痛改善的程度，并根据测试的情况调整电极的位置以达到最佳的刺激状态。

（1）治疗顽固性疼痛：患者在手术过程中保持清醒状态以配合测试。测试成功后患者会带着临时刺激器回病房，接受一个 2～7 天左右的测试期，观察疼痛和日常生活（如睡眠、行走等）的改善情况。若疼痛缓解良好且患者对治疗效果较满意，则植入整个刺激系统（延伸导线和刺激器）。术后医生和专业技术人员会用体外程控仪对脊髓电刺激系统进行无创性的设置和调整，患者也可以用配置的患者程控器在医生设定的范围内进行调节，操作非常方便灵活。

（2）长期昏迷的促醒：①入院后完善相关术前检查，在全麻下行“高颈段脊髓电刺激植入术”。②侧卧位，以 C5 为中心，颈后正中入路，分离到棘突椎板，咬除 C4 部分棘突和椎板，将美敦力外科板状电极植入患者的 C2～C3 椎管内，并将电刺激发生器放置到患者右侧锁骨下窝皮下。术后第一天开启电刺激器，根据患者生命体征和肢体刺激活动情况，将刺激器电压设置为 1.2V，脉宽 130sec，频率 30Hz。刺激条件设置为：15 分钟开/15 分钟关，白天刺激 10 小时，夜间关闭模式。开启刺激器后患者肌张力明显降低。

四、脊髓电刺激术评价

脊髓电刺激治疗是一种微创疼痛治疗技术，它是在脊髓的硬膜外间隙插入一根电极，通过电刺激阻断疼痛信号的传导。它不破坏人体的组织结构，不仅可以有效缓解疼痛，而且有灵活多变的调节模式，可随患者病情的变化在体外不断调节，使疼痛能获得长期有效的控制。对于其他治疗方法无效或效果不佳的慢性顽固性神经痛，脊髓外周电刺激可起到很好的治疗效果。在植入整个系统之前，医生会作一个筛选测试，如果疼痛控制良好，才进行植入，从而避免了患者无谓的花销。脊髓外周电刺激治疗术后患者可减少口服镇痛药物的使用甚至完全停药，避免了长期大量用药对身体的损害，并且几乎没有不良反应，故在医学界也被称为“绿色治疗”。脊髓外周电刺激治疗的不足之处是价格比较昂贵，使用一定时间后需要更换电池。

第五节　神经修复治疗

神经修复学是研究以细胞治疗（cell therapy）为核心，以神经修复性药物、神经调控、生物和组织工程等神经塑形（neuroplasticity）手段为基础的综合修复干预策略及其作用机制的一门学科，领域涉及神经系统损害部分的神经再生、结构修补或替代、神经重塑、神经保护、神经调控、血管发生及免疫调节恢复机制。近年的大量基础研究，特别是临床转化实践的迅速开展，极大丰富和更新了人们对神经修复学知识体系的认识，不断推动学科深入发展。神经修复治疗（neurorestorotherapy），也称神经修复疗法：是细胞治疗（comprehensive cytotherapy）、神经修复手术

(neurorestorosurgery)、神经修复药物治疗（neurorestorative pharmacotherapy)、神经调控/电刺激治疗（neuromodulation stimulation therapy)、主动运动一目标强化神经康复治疗（active movement&target enhancement neurorehabilitation therapy，A MTENT)、中医药治疗（chinese traditional therapy，TCM)、物理治疗（physiotherapy)、组织工程治疗（tissue engineering therapy）和生物工程治疗（bio-engineering therapy）的总称。其理论基础是神经可修复理论。效用机制包括神经营养因子、信号神经修复和神经塑形，其他还包括神经修补、神经调控、神经再生、神经替代、神经发生、突触发生、再髓鞘化、血管再生、免疫调节，以及神经保护等。目前神经修复疗法已经发展到第二代，第一代疗法是单一类型细胞移植、单一或部分疗法的简单组合，而第二代疗法依据神经系统修复的上述复杂客观规律，优化整合和有机组合当前各种有效方法，达到优势互补，能最大程度、最有效地修复神经功能，其突出特点是：多种类型细胞、多途径、多疗程和多手段综合神经修复治疗。方案采用个性化最佳细胞组合和最佳途径组合，多疗程植入细胞，联合最适宜的神经一肌肉刺激/激励，通过最佳突破脑屏障的用药路径和最优剂量使用修复类药物因子，结合主动运动一目标强化神经康复治疗，达到最佳费用一效果比。

神经修复学临床分类：普通神经修复学（general neurorestoratology)、小儿神经修复学（pediatric/child neurorestoratology)、老年神经修复学（geroneurorestoratology/gerontoneurorestoratology/geriatric neurorestoratology)、创伤神经修复学（traumatic neurorestoratology)、疼痛神经修复学（pain neurorestoratology)、精神神经修复学（psycho-neurorestoratology)、癫痫神经修复学（epilepsy neurorestoratology)、卒中神经修复学（stroke neurorestoratology）等。以疾病和不同年龄患者群为分类亚专业的主要依据，使学科发展，更贴近临床，更关注疗效，更有可能主动整合所有的手段，能够更高、更全面地把握和治疗疾病，更健康地引

导细胞（包括干细胞）、神经调控等治疗手段的发展。

神经修复与传统治疗互为基础原则（principle of mutual foundation between neural repair and conventional therapy）：要大大加强神经康复和对症治疗，是神经修复学提高疗效的必由之路。因为外周肌肉和关节的运动，反过来也会影响神经塑形，所以神经修复一定要与最高水平神经康复和对症治疗（如抗痉挛的药物注射）紧密结合起来，这样才能减少长期的异常关节运动和对神经塑形的持续负面作用，达到最好功能改善。这对于脑瘫尤为重要，因为，他们脑内从幼年就没有一个正常的神经控制环路，所以要在神经修复的前提下，进行正常运动的康复训练。

神经系统疾病治疗之殊途同归原则（principle of same goal or conclusion from different approaches in treatment of nervous system illness）：很多神经疾病开始发病各异，但最终损害殊途同归，故许多治疗手段是相同或相似的，作用机制也包括保护、再生、修复、替代、激活、微环境改变、免疫调控等多方面。

细胞药用原则（principle of cells using as medicine）：细胞移植后其中一个主要机制是通过释放因子，改变微环境而发挥作用，因细胞植入一定时间后数量将会逐渐减少，故神经修复作用也逐渐减弱，因此应该像用药一样，定期重复移植细胞。

车流梗阻理论（theory of stream of vehicles obstruction）：一个小的阻塞节点，就会严重影响整个车流，而疏通则是耗时巨大的事情。

细胞使用黄金 2 小时原则（principle of gold two hours to use cells from lab to clinic）：即细胞产品从准备好，到临床植入患者体内的等待时间必须控制在 2 小时以内。因为存放超过 2 小时，细胞的存活和功能状态迅速下降。

外因主导内因原则（principle of leadership of external factor over internal factor）：人体其他器官和系统的治疗，强调外因治疗通过内因内心起作用；而作为中枢，作为人体司令部，内因已经受累，故强调主要依靠外因，外在的修复是第一位的。人体其他器官和系统疾病的治疗，强调心理调节心理治疗配合；而作为中枢，作为人体司令部和心理思维的发源地的疾病，应该更需要依赖非心理方面的调整和治疗。

感觉促进运动假说（hypothesis of sensation promoting movement）：神经系统通过感觉传入，感知到存在，然后中枢发出运动信号，不断加强、纠偏、固化。所以，只强调运动锻炼，而无有效感觉刺激传入，对运动神经重塑效果的产生有限，且也不符合自然的神经发生学的过程，即感觉决定神经再生的方向，所以应该刻意加强细胞植入后的感觉刺激。应该强调给予患者有效的足量的感觉刺激，以利于运动神经的正确再生。而不仅仅是足量的单纯运动锻炼。

局部网络节点活化假说（hypothesis of local neural network node activation）：细胞内实质内移植后，活化局部神经网络节点，逆转极化方向，对癫痫放电有抑制作用。

先活化再塑形原则（principle of remodeling following activation）：经过移植足够（或多次）细胞数量、药物、电磁刺激后，正确充分的功能训练神经重塑一定跟上，否则好细胞也被周围“坏”环境同化。

脊髓损伤患者神经修复三阶梯（three-step ladder）目标治疗方案：让躺着的人坐起来，让坐着的人站起来，让站着的人走起来。以修复神经＋功能康复为基础的明确治疗方案，能够更有效地指导患者的治疗方向，提高临床疗效。

神经修复学发展六阶段：理念变革期、治疗探索期、比较整合期、规范治疗期、普及提高期、临床治愈期。

细胞神经修复疗法五原则（five-principle for cell neurorestorotherapy）：早期、足量，多途径，多量程，联合干预。

主动运动－目标强化神经康复治疗（active movement-target enhancement neurorehabilitation therapy，AMTENT）：是一种在神经修复治疗基础上，通过预设目标强化训练，来改善瘫痪患者肢体功能障碍的疗法。例如：对于脊髓损伤患者，设定三阶梯

(three-step ladder) 治疗目标，即让躺着的人坐起来，让坐着的人站起来，让站着的人走起来；对于累及下颈段、胸段、腰段的患者，使用尽量短的支具站起来强化训练站立和行走功能。对于卒中患者，通过限制健侧肢体的运动，达到强制使用患肢和强化训练患肢的目的，提高患者运动功能和日常生活能力。可短期集中强化重复训练患肢，每天强化 120～240 分钟，每周 5～7 天，连续 8～12 周。随后根据疗效，进行负荷调整。主动运动一目标强化训练要根据每个患者的功能障碍情况，突出日常生活动作，选择不同塑形任务，制订个体化训练方案；具体可结合塑形技术行为训练方法，让患者设定通过努力才可以达到的动作或行为目标，或是任务难度刚刚超过患者的肌肉运动能力。

无痛主动运动一目标强化神经康复治疗 (painless active movement-target enhancement neurorehabilitation therapy，PAM-TENT)：是在主动运动一目标强化神经康复治疗 (active movementtarget enhancement neurorehabilitation therapy，AMTENT) 基础上，结合“无痛康复治疗”理念，而形成的一个更加完整的康复学新概念。本治疗突出 AMTENT 治疗过程中严密监控疼痛应激反应策略，提前预防疼痛，即时控制疼痛，早期缓解疼痛，将疼痛程度控制在无痛康复治疗范围内，其根本目标是：既能最大限度改善患者的实用功能，又不致造成治疗性损伤。

第六章

不同类型颅脑损伤

第一节 概 述

颅脑损伤是一种常见的外伤形式，而且随社会现代化程度的不断提高，再加上各种运动损伤，使颅脑损伤的发病率呈继续增高的趋势。脑损伤多见于交通事故、工伤事故；自然灾害、坠落、跌倒、爆炸、火器伤，以及各种钝利器对头部的直接打击，常与身体其他部位的损伤合并存在。

颅脑损伤可分为头颅和脑两部分损伤，头颅部包括头皮、颅骨，脑部是泛指颅腔内容物而言，即脑组织、脑血管及脑脊液。根据损伤特点可将颅脑损伤分为局部和弥漫性损伤，在局部脑损伤中，创伤会导致脑挫伤和血肿的发生，从而出现颅内占位效应造成脑移位形成脑疝；在弥漫性脑损伤中，致伤力使得轴索膜功能障碍，同时膜两侧离子分布失衡，最终导致轴索持续去极化，失去神经传导功能，造成广泛神经功能障碍，此时引起的原发性昏迷可与局部脑损伤造成的继发性昏迷相鉴别。

一、颅脑损伤机制

颅脑损伤的病理改变是由致伤因素和致伤方式决定的。了解患者损伤机制，对推测脑损伤的部位、估计受损组织的病理改变，以及制定适当的治疗方案都有指导意义。

（一）直接暴力

外力直接作用于头部而引起损伤：

1. 加速性损伤

相对静止的头颅突然遭到外力打击，由静态转为动态。此时通常冲击性损伤严重，而对冲性损伤较轻。

2. 减速性损伤

运动着的头颅突然碰撞在外物上，迫使其在瞬间内由动态转为静态。其损伤效应主要是对冲性脑损伤，其次为局部冲击伤。如：枕部着地，常致额颞前端和脑底部挫裂伤，而顶部着地，可致额叶眶面、颞前叶和同侧枕叶内侧面损伤等。

3. 挤压性损伤

头颅在相对固定时，因两侧相对的外力挤压而致伤，尤指婴儿头部的产伤，由于没有加速性或减速性损伤效应，故脑组织往往没有显著损伤。

（二）间接暴力

外力作用于身体其他部位而后传递至颅脑：

1. 挥鞭样损伤

躯体突然为暴力驱动，作用力经颅颈连接部传至头部，迟动的头颅与颈椎间以及脑组织与颅腔之间，甚至脑实质内各不同结构的界面间出现剪应力。

2. 颅颈连接处损伤

颅颈连接处损伤又称脑传递样损伤坠落伤时，臀部或双足先着地，冲击力由脊柱向上传导致枕骨髁部，而引起损伤。

3. 胸部挤压伤

胸部挤压伤又称创伤性窒息，胸壁突然遭受巨大压力冲击，致使上腔静脉血流逆行入颅，可造成脑损伤。

综上所述，当患者伤情危急，而又高度怀疑存在颅内血肿时，需紧急钻孔探查清除血肿，钻孔的部位和顺序选择要参考头部着力部位、损伤性质、瞳孔变化及颅骨骨折等因素综合判断。

二、颅脑损伤临床分型

（一）临床应用分类

适用于临床诊断，以颅脑解剖部位和损伤病理形态改变为依据（图 6-1）。

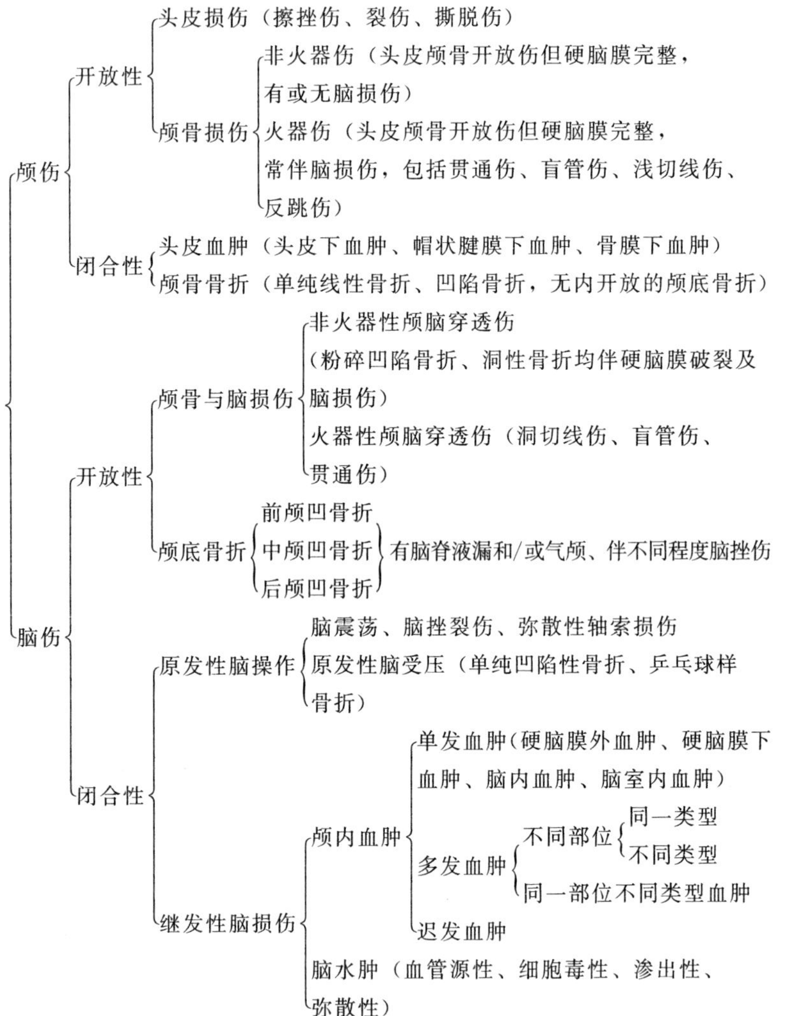

图 6-1　颅脑损伤临床分型

注意：脑损伤依据硬脑膜是否完整，分为开放性和闭合性颅脑损伤。前者的诊断主要依据为硬脑膜破裂，脑脊液外流，颅腔与外界交通。颅底骨折合并脑脊液漏者又称之为内开放性脑损伤。

（二）根据病情轻重分类

1960 年我国首次制定急性闭合性颅脑损伤的分型标准，经两次修订后已较为完善，被广泛应用至今。

1. 轻型

指单纯性脑震荡，可伴有或无颅骨骨折。

(1) 昏迷 0～30min。

(2) 仅有轻度头昏、头痛等自觉症状。

(3) 神经系统和脑脊液检查无明显改变。

2. 中型

指轻度脑挫裂伤，伴有或无颅骨骨折及 SAH，无脑受压者。

(1) 伤后昏迷时间 12h 以内。

(2) 轻度神经系统阳性体征。

(3) 生命体征（体温、血压、脉搏、呼吸）有轻度改变。

3. 重型

指广泛颅骨骨折，广泛脑挫裂伤及脑下损伤或颅内血肿。

(1) 伤后昏迷时间 12h 以上，意识障碍加重或出现再度昏迷。

(2) 有明显神经系统阳性体征。

(3) 生命体征（体温、血压、脉搏、呼吸）有明显改变。

4. 特重型

(1) 脑原发损伤重，伤后深昏迷，有去皮质强直或伴有其他部位的脏器损伤、休克等。

(2) 已有晚期脑疝，包括双侧瞳孔散大，有生命体征严重紊乱或呼吸已近停止。

注：临床上又将伤后 3h 内立即出现双瞳散大、生命体征严重改变，深昏迷者称作特急性颅脑损伤。

(三) 根据昏迷程度分类

格拉斯哥昏迷评分（Glasgow Coma Scale，GCS）仍然是最广泛和便于应用的临床分级标准。按照 GCS 评分简单划分为：GCS13～15 分，伤后意识障碍在 20min 以内为轻型；GCS9～12 分，伤后意识障碍为 20min 至 6h 为中型；GCS3～8 分，伤后昏迷或再昏迷时间在 6h 以上为重型。

三、脑损伤的临床表现

（一）意识障碍

是颅脑损伤最为常见的症状。

1. 根据意识障碍产生的时间可分为

（1）原发性意识障碍：伤后立即出现，通常由原发颅脑损伤造成，其机制为广泛皮质损伤、弥漫性轴索损伤等。

（2）继发性意识障碍：伤后存在一段时间的清醒期，或原发性意识障碍一度好转，病情再度恶化，意识障碍又加重。颅内血肿是继发性意识障碍的最常见原因。

2. 根据意识障碍的程度，由轻到重分为 5 级

（1）嗜睡：对刺激反应淡漠，可被唤醒，停止刺激随即入睡，回答简单问题基本正确，生理反射（瞳孔、角膜及吞咽反射）和生命体征正常。

（2）蒙矇：对刺激反应迟钝，可有轻度烦躁，能主动变换体位，不能正确回答问题，语无伦次，生理反射和生命体征无明显改变。

（3）浅昏迷：对语言刺激基本无反应，刺痛可躲避，深浅反射尚存。

（4）中昏迷：对语言刺激无反应，痛刺激反应迟钝，浅反射消失，深反射减退或消失，角膜和吞咽反射尚存，常有溺尿。

（5）深昏迷：对刺激无反应，深浅反射消失，瞳孔光反射迟钝或消失，四肢肌张力极低或强直，尿潴留，生命体征严重紊乱。

（二）头痛和呕吐

如患者全头剧烈胀痛，且逐渐加重，并伴有反复的呕吐，说明颅内压力进行性增高，应警惕颅内血肿的发生。

（三）瞳孔改变

（1）伤后一侧瞳孔立即散大，光反应消失，或同时伴有眼内直肌麻痹，眼球外斜，若合并意识障碍，则提示脑病的发生；若患者此时意识清醒，应考虑动眼神经原发损伤。

（2）伤后双侧瞳孔不等大，光反应灵敏，瞳孔缩小侧睑裂变

窄，眼球内陷，同侧面部潮红，少汗，为同侧霍纳 Horner 征。

(3) 双侧瞳孔大小不等，伴有眼球位置外斜，表示中脑受损。

(4) 双侧瞳孔缩小，光反应消失，并伴中枢性高热，为脑桥损伤。

(5) 一侧瞳孔先缩小后散大，光反应差，意识障碍加重，而对侧瞳孔早期正常，晚期亦随之散大，为典型小脑幕切迹疝。

(6) 双侧瞳孔散大固定，光反应消失，多为濒危状态。

(四) 锥体束征

(1) 凡伤后早期没有表现锥体束征，继后逐渐出现，伴有躁动和意识障碍加重者，常为颅内继发血肿的信号。

(2) 一侧肢体腱反射亢进并伴有恒定的锥体束征阳性，说明对侧大脑半球运动区有损伤。

(五) 脑疝

1. 小脑幕切迹疝

包括小脑幕切迹上疝（小脑蚓部疝）和小脑幕切迹下疝（颞叶沟回疝），当出现幕上血肿或严重脑水肿时，颞叶内侧靠近小脑幕缘的结构，包括海马、沟回，海马旁回，由于幕上压力增高，而向幕下移动，压迫行经脚间池的动眼神经、大脑脚和大脑后动脉，并挤压脑干，出现明显的临床症状，包括瞳孔变化、意识障碍和枕叶皮层损伤。

2. 枕骨大孔疝

枕骨大孔疝又称小脑扁桃体下疝，是因后颅凹占位病变或因幕上占位病变导致全面颅内压增高的后果，造成脑脊液循环受阻并对延髓挤压。临床上可突然发生呼吸骤停而猝死。

(六) 脑外伤的全身性改变

1. 生命体征

(1) 通常单纯脑外伤后较少出现伤后早期休克现象，否则应怀疑伴有其他脏器损伤，如气胸、内脏大出血等。

(2) 伤后早期生命体征紊乱，已经恢复正常，但随即出现血压升高、脉压加大、呼吸变缓，说明存在颅内压进行性升高，应怀疑继发颅内血肿。

2. 电解质代谢紊乱

（1）低钠血症：①两种理论。a.抗利尿激素分泌综合征（SIADH）；b.脑性耗盐综合征（CSW）。②治疗。对症补充氯化钠和盐皮质激素，伴有尿量增多时可予神经垂体素，若表现为高血容量的SIADH，应限制水的摄入量。

（2）高钠血症：治疗应及时复查血电解质，根据高血容量性低血容量性高钠分别调整输液成分。

3. 脑性肺水肿

（1）诊断：多见于严重颅脑损伤，起病急，早期出现呼吸困难，伴有大量血性泡沫痰，有广泛湿啰音，及时行X线胸片检查可确诊。

（2）治疗：原则与支气管哮喘相同，以支气管解痉为主。

4. 应激性溃疡

（1）诊断：呕吐咖啡色胃内容物，也可呕吐鲜血，可伴失血性休克。

（2）治疗：常规对严重颅脑损伤患者给予抑酸药，用凝血酶和冰盐水胃内灌洗，同时纠正低血容量。

5. 凝血机制障碍

（1）诊断：重型颅脑损伤约半数患者可出现凝血机制障碍，严重者表现为弥散性血管内凝血（DIC），凝血时间和凝血酶原时间延长，血清纤维蛋白降解产物（FDP）水平增高。

（2）治疗：积极输注新鲜血浆及其血液成分。

6. 脑死亡

需由专职组织判定：①对外界和体内各种刺激均无反应；②连续观察1h以上无自主呼吸和运动；③双瞳散大，固定，无光反应；角膜反射消失；④脑电图描记10min以上，增益5μV/mm以上呈平波。必要时尚可采用脑血管造影、放射性核素血管扫描，CT增强扫描和经颅多普勒血管扫描等方法，进一步证实脑血循环是否已中止。

四、外伤神经系统检查

（一）神经系统一般检查

1. 头颅望诊

（1）颅底骨折的征象：①熊猫眼征。眼眶周围皮下淤血。②Battle 征。耳后乳突周围皮下淤血。③脑脊液鼻漏/耳漏。④鼓室积血或外耳道裂伤。

（2）颅面骨折的检查：①LeFort 骨折。面骨触诊不稳定。②眶缘骨折。可触及反常运动。③眶周水肿、眼球突出。

2. 颅颈听诊

（1）颈动脉听诊：杂音可能与颈动脉夹层动脉瘤有关。

（2）眼球听诊：杂音提示颈内动脉海绵窦瘘。

3. 癫痫的证据

单发、多发或持续癫痫状态。

（二）神经系统检查

1. 脑神经检查

（1）视觉功能：①如果意识清楚，最理想的方法是应用近视力检测卡，如果患者不能辨认，则进一步行数指检查；仍不成功则检查手动和视觉光感是否存在。儿童可以出现暂时性皮层盲，持续 1～2d，一般见于枕部受到打击。②如果意识不清检查传入性瞳孔反射，应用强光照射（swinging flashlight）试验，可以提示是否有视神经损伤。

（2）瞳孔：室内光线下的大小和对光反射。

（3）面神经：注意压分周围性和中枢性面瘫。

（4）眼底镜检查：检查是否存在视盘水肿、视网膜出血，视网膜脱离，视网膜的异常提示视神经前端的损伤。进一步的详细检查要应用散瞳剂，但是造成一定时间内无法观察瞳孔变化，必须慎重应用。

2. 意识水平/精神状态

（1）格拉斯哥昏迷评分（GCS）可以定量评价昏迷患者的意识水平。

（2）对能语言交流的患者检查定向力。

3. 运动系统检查（检查从运动区皮层发出途经脊髓的运动传导束）

（1）患者合作：检查四肢肌力和肌张力。

（2）患者不合作：观察四肢对疼痛刺激的活动反应（要鉴别自主活动、姿态和脊髓反射），也有助于评价意识障碍患者的躯体感觉功能。

（3）疑有脊髓损伤：检查静息状态下肛门括约肌张力，如果患者合作检查肛门括约肌自主收缩功能；检查肛门反射和球海绵体肌反射。

4. 感觉系统检查

（1）合作患者：①检查躯干和四肢针刺觉，主要皮区的触觉（C_4，C_6，C_7，C_8，T_4，T_6，T_{10}，L_2，L_4，L_5，S_1，骶尾骨区）。②检查脊髓后索功能：如下肢关节位置觉。

（2）不合作患者：检查患者对疼痛刺激的中枢反应，即痛苦表情、对刺痛的定位等；而不是单纯的肢体屈曲回缩，这可能只是脊髓反射。

5. 反射

（1）肌肉牵张反射（腱反射）：反射存在表明肌肉的瘫痪是由于中枢神经系统的损伤而不是周围神经损害，反之亦然。

（2）足跖反射（Babinski 征）。

（3）疑有脊髓损伤：检查肛门反射和球海绵体肌反射。

五、颅脑损伤的救治原则

（一）急诊脑外伤患者接诊处置

监测生命体征，观察意识状态，尤其是神志瞳孔等重点体征变化，询问病情，确定 GCS 评分及分型。全身检查，确定有无胸、腹、脊柱，四肢复合伤，及时行头颅 CT 检查，做出初步诊断以及适当的急诊处置。根据病情，决定就地抢救或直接进入手术室施行急诊手术。

（二）救治原则

抢救生命（心-肺-脑复苏），解除脑疝，止血，预防感染，复合伤的治疗。

（三）各种类型的急诊手术

头皮和颅骨损伤的清创手术，血肿钻孔引流术，标准开颅血肿清除术。

（四）综合治疗

正常颅内压见表 6-1。包括降低颅内压，改善脑循环，改善通气，糖皮质激素类制剂和止血药物的使用，预防性使用抗生素，水电解质平衡，全身营养与能量支持。

（五）危重患者抢救及监护

包括颅内压、脑血流和脑电图、心肺功能监护等。

表 6-1　正常颅内压

年龄组	正常值范围（mmHg）
成人和大龄儿童	<10～15（<1.33～1.995kPa）
小龄儿童	3～7（0.399～0.931kPa）
婴儿	1.5～6（0.1995～0.798kPa）

（六）康复治疗

预防和对症治疗各种外伤后并发症，包括高压氧，锻炼神经功能和认知能力的恢复，精神心理治疗。

六、颅脑损伤的预后

（一）格拉斯哥结果分级（GOS）

1975 年 Jennett 和 Bond 提出伤后 0.5～1 年患者恢复情况的分级：

（1）Ⅰ级：死亡。

（2）Ⅱ级：植物状态，长期昏迷，呈去皮质强直状态。

（3）Ⅲ级：重残，需他人照顾。

（4）Ⅳ级：中残，生活能自理。

（5）Ⅴ级：良好，成年人能工作、学习。

（二）颅脑损伤的后期并发症

（1）外伤后癫痫。

（2）交通性脑积水：发生率约等于重型颅脑损伤的3.9%。

（3）外伤后综合征（或脑震荡后综合征）。

（4）促性腺激素减低性性腺功能低下。

（5）慢性创伤性脑病。

（6）Alzheimer病（AD）：多见于颅脑损伤，尤其是重型颅脑损伤，其发生机制与脑外伤促进神经组织淀粉样蛋白的沉积。

第二节 头皮损伤

一、应用解剖

（一）额顶枕部

头皮是被覆于头颅穹隆部的软组织，头皮是颅脑部防御外界暴力的表面屏障，具有较大的弹性和韧性，对压力和牵张力均有较强的抗力。故而暴力可以通过头皮及颅骨传入颅内，造成脑组织的损伤，而头皮却完整无损或有轻微的损伤。头皮的结构与身体其他部位的皮肤有明显的不同，表层毛发浓密、血运丰富，皮下组织结构致密，有短纤维隔将表层、皮下组织层和帽状腱膜层连接在一起，三位一体不易分离，其间富含脂肪颗粒，有一定保护作用。帽状腱膜与颅骨骨膜之间有一疏松的结缔组织间隙，使头皮可赖以滑动，故有缓冲外界暴力的作用。当近于垂直的暴力作用在头皮上，由于有硬组织颅骨的衬垫，常致头皮挫伤或头皮血肿，严重时可引起挫裂伤；近于斜向的或切线的外力，因为头皮的滑动常导致头皮的裂伤、撕裂伤，但在一定程度上又能缓冲暴力作用在颅骨上的强度。解剖学上可分为5层。

（1）皮肤层较身体其他部位的厚而致密，含有大量毛囊、皮脂腺和汗腺。含有丰富的血管和淋巴管，外伤时出血多，但愈合较快。

(2) 皮下组织层由脂肪和粗大而垂直的纤维束构成，皮肤层和帽状腱膜层均由短纤维紧密相连，是结合成头皮的关键，富含血管神经。

(3) 帽状腱膜层覆盖于颅顶上部，为大片白色坚韧的腱膜结构，前连于额肌，后连于枕肌，侧方与颞浅筋膜融合，坚韧且有张力。该层与骨膜连接疏松，是易产生巨大帽状腱膜下血肿的原因。

(4) 腱膜下层由纤细而疏松的结缔组织构成，其间有许多血管与颅内静脉窦相通。

(5) 骨膜层紧贴于颅骨外板，在颅缝贴附紧密，其余部位贴附疏松，可自颅骨表面剥离。

(二) 颞部

颞部头皮向上以颞上线与颞顶枕部相接，向下以颧弓上缘为界。组织结构可分以下 6 层。

(1) 皮肤颞后部皮肤与额顶枕部相同，前部皮肤较薄。

(2) 皮下组织与皮肤结合不紧密，没有致密纤维性小梁，皮下组织内有耳颞神经、颞浅动、静脉经过。

(3) 颞浅筋膜系帽状腱膜直接延续而成，在此处较薄弱。

(4) 颞深筋膜被盖在颞肌表面，上起颞上线，向下分为深浅两层，分别附于颧弓的内外面，两层间合成一封闭间隙，内容脂肪组织。深层筋膜质地较硬，内含腱纤维，创伤撕裂后，手指触及裂缘，易误认为骨折。

(5) 颞肌起自颞窝表面，向下以肌腱止于下颌骨喙突。颞肌表面与颞深筋膜之间有一间隙，内含脂肪，向下与颊脂体相延续。

(6) 骨膜此处骨膜与骨紧密相结合，不易分开。

(三) 颅顶软组织血管

1. 动脉

颅顶软组织的血液供给非常丰富，动脉之间吻合极多，所以头皮损伤愈合较快，对于创伤治疗十分有利。但是另一方面因为血管丰富，头皮动脉在皮下组织内受其周围的纤维性小梁的限制，当头皮损伤时血管壁不易收缩，所以出血极多甚至导致休克，必须用特殊止血法止血。

供应颅顶头皮的动脉，除眼动脉的两个终枝外，都是颈外动脉的分枝。

(1) 眶上动脉和额动脉是眼动脉（发自颈内动脉）的终枝。自眶内绕过眶上缘向上分布于额部皮肤。在内眦部，眼动脉的分枝鼻背动脉与面动脉的终枝内眦动脉相吻合。

(2) 颞浅动脉是颈外动脉的一个终枝，越过颧弓根部后，行至皮下组织内（此处可以压迫止血），随即分成前、后两枝。前枝（额枝）分布额部，与眶上动脉相吻合；后枝（顶枝）走向顶部与对侧同名动脉相吻合。

(3) 耳后动脉：自颈外动脉发出后，在耳郭后上行，分布于耳郭后部的肌肉皮肤。

(4) 枕动脉起自颈外动脉，沿乳突根部内侧向后上，在乳突后部分成许多小枝，分布顶枕部肌肉皮肤。另有脑膜枝经颈静脉孔和髁孔入颅，供应颅后窝的硬脑膜。

上述诸动脉的行走方向都是由下向上，呈放射状走向颅顶，故手术钻孔或开颅时，皆应以颅顶为中心做放射状切口，皮瓣蒂部朝下，以保留供应皮瓣的血管主干不受损伤。

2. 静脉

头皮静脉与同名动脉伴行，各静脉相互交通，额部的静脉汇成内眦静脉，进而构成面前静脉；颞部的静脉汇成颞浅静脉；枕部的静脉汇入颈外浅静脉。

颅外静脉还借导血管和板障静脉与颅内的静脉窦相交通。头颅部的静脉没有静脉瓣，故头、面部的化脓性感染，常因肌肉收缩或挤压而经此路径引起颅骨或颅内感染。

常见的颅内、外静脉交通有以下几支。

(1) 内眦静脉经眼静脉与海绵窦交通在内眦至口角连线以内的区域发生化脓感染时，可通过此路径而造成感染性海绵窦栓塞，故此区有“危险三角区”之称。

(2) 顶部导血管位于顶骨前内侧部，联结头皮静脉与上矢状窦。顶部帽状腱膜下感染可引起上矢状窦感染性栓塞。

(3) 乳突部导血管经乳突孔联结乙状窦与耳后静脉或枕静脉。

(4) 枕部导血管联结枕静脉和横窦。项部的痈肿有引起横窦栓塞的危险。

(5) 经卵圆孔的导血管联结翼静脉丛和海绵窦，故面深部的感染引起海绵窦感染者也不少见。

正常情况下，板障静脉和导血管的静脉血流很不活跃，但当颅压增高时，颅内静脉血可经导血管流向颅外，所以在长期颅压增高的患者，板障静脉和导血管可以扩张变粗，儿童尚可见到头皮静脉怒张现象。

(四) 淋巴

颅顶没有淋巴结，所有淋巴结均位于头颈交界处，头部浅淋巴管分别注入下述淋巴结。

(1) 腮腺（耳前）淋巴结位于颧弓上下侧，咬肌筋膜外面，有颞部和部分额部的淋巴管注入。

(2) 下颌下淋巴结在颌下腺附近，有额部的淋巴管注入。

(3) 耳后淋巴结在枕部皮下斜方肌起始处，有颅顶后半部的淋巴管注入。

以上淋巴结最后注入颈浅淋巴结和颈深淋巴结。

(五) 神经

除面神经分布于额肌、枕肌和耳周围肌外，颅顶部头皮的神经都是感觉神经。

额部皮肤主要是三叉神经第一枝眼神经的眶上神经和滑车上神经分布。颞部皮肤主要由三叉神经第三枝下颌神经的耳颞神经分布。耳郭后面皮肤由颈丛的分枝耳大神经分布。枕部皮肤由第2颈神经的后枝枕大神经和颈丛的分枝枕小神经分布。枕大神经投影在枕外隆凸下2cm距中线2～4cm处，穿出斜方肌腱，分布枕部大部皮肤。枕大神经附近的瘢痕、粘连可引起枕部疼痛（枕大神经痛），常在其浅出处做枕大神经封闭治疗。

二、头皮损伤的类型及处理

颅脑损伤患者多有头皮损伤。头皮是一种特殊的皮肤，含有大量头发、毛囊、皮脂腺、汗腺及皮屑，往往隐藏污垢和细菌，一旦发生开放性损伤，容易引起感染，但头皮的血液循环十分丰富，仍有较好的抗感染能力。头皮损伤外科处理时的麻醉选择，要根据伤情及患者的合作程度而定。头皮裂伤清创缝合一般多采用局麻，对头皮损伤较重或范围较大者，仍以全身麻醉为佳。单纯头皮损伤通常不致引起严重后果，但有时也可因头皮损伤后大量出血导致休克，所以应妥善处理。另外，头皮损伤若处理不当，可诱发深部感染，因此对于头皮损伤应给予足够的重视。

（一）头皮擦伤

1. 临床表现

（1）头皮表层不规则轻微损伤。

（2）有不同深度的表皮质脱落。

（3）有少量出血或血清渗出。

2. 诊断要点

损伤仅累及头皮表层。

3. 治疗原则

处理时一般不需要包扎，只需将擦伤区域及其周围头发剪去，用肥皂水及生理盐水洗净，拭干，涂以红汞或甲紫即可。

（二）头皮挫伤

1. 临床表现

（1）头皮表面可见局限性的擦伤，擦伤处及其周围组织有肿胀、压痛。

（2）有时皮下可出现青紫、淤血。

（3）可同时伴有头皮下血肿。

2. 诊断要点

损伤仅累及头皮表层及真皮层。

3．治疗原则

将损伤局部头皮消毒包扎即可，亦可在涂以红汞或甲紫后采用暴露疗法，注意保持伤口干燥。

（三）头皮血肿

头皮富含血管，遭受各种钝性打击后，可导致组织内血管破裂出血，从而形成各种血肿。头皮出血常发生在皮下组织、帽状腱膜下或骨膜下并易于形成血肿。其所在部位和类型有助于分析致伤机制，并能对颅骨和脑的损伤做出估计。

1．皮下血肿

头皮的皮下组织层是头皮血管、神经和淋巴汇集的部位，伤后易发生出血、水肿。

（1）临床表现：由于头皮下血肿位于头皮表层和帽状腱膜，受皮下纤维隔限制而有其特殊表现：①体积小、张力高。②疼痛十分显著。③扪诊时中心稍软，周边隆起较硬，往往误为凹陷骨折。

（2）诊断要点：采用X线切线位拍片的方法或在血肿缘加压排开组织内血液和水肿后，即可辨明有无凹陷骨折。有助于排除凹陷骨折，以明确皮下血肿的诊断。

（3）治疗原则：皮下血肿无须特殊治疗，早期给予冷敷以减少出血和疼痛，24～48h后改为热敷以促进其吸收。

2．帽状腱膜下血肿

帽状腱膜下层是一疏松的结缔组织层，其间有连接头皮静脉和颅骨板障静脉以及对脑神经。原发性颅脑损伤静脉窦的导血管。当头部遭受斜向暴力时，头皮发生剧烈的滑动，可引起导血管撕裂，出血较易扩散，常形成巨大血肿。

（1）临床表现：①血肿范围宽广，严重时血肿边界与帽状腱膜附着缘一致，前至眉弓，后至枕外粗隆与上项线，两侧达颧弓部，恰似一顶帽子戴在患者头上。②血肿张力低，波动明显，疼痛较轻，有贫血外貌。③婴幼儿巨大帽状腱膜下血肿，可引起失血性休克。

（2）诊断要点：采用影像学检查结合外伤史及临床表现诊断。

(3) 治疗原则：帽状腱膜下血肿的处理，对较小的血肿亦可采用早期冷敷、加压包扎，24～48h后改为热敷，待其自行吸收。若血肿巨大，则应在严格皮肤准备和消毒下，分次穿刺抽吸积血后加压包扎，尤其对婴幼儿患者，须间隔1～2d穿刺1次，并根据情况给予抗生素，必要时尚需补充血容量的不足。多次穿刺仍复发的头皮血肿，应考虑是否合并全身出血性疾病，并做相应检查，有时需要切开止血或皮管持续引流。头皮血肿继发感染者，应立即切开排脓，放置引流，创口换药处理。

3. 骨膜下血肿

颅骨骨膜下血肿，除婴儿可因产伤或胎头吸引助产所致者外，一般都伴有颅骨线形骨折。出血来源多为板障出血或因骨膜剥离而致，血液积聚在骨膜与颅骨表面。

(1) 临床表现：血肿周界限于骨缝，这是因为颅骨在发育过程中，将骨膜夹嵌在骨缝之内，故很少有骨膜下血肿超过骨缝者，除非骨折线跨越两块颅骨，但血肿仍将止于另一块颅骨的骨缝。

(2) 诊断要点：采用影像学检查结合临床表现诊断。

(3) 治疗原则：骨膜下血肿的处理，早期仍以冷敷为宜，但忌用强力加压包扎，以防积血经骨折缝流入颅内，引起硬脑膜外血肿。血肿较大时，应在严格备皮和消毒情况下施行穿刺，抽吸积血1～2次即可恢复。对较小的骨膜下血肿，亦可采用先冷敷，后热敷待其自行吸收的方法。但婴幼儿骨膜下血肿易发生骨化形成骨性包壳，难以消散，对这种血肿宜及时行穿刺抽吸并加压包扎。

4. 新生儿头皮血肿及其处理

(1) 胎头水肿（产瘤）：新生儿在分娩过程中，头皮受产道压迫，局部血液、淋巴循环障碍，血浆外渗，致使产生头皮血肿。表现为头顶部半圆形包块、表皮红肿，触之柔软，无波动感透光试验阴性。临床不需特殊处理，3～5d后可自行消失。

(2) 帽状腱膜下血肿：出血量较大，血肿范围广。头颅明显肿胀变形，一般不做血肿穿刺而行保守治疗。血肿进行性增大，可试行压迫颞浅动脉，如果有效，可结扎该动脉。患儿如出现面色苍白、心率加快等血容量不足表现，应及时处理。

（3）骨膜下血肿（头血肿）：由于骨外膜剥离所致。多见于初产妇和难产新生儿，约25%可伴有颅骨骨折。血肿多发于头顶部，表面皮肤正常，呈半圆形、光滑、边界清楚，触之张力高，可有波动感。以后由于部分血肿出现骨化，触之高低不平。常合并产瘤，早期不易发现。一般2～6周逐渐吸收，如未见明显吸收，应在严格无菌条件下行血肿穿刺抽出积血，以避免演变成骨囊肿。

5. 并发症及其防治

（1）头皮感染：急性头皮感染多为伤后初期处理不当所致，常发生于皮下组织，局部有红、肿、热、痛，耳前、耳后或枕下淋巴结有肿大及压痛，由于头皮有纤维隔与帽状腱膜相连，故炎症区张力较高，患者常疼痛难忍，并伴全身畏寒、发热等中毒症状，严重时感染可通过导血管侵入颅骨及（或）颅内。治疗原则是早期给予抗菌药物及局部热敷，后期形成脓肿时，则应施行切开引流，持续全身抗感染治疗1～2周。

（2）帽状腱膜下脓肿：帽状腱膜下组织疏松，化脓性感染容易扩散，但常限定在帽状腱膜的附着缘。脓肿源于伤后头皮血肿感染或颅骨骨髓炎，在小儿偶尔可因头皮输液或穿刺引起。帽状腱膜下脓肿患者常表现头皮肿胀、疼痛、眼睑水肿，严重时可伴发全身性中毒反应。帽状腱膜下脓肿的治疗，除抗菌药物的应用外，均应及时切开引流。

（3）骨髓炎颅盖部位的急性骨髓炎：多表现为头皮水肿、疼痛、局部触痛，感染向颅骨外板骨膜下扩散时，可出现波特水肿包块。颅骨骨髓炎早期容易忽略，X线平片也只有在感染2～3周之后始能看到明显的脱钙和破坏征象。慢性颅骨骨髓炎则常表现为经久不愈的窦道，反复溃破流脓，有时可排出脱落的死骨碎片。此时X线平片较易显示虫蚀状密度不均的骨质破坏区，有时其间可见密度较高的片状死骨影像，为时过久的慢性颅骨骨髓炎，也可在破坏区周围出现骨质硬化和增生，通过X线平片可以确诊。

颅骨骨髓炎的治疗，应在抗菌治疗的同时施行手术，切除已失去活力和没有血液供应的病骨。

（四）头皮裂伤

头皮裂伤后容易招致感染，但头皮血液循环十分丰富，虽然头皮发生裂伤，只要能够及时施行彻底的清创，感染并不多见。在头皮各层中，帽状腱膜是一层坚韧的致密结缔组织，它不仅是维持头皮张力的重要结构，也是防御浅表感染侵入颅内的屏障。当头皮裂伤较浅，未伤及帽状腱膜时，裂口不易张开，血管断端难以收缩止血，出血较多。若帽状腱膜断裂，则伤口明显裂开，损伤的血管断端易于随伤口收缩、自凝，反而较少出血。

1. 头皮单纯裂伤

（1）临床表现：常因锐器的刺伤或切割伤，裂口较平直，创缘整齐无缺损，伤口的深浅多随致伤因素而异。除少数锐器直接穿戳或劈砍进入颅内，造成开放性颅脑损伤者外，大多数单纯裂伤仅限于头皮，有时可深达骨膜，但颅骨常完整无损，也不伴有脑损伤。

（2）诊断要点：详细询问伤情，并结合临床表现，必要时进行头颅影像学检查排除其他伤情。

（3）治疗原则：是尽早施行清创缝合，即使伤后逾 24h，只要没有明显的感染征象，仍可进行彻底清创一期缝合，同时应给予抗菌药物及 TAT 注射。

清创缝合方法：剃光裂口周围至少 8cm 以内的头皮，在局麻或全麻下，用灭菌盐水冲洗伤口，然后用消毒软毛刷蘸肥皂水刷净创口和周围头皮，彻底清除可见的毛发、泥沙及异物等，再用生理盐水冲洗，冲净肥皂泡沫，继而用灭菌干纱布拭干以碘酒、乙醇消毒伤口周围皮肤，对活跃的出血点可用压迫或钳夹的方法暂时控制，待清创时再一一彻底止血。常规铺巾后由外及里分层清创，创缘修剪不可过多，以免增加缝合时的张力。残存的异物和失去活力的组织均应清除，术毕缝合帽状腱膜和皮肤。若直接缝合有困难时可将帽状腱膜下疏松组织层向周围潜行分离，施行松解后缝合；必要时亦可将裂口做 S 形或瓣形延长切口，以利缝合。一般不放皮下引流条。

2. 头皮复杂裂伤

(1) 临床表现：常为钝器损伤或因头部碰撞所致，裂口多不规则，创缘有挫伤痕迹，创口间尚有纤维组织相连，没有完全断离。伤口的形态常能反映致伤物的大小和形状。这类创伤往往伴有颅骨骨折或脑损伤，严重者可引起粉碎性凹陷骨折，故常有毛发或泥沙等异物嵌入，易致感染。

(2) 诊断要点：详细询问伤情，并结合临床表现，必要时进行头颅 X 线片或 CT 检查排除其他伤情。

(3) 治疗原则：清创缝合方法是术前准备和创口的冲洗清创方法已如上述。对复杂的头皮裂伤进行清创时，应做好输血的准备。机械性清洁、冲洗应在麻醉后进行，以免因剧烈疼痛刺激引起的心血管不良反应。对头皮裂口应按清创需要有计划地适当延长，或做附加切口，以便创口能够一期缝合或经修补后缝合。创缘修剪不可过多，但必须将已失去血供的挫伤皮缘切除，以确保伤口的愈合。对头皮残缺的部分，可采用转移皮瓣的方法，将创面闭合，供皮区保留骨膜，以中厚皮片植皮。

3. 头皮撕裂伤

(1) 临床表现：大多为斜向或切线方向的暴力作用在头皮上所致，撕裂的头皮往往呈舌状或瓣状，常有一蒂部与头部相连。头皮撕裂伤一般不伴有颅骨和脑损伤，极少伴有颅骨骨折或颅内出血。这类患者失血较多，有时可达到休克的程度。

(2) 诊断要点：详细询问伤情，并结合临床表现，头颅影像学检查可排除其他伤情。

(3) 治疗原则：清创缝合方法是原则上除小心保护残蒂之外，应尽量减少缝合时的张力，可采用帽状腱膜下层分离，松解裂口周围头皮，然后予以分层缝合。由于撕裂的皮瓣并未完全撕脱，常能维持一定的血液供应，清创时切勿将相连的蒂部扯下或剪断。有时看来十分窄小的残蒂，难以提供足够的血供，但却能使整个皮瓣存活。若缝合时张力过大，应首先保证皮瓣基部的缝合，然后将皮瓣前端部分另行松弛切口或转移皮瓣加以修补。

（五）头皮撕脱伤

强大暴力拉扯头皮，将大片头皮自帽状腱膜下层或连同骨外膜撕脱，甚至将肌肉、一侧或双侧耳郭、上眼睑一并撕脱。

1. 现场急救处理

（1）防止失血性休克，立即用大块无菌棉垫、纱布压迫创面，加压包扎。

（2）防止疼痛性休克，使用强镇痛剂。

（3）注射破伤风抗毒素。

（4）在无菌、无水和低温密封下保护撕脱头皮并随同伤者一起，送往有治疗条件的医院。

2.头皮撕脱伤的治疗

原则是根据创面条件和头皮撕脱的程度，选择显微外科技术等最佳手术方法，以达到消灭创面、恢复和重建头皮血运的目的，从而最大限度地提高头皮存活率。

（1）撕脱头皮未完全离体，有良好血液供应：剃发彻底清创、消毒后，将撕脱头皮直接与周围正常皮肤缝合，留置皮管负压引流，创面加压固定包扎。

（2）撕脱头皮完全离体，无血液供应：①撕脱头皮无严重挫伤，保护良好，创面干净，血管无严重扯拉损伤。此种情况，应立即行自体头皮再植术。撕脱头皮的头发尽量地剪短，不刮头皮，避免损伤头皮和遗留残发不易清除，消毒后放入冰肝素林格液中清洗，寻找头皮主要血管（眶上动静脉、滑车动静脉、颞浅动静脉、耳后动静脉）并做出标记，选择直径较大动静脉 1～2 条，在显微镜下行血管端端吻合。吻合动脉直径必须大于 1mm，吻合部位必须是从正常头皮中分离而出，血管内膜无损伤，否则吻合成功率明显降低。为减少头皮热缺血时间，应争分夺秒先吻合 1 支头皮动脉，然后再逐一吻合其他血管。如果头皮静脉损伤严重，吻合困难，可采用自体大隐静脉移植，必须保证至少一条静脉吻合通畅。如果撕脱头皮颜色转红，创面出现渗血，说明吻合口通畅，头皮血液供应恢复。缝合固定头皮时，应避免吻合血管扭曲和牵拉。留置皮管负压引流，轻压包扎。应慎重选择吻合血管，以免吻合失败后，创面失去一期植皮的机会。②因各种原因无法进行头皮血管显微吻合术，头部创面无明显污染，骨膜完整。此种情况，可将撕脱头皮削成薄层或中厚皮片一期植皮。皮片与周围正常皮肤吻合固定，加压包扎以防止移位。皮片越薄，成活率越高，皮片越厚，成活率越低，但存活后皮片越接近正常皮肤。③头皮连同骨膜一起撕脱，颅骨暴露，血管显微吻合失败。在创面小的情况下，可利用旋转皮瓣或筋膜转移覆盖暴露的颅骨，同时供应区皮肤缺损行一期植皮。筋膜转移区创面择期行二期植皮。④颅骨暴露范围大而无法做皮瓣和筋膜转移者，可行大网膜移植联合植皮术。剖腹取自体大网膜，结扎切断左胃网膜动静脉，保留右胃网膜动静脉以备血管吻合。将离体大网膜置于利多卡因肝素液中，轻轻挤揉，然后铺盖颅骨表面，四周吻合固定。将右胃网膜动静脉与颞浅动静脉吻合，如果颞浅静脉损伤，取自体大隐静脉一条，长 8～10cm，做右胃网膜静脉和颈外静脉搭桥。大网膜血液循环恢复后，立即取自体中厚皮片一块，覆盖大网膜表面，四周与正常皮肤吻合固定，轻压包扎。⑤对于上述诸种手术均失败，且伴大面积颅骨暴露者。切除颅骨外板或在颅骨表面每间隔 1cm 钻孔直达板障层。待肉芽生长后二期植皮。

3. 头皮、创面严重挫伤和污染

（1）撕脱头皮严重挫伤或污染，而头部创面条件较好者，可从股部和大腿内侧取薄层或中厚皮片，行创面一期植皮。

（2）头部创面严重挫伤或污染而无法植皮者，彻底清创消毒后可以利用周围正常头皮做旋转皮瓣覆盖创面，皮瓣下留置引流管。供皮区头皮缺损一期植皮。

（3）创面已感染者，应换药处理。待创面炎症控制，肉芽生长良好时行二期植皮。

（六）头皮缺损

1. 小面积头皮缺损的处理

头皮缺损小于 1.0cm，沿原创口两侧，潜行分离帽状腱膜下层各 4～5cm，使皮肤向中心滑行靠拢，而能直接缝合伤口。

2. 中等面积头皮缺损的处理

头皮缺损小于 6.0cm，无法直接缝合，需做辅加切口，以改变原缺损形态，减少缝合张力，以利缝合。

（1）椭圆形或菱形头皮缺损：利用“S”形切口，沿伤口轴线两极做反方向弧形延长切口后，分离伤口两侧帽状腱膜下层，再前后滑行皮瓣，分两层缝合伤口。

（2）三角形头皮缺损：利用三臂切口，沿伤口三个角做不同方向的弧形延长切口，长度根据缺损大小确定，充分分离切口范围的帽状腱膜下层，旋转滑行皮瓣，分两层缝合伤口。

3. 大面积头皮缺损的处理

不规则和大面积头皮缺损，利用转移皮瓣修复。常用辅加切口有弧形切口和长方形切口。切口长度和形态需要经过术前计算和设计。双侧平行切口因为影响伤口血液供应而目前已少用。术中通过皮瓣移位和旋转覆盖原头皮缺损区，供皮区出现的新鲜创面应有完整骨膜，可行一期植皮。皮瓣转移后，在基底部成角处多余皮肤形成“猫耳”，不可立即切除，以免影响皮瓣血液供应，应留待二期处理。临床常用头皮瓣有：颞顶后或颞枕部皮瓣向前转移修复顶前部创面；枕动脉轴型皮瓣向前转移修复颞顶部创面；颞顶部和颞枕部皮瓣向后转移修复顶枕部创面。

第三节 脑损伤

脑损伤是指暴力作用于头部造成的脑组织器质性损伤。根据致伤物、受力程度等因素不同，将伤后脑组织是否与外界相通而分为开放性和闭合性脑损伤；前者多由锐器或火器直接造成，均伴有头皮裂伤，颅骨骨折、硬脑膜破裂和脑脊液漏；后者为头部受到钝性物体或间接暴力所致，往往头皮颅骨完整，或即便头皮、颅骨损伤，但硬脑膜完整，无脑脊液漏，为闭合性脑损伤。

根据脑损伤发生的时间，可将顿脑损伤分为原发性和继发性脑损伤，前者主要是指暴力作用在脑组织的一瞬间所造成损伤，即神经组织和脑血管的损伤，表现为神经纤维的断裂和传出功能障碍，不同类型的神经细胞功能障碍甚至细胞的死亡，包括脑震荡、脑挫裂伤等；后者指受伤一定时间后出现的脑损伤，包括脑缺血、颅内血肿、脑肿胀、脑水肿和颅内压升高等。

一、脑震荡

脑震荡又称轻度创伤性脑损害，头部受力后在临床上观察到有短暂性脑功能障碍，系由轻度脑损伤所引起的临床综合征，其特点是头部外伤后短暂意识丧失，旋即清醒，除有近事遗忘外，无任何神经系统缺损表现。脑的大体标本上无肉眼可见到的神经病理改变，显微病理可有毛细血管充血、神经元胞体肿大、线粒体和轴索肿胀。

（一）临床表现

1. 意识改变

受伤当时立即出现短暂的意识障碍，对刺激无反应，可完全昏迷，常为数秒或数分钟，大多不超过半个小时。个别出现为期较长的昏迷，甚至死亡。

2. 短暂性脑干症状

伤情较重者在意识改变期间可有面色苍白、出汗、四肢肌张力降低、血压下降、心动徐缓、呼吸浅慢和各生理反射消失。

3. 无意识凝视或语言表达不清

4. 语言和运动反应迟钝

回答问题或遵嘱运动减慢。

5. 注意力易分散

不能集中精力，无法进行正常的活动。

6. 定向力障碍

不能判断方向、日期、时间和地点。

7. 语言改变

急促不清或语无伦次，内容脱节或陈述无法理解。

8. 动作失调

步态不稳，不能保持连贯的行走。

9. 情感夸张

不适当的哭泣，表情烦躁。

10. 记忆缺损

逆行性遗忘，反复问已经回答过的同一问题，不能在 5min 之后回忆起刚提到的 3 个物体的名称。

11. 恢复期表现

头痛、头昏、恶心、呕吐、耳鸣、失眠等症状。通常在数周至数月内逐渐消失，有的患者症状持续数月甚至数年，即称为脑震荡后综合征或脑外伤后综合征。

12. 神经系统检查

可无阳性体征。

（二）辅助检查和神经影像检查

1. 实验室检查

腰椎穿刺颅内压正常；脑脊液无色透明，不含血，白细胞正常。

2. 神经影像检查

头颅 X 检查，有无骨折发现。

（三）诊断

主要以受伤史、伤后短暂意识障碍、近事遗忘，无神经系统阳性体征作为依据。目前尚缺乏客观诊断标准，常需参考各种辅助方法，如腰穿测压、颅骨平片。

（四）治疗

1. 观察病情变化

伤后短时间内可在急诊科观察，密切注意意识、瞳孔、肢体运动和生命体征的变化。对于离院患者，嘱其家属在当日密切注意头痛、恶心、呕吐和意识障碍，如症状加重即来院检查。

2. 无需特殊治疗

卧床休息，急性期头痛、头晕较重时，嘱其卧床休息，症状减轻后可离床活动。多数患者在2周内恢复正常，预后良好。

3. 对症治疗

头痛时可给予罗通定等镇痛剂。对有烦躁、忧虑、失眠者可给予地西泮，三溴合剂等药物。

二、弥漫性轴索损伤

弥漫性轴索损伤（DAI）是指头部遭受加速性旋转暴力时，在剪应力的作用下，脑白质发生的以神经轴索断裂为特征的一系列病理生理变化。

病理改变主要以位于脑的中轴部（胼胝体、脑白质、脑干上端背外侧及小脑上脚等处）的挫伤、出血或水肿为主。大体改变：组织间裂隙及血管撕裂性出血灶。镜下检查可见神经轴索断裂、轴浆溢出，并可见轴索断裂形成的圆形轴缩球及血细胞溶解后的含铁血黄素。

（一）临床表现

1. 意识障碍

意识障碍是其典型的表现，通常DAI均有脑干损伤表现，且无颅内压增高。受伤当时立即出现昏迷，且昏迷时间较长。神志好转后，可因继发性脑水肿而再次昏迷。

2. 瞳孔变化

如累及脑干，可有一侧或双侧瞳孔散大。对光反应消失，或同向性凝视。

（二）辅助检查

1. 血常规检查

了解应激状况。

2. 血生化检查

鉴别昏迷因素。

3. 头颅CT扫描

可见大脑皮质与髓质交界处、胼胝体、脑干、内囊区或第三脑室周围有多个点或片状出血灶，常以脑挫伤改变作为诊断标准。

4. 头颅 MRI 扫描

可精确反映出早期缺血灶、小出血灶和轴索损伤改变。

（三）诊断

（1）创伤后持续昏迷 6h 以上。

（2）CT 显示脑白质、第三脑室、胼胝体、脑干以及脑室内出血。

（3）颅内压正常但临床状况差。

（4）无颅脑明确结构异常的创伤后持续植物状态。

（5）创伤后弥漫性脑萎缩。

（6）尸检 DAI 可见的病理征象。

（四）治疗及预后

（1）对 DAI 的治疗仍沿用传统的综合治疗方式，无突破性进展。此病预后差，占颅脑损伤早期死亡的 33%。

（2）脱水治疗。

（3）昏迷期间加强护理，防止继发感染。

三、脑挫裂伤

暴力作用于头部时，着力点处颅骨变形或发生骨折，同时脑组织在颅腔内大幅度运动，导致脑组织着力点或冲击点损伤，均可造成脑挫伤和脑裂伤，由于两种改变往往同时存在，故又统称脑挫裂伤。前者为脑皮质和软脑膜仍保持完整；而后者，有脑实质及血管破损、断裂，软脑膜撕裂。脑挫裂伤的显微病理表现为脑实质点片状出血，水肿和坏死。脑皮质分层结构不清或消失，灰质与白质分界不清。脑挫裂伤常伴有邻近的局限性血管源性脑水肿和弥漫性脑肿胀。

外伤性急性脑肿胀又称弥漫性脑肿胀（DBS），是指发生在严重的脑挫裂伤和广泛脑损伤之后的急性继发性脑损伤，以青少年多见。治疗以内科为主。

（一）临床表现

1. 意识障碍

受伤当时立即出现，一般意识障碍时间均较长，短者半小时、数小时或数日，长者数周、数月，有的为持续昏迷或植物状态。

2. 生命体征改变

常较明显，体温多在38℃左右，脉搏和呼吸增快，血压正常或偏高。如出现休克，应注意全身检查。

3. 局灶症状与体征

受伤当时立即出现与伤灶相应的神经功能障碍或体征，如运动区损伤的锥体束征、肢体抽搐或瘫痪，语言中枢损伤后的失语以及昏迷患者脑干反应消失等。颅压增高：为继发脑水肿或颅内血肿所致。尚可有脑膜刺激征。

4. 头痛、呕吐

患者清醒后有头痛、头晕，恶心呕吐、记忆力减退和定向力障碍。

（二）检查

1. 实验室检查

（1）血常规：了解应激状况。

（2）血气分析：可有血氧低、高二氧化碳血症存在。

（3）脑脊液检查：脑脊液中有红细胞或血性脑脊液。

2. 神经影像学检查

（1）头颅X平片：多数患者可发现有颅骨骨折。

（2）头颅CT：了解有无骨折、有无中线移位及除外颅内血肿。

（3）头颅MRI：不仅可以了解具体脑损伤部位、范围及其周围脑水肿情况，而且尚可推测预后。

（三）常规治疗

（1）轻型脑挫裂伤患者，通过急性期观察后，治疗与弥漫性轴索损伤相同。

（2）抗休克治疗：如合并有休克的患者首先寻找原因，积极抗休克治疗。

(3) 重型脑挫裂伤患者，应送重症监护病房。

(4) 对昏迷患者，应注意维持呼吸道通畅。

(5) 对来院患者呼吸困难者，立即行气管插管连接人工呼吸机进行辅助呼吸。对呼吸道内分泌物多，影响气体交换，且估计昏迷时间较长者（3～5d以上），应尽早行气管切开术。

(6) 对伴有脑水肿的患者，应适当限制液体入量，并结合脱水治疗。

(7) 脱水治疗颅内压仍在40～60mmHg（5.32～7.98kPa）会导致严重脑缺血或诱发脑疝，可考虑行开颅去骨瓣减压和/或脑损伤灶清除术。

(8) 手术指征：对于脑挫裂伤严重，局部脑组织坏死伴有脑水肿和颅内压增高的患者，经各种药物治疗无效，症状进行性加重者。具体方法：清除挫伤坏死的脑组织及小的出血灶，再根据脑水肿、脑肿胀的情况进行颞肌下减压或局部去骨瓣减压。

（四）其他治疗

(1) 亚低温治疗，维持体温33℃～34℃，多针对重型或特重型脑外伤患者。

(2) 药物治疗：糖皮质激素、改善脑细胞代谢、止血剂等。

(3) 高压氧疗法（HBO）。

四、脑干损伤

脑干原发损伤在头、颈部受到暴力后可以立即出现，多不伴有颅内压增高表现。病理变化有脑干神经组织结构紊乱、轴索断裂、挫伤和软化。由于脑干内除脑神经核团、躯体感觉运动传导束外，还有网状结构和呼吸、循环等生命中枢，故其致残率和死亡率均较高。

原发性脑干损伤的病理变化常为脑挫伤伴灶性出血和水肿，多见于中脑被盖区，脑桥及延髓被盖区次之。继发性脑干损伤常因严重颅内高压致脑疝形成，脑干受压移位，变形使血管断裂可引起出血和软化等继发病变。

（一）临床表现

1. 典型表现

多为伤后立即陷入持续昏迷状态，生命体征多有早期紊乱，表现为呼吸节律紊乱，心跳及血压波动，双瞳大小多变，眼球斜视，四肢肌张力增高，去皮质强直状态，伴有锥体束征。多有高热、消化道出血、顽固性呃逆、甚至脑性肺水肿。

2. 中脑损伤表现

意识障碍突出，瞳孔可时大时小双侧交替变化，去皮质强直。

3. 脑桥损伤表现

除持久意识障碍外，双瞳常极度缩小，角膜反射及嚼肌反射消失，呼吸节律不整，呈现潮式呼吸或抽泣样呼吸。

4. 延髓损伤表现

主要为呼吸抑制和循环紊乱，呼吸缓慢、间断，脉搏快弱、血压下降，心眼反射消失。

（二）辅助检查

1. 腰椎穿刺

脑脊液多呈血性，压力多为正常或轻度升高，当压力明显升高时，应除外颅内血肿。

2. 头颅 X 线平片

往往多伴有颅骨骨折。

3. 头颅 CT 扫描

在伤后数小时内检查，可显示脑干有点片状高密度区，脑干肿大，脚间池、桥池，四叠体池及第四脑室受压或闭塞。

4. 头颅及上颈段 MRI 扫描

有助于明确诊断，了解伤灶部位和范围。

5. 脑干诱发电位

波峰潜伏期延长或分化不良。

（三）治疗

（1）一般治疗措施同脑挫裂伤。

（2）对一部分合并有颅内血肿者，应及时诊断和手术。对合并有脑水肿或弥漫性轴索损伤及脑肿胀者，应用脱水药物和激素等予以控制。

(3) 伤后 1 周，病情较为稳定时，为保持患者营养，应由胃管进食。

(4) 对昏迷时间较长的患者，应加强护理，防止各种并发症。

(5) 有条件者，可行高压氧治疗，以助于康复。

五、下丘脑损伤

单纯下丘脑损伤少见，多伴有严重脑干损伤和/或脑挫裂伤，可引起神经-内分泌紊乱和机体代谢障碍。其损伤病理多为灶性出血、水肿、缺血、软化及神经细胞坏死，偶可见垂体柄断裂和垂体内出血。

(一) 临床表现

(1) 意识与睡眠障碍。

(2) 循环及呼吸紊乱。

(3) 体温调节障碍，中枢性高热，高达 41℃甚至 42℃。

(4) 水电解质代谢紊乱，尿崩。

(5) 糖代谢紊乱。

(6) 消化系统障碍。

(7) 间脑发作。

(二) 诊断

通常只要有某些代表丘脑下部损伤的征象，即可考虑伴有此部位的损伤。

(三) 治疗

与原发性脑干损伤基本相同。需加强监测。

第四节 颅内血肿

一、概述

颅内血肿属颅脑损伤严重的继发性病变，在闭合性颅脑损伤中约占 10%；在重型颅脑损伤中占40%～50%。颅内血肿继续发展，容易导致脑疝。因此，颅内血肿的早期诊断和及时手术治疗非常重要。

一般而言，急性颅内血肿量幕上超过 20mL，幕下 10mL 即可引起颅内压增高症状。由于脑实质不能被压缩，所以调节颅内压作用主要在脑脊液和脑血容量之间进行。颅内压增高时只有 8%的颅腔代偿容积。若颅内高压的发生和发展较为缓和，颅腔容积的代偿力可以充分发挥，这在颅内压监测示容积压力曲线上可以看到。若颅内高压的发生与发展十分急骤，超出容积代偿力，越过容积压力曲线的临界点，则可很快进入失代偿期。此时，颅腔容积的顺应性极差，即使从脑室入出 1mL 脑脊液，亦可使压力下降 0.4kPa（3mmHg）以上。若颅内高压达到平均体动脉压水平时，脑灌注压已少于 2.6kPa（20mmHg），则脑血管趋于闭塞，中枢血液供应濒临中断，患者将陷于脑死亡状态。

颅内血肿类型如下。

1. 按血肿在颅内结构的解剖层次不同可分为三种类型

（1）硬脑膜外血肿：指血肿形成于颅骨与硬脑膜之间者。

（2）硬脑膜下血肿：指血肿形成于硬脑膜与蛛网膜之间者。

（3）脑内（包括脑室内）血肿：指血肿形成于脑实质内或脑室内者（图 6-2）。

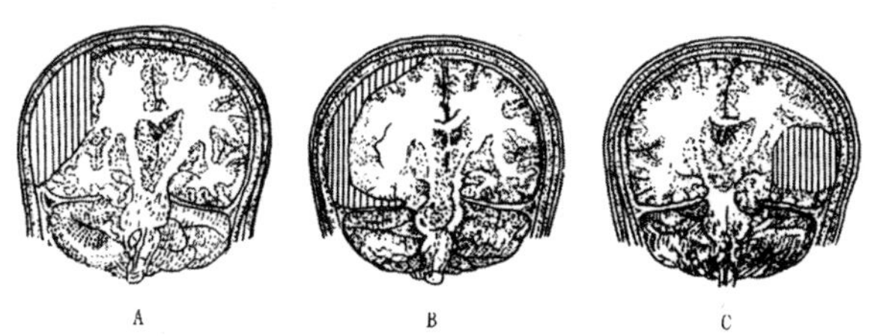

图 6-2 颅内血肿类型

A.硬脑膜外血肿；B.硬脑膜下血肿；C.脑内血肿

2.按血肿的症状出现时间的不同亦分为 3 型

（1）急性型：伤后 3d 内出现者，大多数发生在 24h 以内。

（2）亚急性型：伤后4～21d出现者。

（3）慢性型：伤后3周以后出现者。

3. 特殊部位和类型的血肿

如颅后窝血肿、多发性血肿等。因其各有临床特点而与一般血肿有所区别。

（一）临床表现

1. 症状与体征

（1）头痛、恶心、呕吐：血液对脑膜的刺激或颅内血肿引起颅内压增高可引起症状。一般情况下，脑膜刺激所引起的头痛、恶心和呕吐较轻。在观察中若症状加重，出现剧烈头痛、恶心和频繁呕吐时，可能有颅内血肿，应结合其他症状或必要时采用辅助检查加以确诊。

（2）意识改变：进行意识障碍为颅内血肿的主要症状之一。颅内血肿出现意识变化过程，与原发性脑损伤的轻重有密切关系，通常有3种情况：原发性脑损伤较轻，可见到典型的“中间清醒期”（昏迷→清醒→再昏迷），昏迷出现的早晚与损伤血管的大小或出血的急缓有关，短者仅20～30min，长者可达数日，但一般多在24h内。有的伤后无昏迷，经过一段时间后出现昏迷（清醒→昏迷），多见于小儿，容易导致漏诊；若原发性脑损伤较重，则常表现为昏迷程度进行性加深（浅昏迷→昏迷），或一度稍有好转后又很快恶化（昏迷→好转→昏迷）；若原发性脑损伤过于严重，可表现为持续性昏迷。一般认为，原发性昏迷时间的长短取决于原发性脑损伤的轻重，而继发性昏迷出现的迟早主要取决于血肿形成的速度。所谓的中间清醒期或中间好转期，实质上就是血肿逐渐长大，脑受压不断加重的过程，因而，在此期内，伤员常有躁动、嗜睡、头痛和呕吐加重等症状。在排除了由于药物引起的嗜睡或由于尿潴留等原因引起的躁动后，即应警惕有并发颅内血肿的可能。

（3）瞳孔改变：对于颅内血肿者，阳性体征的出现极为重要。一侧瞳孔进行性散大，光反应消失，是小脑幕切迹疝的重要征象之一。在瞳孔散大之前，常有短暂的瞳孔缩小，这是动眼神经受刺激的表现。瞳孔散大多出现在血肿的同侧，但约10%的伤员发生在对侧。若脑疝继续发展，则脑干受压更加严重，中脑动眼神经核受损，可出现两侧瞳孔均散大，表明病情已进入垂危阶段。

一般情况下，出现两侧瞳孔散大，可迅速注入脱水药物，如一侧缩小而另一侧仍然散大，则散大侧多为脑疝或血肿侧；如两侧瞳孔仍然散大，则表示脑疝未能复位，或由于病程已近晚期，脑干已发生缺血性软化。若术前两侧瞳孔均散大，将血肿清除后，通常总是对侧瞳孔先缩小，然后血肿侧缩小；如术后血肿侧瞳孔已缩小，而对侧瞳孔仍然散大，或术后两侧瞳孔均已缩小，但经过一段时间后对侧瞳孔又再次散大，多表示对侧尚有血肿；如术后两侧瞳孔均已缩小，病情一度好转，但经一段时间后手术侧的瞳孔再度散大，应考虑有复发性血肿或术后脑水肿的可能，还应及时处理。瞳孔散大出现的早晚，也与血肿部位有密切关系。颞区血肿，瞳孔散大通常出现较早，额极区血肿则出现较晚。

（4）生命体征变化：颅内血肿者多有生命体征的变化。血肿引起颅内压增高时，可出现Cushing反应，血压出现代偿性增高，脉压增大，脉搏徐缓、充实有力，呼吸减慢、加深。血压升高和脉搏减慢常较早出现。颅后窝血肿时，则呼吸减慢较多见。随着颅内压力的不断增高，延髓代偿功能衰竭，出现潮式呼吸乃至呼吸停止，随后血压亦逐渐下降，并在呼吸停止后，经过一段时间心跳亦停止。如经复苏措施，心跳可恢复，但如血肿未能很快清除，则呼吸恢复困难。一般而言，如果血压、脉搏和呼吸3项中有2项的变化比较肯定，对颅内血肿的诊断有一定的参考价值。但当并发胸腹腔脏器损伤并发休克时，常常出现血压偏低、脉搏增快，此时颅内血肿的生命体征变化容易被掩盖，必须提高警惕。

（5）躁动：常见于颅内血肿伤员，容易被临床医师所忽视，或不做原因分析即给予镇静剂，以致延误早期诊断。躁动通常发生在中间清醒期的后一阶段，即在脑疝发生（继发性昏迷）前出现。

（6）偏瘫：幕上血肿形成小脑幕切迹疝后，疝出的脑组织压迫同侧大脑脚，引起对侧中枢性面瘫和对侧上下肢瘫痪，同时伴有同侧瞳孔散大和意识障碍，也有少数伤员的偏瘫发生在血肿的同侧，这是因为血肿将脑干推移致对侧，使对侧大脑脚与小脑幕游离缘相互挤压，这时偏瘫与瞳孔散大均发生在同一侧，多见于硬脑膜下血肿；血肿直接压迫大脑运动区，由于血肿的位置多偏低或比较局限，故瘫痪的范围也多较局限，如额叶血肿和额颞叶血肿仅出现中枢性面瘫或中枢性面瘫与上肢瘫，范围较广泛的血肿亦可出现偏瘫，但一般瘫痪的程度多较轻，有时随着血肿的发展，先出现中枢性面瘫，而后出现上肢瘫，最后出现下肢瘫。矢状窦旁的血肿可出现对侧下肢单瘫，跨矢状窦的血肿可出现截瘫。左侧半球血肿还可伴有失语；由伴发的脑挫裂伤直接引起，这种偏瘫多在伤后立即出现。

（7）去脑强直：在伤后立即出现此症状，应考虑为原发性脑干损伤。如在伤后观察过程中出现此症状时，则为颅内血肿或脑水肿继发性脑损害所致。

（8）其他症状：婴幼儿颅内血肿可出现前囟突出。此外，由于婴幼儿的血容量少，当颅内出血量达100mL左右即可产生贫血的临床表现，甚至发生休克。小儿的慢性血肿可出现头颅增大等。

2. 影像学检查

（1）颅骨X线平片：在患者身情情况允许时，应行颅骨X线平片检查，借此可确定有无骨折及其类型，尚可根据骨折线的走行判断颅内结构可能出现的损伤情况，利于进一步的检查和治疗。颅盖骨折X线平片检查确诊率为95%～100%，骨折线经过脑膜中动脉沟、静脉窦走行区时，应注意有无硬脑膜外血肿发生的可能。颅底骨折经X线平片确诊率仅为50%左右，因此，必须结合临床表现做出诊断，如有无脑神经损伤及脑脊液漏等。

（2）头颅CT扫描：是目前诊断颅脑损伤最理想的检查方法。可以准确地判断损伤的类型及血肿的大小、数量和位置。脑挫裂伤区可见点、片状高密度出血灶，或为混杂密度；硬脑膜外血肿在脑表面呈现双凸球镜片形高密度影；急性硬脑膜下血肿则呈现新月形高密度影；亚急性或慢性硬脑膜下血肿表现为稍高密度、等密度或稍低密度影。

（3）头颅 MRI 扫描：一般较少用于急性颅脑损伤的诊断。头颅 CT 和 MRI 扫描对颅脑损伤的诊断各有优点。对急性脑外伤的出血，CT 显示较 MRI 为佳，对于亚急性、慢性血肿及脑水肿的显示，MRI 常优于 CT。急性早期血肿在 T_1 及 T_2 加权图像上均呈等信号强度，但亚急性和慢性血肿在 T_1 加权图像上呈高信号，慢性血肿在 T_2 加权图像上可见低信号边缘，血肿中心呈高信号。应注意血肿与脑水肿的 MRI 影像鉴别。

（二）手术技术

1. 早期手术

对有颅内血肿可能的伤员，应在观察过程先把头发剃光，并做好手术器械的消毒和人员组织的准备，诊断一经确定，即应很快施行手术。对已有一侧瞳孔散大的脑疝伤员，应在静脉滴注强力脱水药物的同时，做好各项术前准备，伤员一经送到手术室，立即进行手术。对双侧瞳孔散大、病理呼吸、甚至呼吸已经停止的伤员，抢救更应当争分夺秒，立即在气管插管辅助呼吸下进行手术。为了争取时间，术者可带上双层手套（不必刷手），迅速进行血肿部位钻孔，排出部分积血，使脑受压得以暂时缓解，随后再扩大切口或采用骨瓣开颅，彻底清除血肿。

2. 钻孔检查

当病情危急，又未做 CT 扫描，血肿部位不明确者，可先做钻颅探查。在选择钻孔部位时，应注意分析损伤的机制，参考瞳孔散大的侧别、头部着力点、颅骨骨折的部位、损伤的性质以及可能发生的血肿类型等安排钻孔探查的先后顺序（图 6-3）。

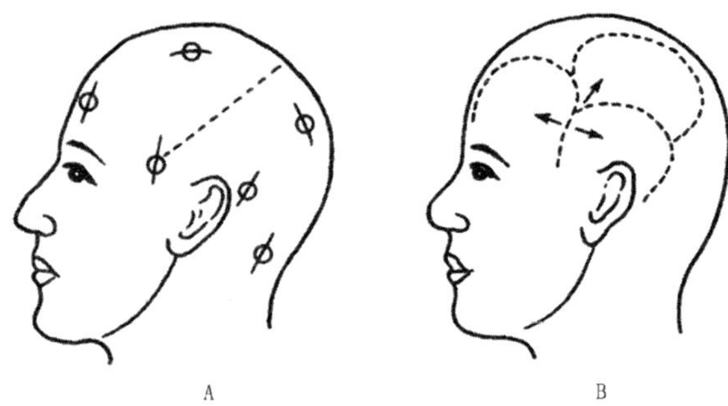

图 6-3　钻孔探查和开颅手术切口设计

A.常用钻孔探查部位；B.开颅手术切口设计

（1）瞳孔散大的侧别：因多数的幕上血肿发生在瞳孔散大的同侧，故首先应选择瞳孔散大侧进行钻孔。如双侧瞳孔均散大，应探查最先散大的一侧。如不知何侧首先散大，可在迅速静脉滴入强力脱水药物过程中观察，如一侧缩小而另侧仍散大或变化较少，则首先在瞳孔仍然散大侧钻孔。

（2）头部着力部位：可借头皮损伤的部位来推断头部着力点。如着力点在额区，血肿多在着力点处或其附近，很少发生在对冲部位，应先探查额区和颞区。如着力点在颞区，则血肿多发生在着力部位，但也可能发生在对冲的颞区，探查时宜先探查同侧颞区，然后再探查对侧颞区。如着力点在枕区，则以对冲部位的血肿为多见，探查应先在对侧额叶底区和颞极区，然后同侧的额叶底区和颞极区，最后在着力侧的颅后窝和枕区。

（3）有无骨折和骨折部位：骨折线通过血管沟，并与着力部位和瞳孔散大的侧别相一致时，以硬脑膜外血肿的可能性为大，应首先在骨折线经过血管沟处钻孔探查。若骨折线经过上矢状窦，则应在矢状窦的两侧钻孔探查，并先从瞳孔散大侧开始。如无骨折，则以硬脑膜下血肿的可能性为大，应参考上述的头部着力部位确定钻孔探查顺序。

（4）损伤的性质：减速性损伤的血肿，既可发生在着力部位，也可发生在对冲部位，例如枕部着力时，发生对冲部位的硬脑膜下血肿机会较多，故应先探查对冲部位，根据情况再探查着力部位。前额区着力时，应探查着力部位。头一侧着力时，应先探查着力部位，然后再探查对冲部位。加速性损伤，血肿主要发生在着力部位，故应在着力部位探查。

3. 应注意多发血肿存在的可能

颅内血肿中约有 15％为多发性血肿。在清除一个血肿后，如颅内压仍很高，或血肿量少不足以解释临床症状时，应注意寻找是否还有其他部位的血肿，如对冲血肿、深部的脑内血肿和邻近部位的血肿等。怀疑多发血肿，情况容许时，应立即进行 CT 检查，诊断证实后再行血肿清除。

4. 减压术

清除血肿后脑迅速肿胀，无搏动，且突出于骨窗处，经注入脱水药物无效者，在排除多发性血肿后，应同时进行减压术。术中脑膨出严重，缝合困难者，预后多不良。

5. 注意合并伤的处理

闭合性颅脑伤伤员在观察过程中出现血压过低时，除注意头皮伤的大量失血或婴幼儿颅内血肿所引起外，应首先考虑有其他脏器损伤，而未被发现，必须仔细进行全身检查，根据脏器出血和颅内血肿的急缓，决定先后处理顺序。一般应先处理脏器出血，然后行颅内血肿清除手术。如已出现脑疝，可同时进行手术。

6. 复发血肿或遗漏血肿的处理

术后病情一度好转，不久症状又加重者，应考虑有复发性血肿或多发性血肿被遗漏的可能。如及时再次进行手术清除血肿，仍能取得良好效果。如无血肿，则行一侧或双侧颞肌下减压术，也可使伤员转危为安。

（三）并发症及其防治

部分颅内血肿患者同时伴有重型颅脑损伤，因全身处于应激状态和长期昏迷，极易造成全身并发症。其中肺部并发症、肾衰竭、严重上消化道出血以及丘脑下部功能失调等严重并发症是临床患者死亡和伤残的主要原因之一，正确处理这些并发症是颅脑救治工作中的重要环节。

1. 肺部感染

肺部感染十分常见，它可进一步加重脑损害，形成恶性循环，是导致死亡的重要原因。防治措施如下。

（1）保持呼吸道通畅：①保持口腔清洁，及时彻底清除口腔及呼吸道的分泌物、呕吐物及凝血块等，做好口腔护理，用3%过氧化氢或生理盐水清洗口腔，防止口唇皮肤干燥裂开和及时治疗口腔炎、黏膜溃疡及化脓性腮腺炎等口腔感染。②定时翻身叩背，经常变换患者体位，以利于呼吸道分泌物排出，防止呕吐物误吸，并定时采用拍击震动法协助排痰。定时改变体位除能预防褥疮形成外，尚能减轻肺淤血，提高氧气运送能力，克服重力影响造成的气体分布不均，改善通气与灌注的比例，并能促进分泌物的排出。拍击震动可使小支气管分泌物松动而易于排至中气管和大气管中，利于排出体外。③消除舌后坠，舌后坠影响呼吸通畅者，应取侧卧位并抬起下颌或采用侧俯卧位，仰卧时放置咽导管等，以改善呼吸道通气情况。④解除支气管痉挛，由于炎症的刺激，常引起支气管痉挛和纤毛运动减弱或消失，导致通气不畅和痰液积聚，故解除支气管痉挛对防治肺部感染甚为重要，严重支气管痉挛时可用氨茶碱或异丙肾上腺素肌内或静脉注射。一般可用雾化吸入。⑤及时清理呼吸道，彻底吸痰对预防颅脑损伤患者肺部感染是极其重要的，可经口腔、鼻腔或气管切开处吸痰。吸痰动作要轻柔，吸痰管自气管深部左右前后旋转，向外缓慢退出，防止因吸力过大或动作过猛造成口腔、气管黏膜损伤，引起出血。⑥纤维支气管镜吸痰和灌洗，主要用于严重误吸、鼻导管不易插入气管、插入气管内吸痰已无效、或已证实大片肺不张时，应尽早行纤维支气管镜吸痰。吸痰过程中要注意无菌操作。吸痰前要先从X线胸片了解痰液积聚和肺不张的部位，进行选择性吸引；双侧肺病变时应先吸重的一侧，后吸轻的一侧，防止发绀发生。吸引时间不宜过长，一般不超过1min。吸痰过程中要进行心电、血压、呼吸和氧饱和度的监测，观察口唇、指甲颜色，遇到心率增快，血压过低或过高，氧饱和度下降明显或发绀严重时应暂停操作，予以大流量面罩吸氧，待情况稳定后重新进行。严重肺部感染患者，即使在纤维支气管镜直视下进行吸痰，有时也难将呼吸道清理干净，此时可采用灌洗方法，将气管插管放入左支气管或右支气管内，注入灌洗液，当患者出现呛咳时，立即向外抽吸。可反复灌洗，左右支气管交替进行，灌洗液中可加入相应的抗生素，目前认为灌洗是治疗严重肺部感染的有效措施。⑦气管切开，颅脑损伤患者咳嗽反应差，如出现误吸、呼吸道梗阻、气管内分泌物增多而排出不畅，或合并颅面伤、颅底骨折及昏迷或预计昏迷时间长的患者，均应尽早行气管切开。气管切开及时能有效解除呼吸道梗阻，易于清除下呼吸道分泌物阻塞，减少通气无效腔，改善肺部通气功能，保证脑组织供氧，对减轻脑水肿和防治肺部感染具有积极重要作用。

（2）加强营养支持治疗，提高机体免疫力：颅脑损伤患者基础代谢率升高，能量消耗增加，蛋白分解利用大于合成，呈低蛋白血症、负氮平衡状态，营养不良可以导致机体免疫力降低。因此，对颅脑损伤患者应采用高热量、高蛋白营养支持治疗，可采用胃肠道内营养和胃肠道外营养两种方式予以补充，必要时应给予输新鲜血及血液制品等支持，同时注意维持水电解质和酸碱平衡。

（3）抗生素的应用：正确及时地选用抗生素，是肺部感染治疗成功的关键。由于颅脑损伤合并肺部感染的致病菌株不断增多，菌群复杂，毒力和侵袭力强的致病菌表现为单纯感染，而毒力和侵袭力弱的致病菌则以混合感染的形式存在。因此，临床用药宜根据细菌敏感试验。在早期尚无药敏试验之前，可根据经验用药。采用足量针对性强的抗生素，严重的混合感染应采用联合用药。临床资料显示，颅脑损伤合并肺部感染的主要病原菌为革兰氏阴性杆菌，其病死率高达70％。颅脑损伤合并肺部感染诊断一旦明确，经验性给药应选用广谱抗菌力强的抗生素，如第2代或第3代头孢菌素类药物或氟喹诺酮类。在经验性给药后24～48h内必须密切观察患者病情，注意症状、体征、体温的变化，痰的性状和数量增减等，以评估患者病情是否好转，同时行必要的痰涂片，细菌培养及药敏试验或其他有助于病因学确诊的检查，为进一步更有效治疗提供依据。治疗中，患者体温持续不退，肺部感染症状体征及X线胸片检查无改善，应考虑是否存在混合感染、二重感染及抗药性病原菌。应根据反复呼吸道分泌物的培养结果，调整抗生素种类和剂量，或采用联合用药，以便达到最佳的治疗效果。抗生素的使用时间应该根据肺部感染的性质和轻重而定，不能停药太早，但也不宜长期用药。一般情况下，体温维持在正常范围5d左右，外周血白细胞计数已在正常范围，临床肺部感染症状体征消失者，即可考虑停药。对于严重感染、机体免疫功能低下者，疗程应适当延长。

2. 上消化道出血

上消化道出血是颅脑损伤的常见并发症，文献报道其发生率为16%～47%，多见于下丘脑损伤、脑干损伤、广泛脑挫裂伤及颅内血肿等重症患者，对患者的生命有很大威胁。

（1）预防性措施：①积极治疗原发性病变，如降低增高的颅内压，纠正休克，维持正常血氧浓度，保持水电解质及酸碱平衡等措施，解除机体的持续应激状态。②早期留置胃管，抽吸胃液及观察其性状，有利于早期发现和及时处理。③应用抗酸药物。严重颅脑损伤尤其有下丘脑损伤时，可预防性应用如氢氧化铝凝胶、雷尼替丁或法莫替丁，抑制胃酸分泌，提高胃液pH值，减轻胃肠黏膜损害。④维持能量代谢平衡，予以静脉高价营养，纠正低蛋白血症，给予大剂量维生素A，有助于胃黏膜的再生修复。⑤减少使用大剂量肾上腺皮质激素及阿司匹林等诱发应激性溃疡的药物。

（2）非手术治疗：①密切观察病情，注意血压、脉搏及呕血或黑便的数量。②持续胃肠减压，吸尽胃液及反流的胆汁，避免胃扩张。③停用肾上腺皮质激素。④应用维生素K、酚磺乙胺（止血敏）、巴曲酶（立止血）、凝血因子Ⅰ（纤维蛋白原）及抗纤维蛋白溶解药等止血药物。⑤建立通畅的静脉通道，对大出血者应立即输血，进行抗休克治疗。⑥抗酸止血治疗，通过中和胃酸、降低胃液 pH 值或抑制胃液分泌，达到抗酸止血目的。常用药物包括：氢氧化铝凝胶、西咪替丁（甲氰咪胍）、雷尼替丁、法莫替丁（高舒达）、奥美拉唑（洛赛克）、生长抑素等。⑦局部止血治疗，胃管注入冰盐水去甲肾上腺素液（去甲肾上腺素 6～8mg 溶于 100mL 等渗冰盐水中），每 4～6h 可重复使用 1 次。⑧内镜止血治疗，可经内镜注射高渗盐水、肾上腺素混合液或注射医用 99.9％纯乙醇，使血管收缩，血管壁变性及血管腔内血栓形成而达到止血目的；或经内镜通过激光、高频电凝、热探头及微波等热凝固方式，起到有效的止血作用；也可通过内镜活检管道将持夹钳送入胃腔，直视下对出血部位进行钳夹止血，适用于喷射性小动脉出血。⑨选择性动脉灌注血管紧张素胺（加压素），经股动脉插管，将导管留置于胃左动脉，持续灌注血管紧张素胺（加压素），促使血管收缩，达到止血目的。

（3）手术治疗：部分患者出血量大或反复出血，经非手术治疗无效，应考虑行手术治疗。可根据情况选择全胃切除、胃部分切除、幽门窦切除加迷走神经切除或幽门成形加迷走神经切除等手术方式。

3. 急性肾衰竭（ARF）

颅脑损伤出现急性肾衰竭是一严重的并发症，其病情发展快，对机体危害大，如处理不当，可导致严重后果。

（1）预防性措施：①消除病因，积极抗休克，控制感染，及时发现和治疗弥散性血管内凝血，积极治疗脑损伤、清除颅内血肿，防治脑水肿，避免神经源性肾衰竭的发生。②及时纠正水、电解质失衡，对颅脑损伤患者，要补充适量的含钠盐溶液，避免过分脱水，维持有效循环血量，改善和维护肾小管功能和肾小球滤过率，减少肾衰竭的发生。③减轻肾脏毒性损害作用，避免或减少使用对肾脏有损害的抗生素及其他药物（如氨基糖苷类抗生素）；积极碱化尿液，防止血红蛋白在肾小管内形成管型；对已有肾功能损害者，减少或停用甘露醇降颅压，改用甘油果糖或呋塞米（速尿）注射液，可取得同样降颅压效果；积极控制感染消除内毒素的毒性作用。④解除肾血管痉挛，减轻肾缺血，休克患者伴有肾衰竭时，不宜使用易致肾血管收缩的升压药物（如去甲肾上腺素等）；如补充血容量后仍少尿，可用利尿合剂或扩血管药物（如多巴胺）以解除肾血管痉挛。

（2）少尿或无尿期的治疗：①严格控制液体入量，准确记录24h出入水量，包括显性失水、隐性失水及内生水，按“量出为入，宁少勿多”的原则进行补液。②控制高钾血症，高血钾是急性肾衰竭的危险并发症，可引起严重心律失常，威胁患者生命。因此，必须每日1或2次监测血清钾离子浓度及心电图变化，及时处理。措施包括禁用钾盐，避免使用含钾离子的药物（青霉素钾盐）、陈旧库存血及控制含钾离子饮食的摄入；彻底清创，减少创面坏死和感染引起的高血钾；积极预防和控制感染，纠正酸中毒，防治缺氧和血管内溶血；供给足够热量，减少蛋白质分解；高渗葡萄糖液加胰岛素静脉滴注，使钾离子转移至细胞内；5％碳酸氢钠对抗钾离子对心脏的毒性作用；应用阳离子交换树脂，每次15g，口服，每日3次；对抗心律失常：钙剂能拮抗钾离子的抑制心脏作用和兴奋、加强心肌收缩作用，减轻钾离子对心脏的毒性作用。③纠正酸中毒，可根据患者情况给予11.2％乳酸钠，5％碳酸氢钠或7.2％三羟甲基氨基甲烷溶液，每次100～200mL静脉滴注。④供给足够热量，减少蛋白分解，采用低蛋白、高热量、高维生素饮食，减少机体蛋白质的分解，减轻氮质血症及高血钾。同时应用促进蛋白质合成的激素苯丙酸诺龙或丙酸睾酮。⑤防治感染，患者应适当隔离，注意口腔、皮肤及会阴部的护理。在应用抗生素控制感染时，应考虑药物半衰期在肾功能不全时的延长因素，适当减少用药剂量及用药次数，避免引起肾脏毒性反应或选用对肾脏无毒性损害的抗菌药物。⑥透析治疗，随着透析设备的普及及技术上的提高，对急性肾衰竭患者，近年多主张早期进行透析治疗，对减轻症状、缩短病程、减少并发症和争取良好预后有着重要意义；对防治水中毒、高钾血症及其他电解质紊乱、消除体内代谢毒物或产物、纠正酸中毒、改善全身症状等都有肯定作用。

(3) 多尿期的治疗：急性肾衰竭进入多尿期，病情初步好转，患者的尿量明显增加，体内电解质特别是钾离子大量丢失，需积极补充入量，以防止细胞外液的过度丧失造成缺水，补液量以每日出量的1/3～1/2为宜，每日根据电解质测定结果，来决定补充适量的钾盐、钠盐，以维持水电解质的平衡。同时要补充足够的维生素，逐步增加蛋白质的摄入，以保证组织修复的需要，积极治疗感染，预防并发症的发生，纠正贫血，使患者迅速康复。

(4) 恢复期的治疗：此期患者仍十分虚弱，还应加强支持治疗，增强抗病能力；定期复查肾功能，避免使用损害肾脏的药物，注意休息，积极治疗原发病，促进肾功能的完全恢复。

二、急性与亚急性硬脑膜外血肿

在颅脑损伤中，硬脑膜外血肿占30%左右，可发生于任何年龄，但以15～30岁的青年比较多见。小儿则很少见，可能因小儿的脑膜中动脉与颅骨尚未紧密靠拢有关。血肿好发于幕上半球的凸面，绝大多数属于急性，亚急性型者少见，慢性型者更为少见。本节主要讨论急性与亚急性硬脑膜外血肿的内容。

(一) 出血来源与血肿位置

1. 出血来源

(1) 脑膜中动脉：为最为常见的动脉破裂出血点。脑膜中动脉经棘孔进入颅腔后，沿脑膜中动脉沟走行，在近翼点处分为前后两支，当有骨折时，动脉主干及分支可被撕破出血，造成硬脑膜外血肿。脑膜中动脉的前支一般大于后支，骨沟也较深，故前支较后支更容易遭受损伤，发生血肿的机会也更多，而且，血肿形成的速度也更快。

(2) 静脉窦：骨折若发生在静脉窦附近，可损伤颅内静脉窦引起硬脑膜外血肿，血肿多发生在矢状窦和横窦，通常位于静脉窦的一侧，也可跨越静脉窦而位于其两侧，称为骑跨性血肿。

（3）脑膜中静脉：与脑膜中动脉伴行，较少损伤，出血较缓慢，容易形成亚急性或慢性血肿。

（4）板障静脉或导血管：颅骨板障内有网状的板障静脉和穿通颅骨的导血管。骨折时出血，流入硬脑膜外间隙形成血肿，系静脉性出血，形成血肿较为缓慢。

（5）脑膜前动脉和筛动脉：是硬脑膜外血肿出血来源中少见的一种，发生于前额部和颅前窝颅底骨折时，出血缓慢，易漏诊。

此外，少数病例并无骨折，可能是外力造成颅骨与硬脑膜分离，以致硬脑膜表面的小血管撕裂，此类血肿形成亦较缓慢。

2. 血肿位置

硬脑膜外血肿最多见于颞部区、额顶区和颞顶区。近脑膜中动脉主干处的出血，血肿多在颞区，可向额区或顶区扩展；前支出血，血肿多在额顶区；后支出血，则多在颞顶区；由上矢状窦出血形成的血肿则在它的一侧或两侧；横窦出血形成的血肿多在颅后窝或同时发生在颅后窝与枕区。脑膜前动脉或筛动脉所形成的血肿则在额极区或额叶底区。

（二）临床表现

1. 症状与体征

（1）颅内压增高：由于血肿形成造成颅内压增高，患者在中间清醒期内，颅内压增高症更为明显，常有剧烈头痛、恶心、呕吐、血压升高、呼吸和脉搏缓慢等表现，并在再次昏迷前患者出现躁动不安。

（2）意识障碍：一般情况下，因为脑原发性损伤比较轻，伤后原发性昏迷的时间较短，多数出现中间清醒或中间好转期，伤后持续性昏迷者仅占少数。中间清醒或中间好转时间的长短，与损伤血管的种类及血管直径的大小有密切关系。大动脉出血急剧，可在短时间内形成血肿，其中间清醒期短，再次昏迷出现较早，多数正数小时内出现。个别严重者或合并严重脑挫裂伤，原发性昏迷未恢复，继发性昏迷又出现，中间清醒期不明显，酷似持续性昏迷。此时，与单纯的严重脑挫裂伤鉴别困难。但可详细了解伤后昏迷过程，如发现昏迷程度有进行性加重的趋势，应警惕有颅内血肿的可能。

（3）神经损害症状与体征：硬脑膜外血肿多发生在运动区及其附近，可出现中枢性面瘫、偏瘫及运动性失语等；位于矢状窦的血肿可出现下肢单瘫；颅后窝硬脑膜外血肿出现眼球震颤和共济失调等。

（4）脑疝症状：当血肿发展很大，引起小脑幕切迹疝时，则出现 Weber 综合征，即血肿侧瞳孔散大，对光反射消失，对侧肢体瘫痪，肌张力增高，腱反射亢进和病理反射阳性。此时伤情多发展急剧，短时间内即可转入脑疝晚期，有双瞳散大、病理性呼吸或去皮质强直等表现。如抢救不及时，即将引起严重的脑干损害，导致生命中枢衰竭而死亡。

2. 影像学检查

（1）颅骨 X 线平片：颅骨骨折发生率高，硬脑膜外血肿患者约有 95％显示颅骨骨折，绝大多数发生在着力部位。以线形骨折最多，凹陷骨折少见。骨折线往往横过脑及脑膜血管沟或静脉窦。

（2）CT 或 MRI 检查：对重症患者应作为首选检查项目，不仅能迅速明确诊断，缩短术前准备时间，而且可显示血肿发生的位置，为手术提供准确部位。一般而言，CT 的阳性发现在急性期优于 MRI。

（3）脑血管造影：在无 CT 设备时，如病情允许可行脑血管造影检查，在血肿部位显示典型的双凸形无血管区，并有中线移位等影像，在病情危急时，应根据受伤部位、局灶神经症状、体征及 X 线颅骨平片征象果断进行血肿探查和清除术。

（三）手术技术

1. 适应证

（1）伤后有明显的中间清醒期，骨折线经过血管沟或静脉窦，伴有明显脑受压症状和（或）出现一侧肢体功能障碍及早期钩回疝综合征者。

（2）头颅CT检查，颅内有较大的血肿，中线明显移位者。

（3）经钻孔探查证实为硬脑膜外血肿者。

2. 禁忌证

（1）双侧瞳孔散大，自主呼吸停止1h以上，经积极的脱水、降颅压治疗无好转，处于濒死状态者。

（2）患者一般状态良好，CT检查见血肿量较小，且无明显脑受压症状者，在严密观察病情变化情况下，可先行非手术治疗。

3. 术前准备

（1）麻醉：一般麻醉方法多采用气管插管全身麻醉，部分患者也可在局部麻醉下进行。可根据血肿部位。应采用相应的体位。

（2）术前认真采集病史，进行全身体格检查和神经系统检查，阅读辅助检查资料，明确诊断，讨论手术方案。

（3）向患者家属交代病情、手术必要性、危险性及可能发生的情况，以求理解。

（4）剃光全部头发，头皮清洗、消毒后用无菌巾包扎。

（5）备血及术前、麻醉前用药。

4. 手术入路与操作（图6-4）

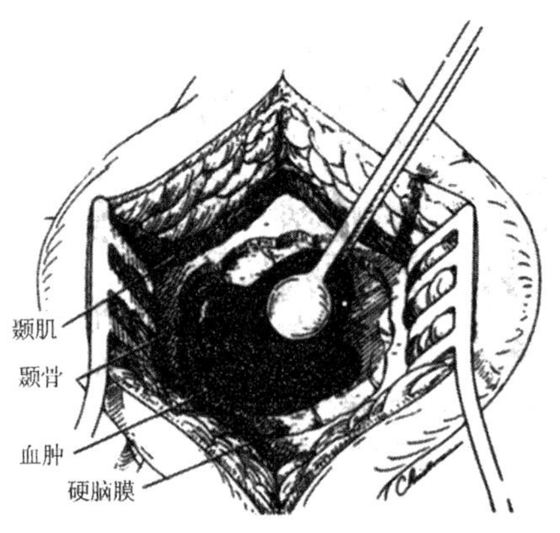

图6-4　骨窗开颅，硬脑膜外血肿清除术

（1）皮瓣的大小依血肿大小而定，切口一般为马蹄形，基底部较宽。以保证有充足的血液供应。

（2）按常规行皮瓣、肌骨瓣或游离骨瓣开颅，部分患者可行骨窗开颅，开瓣大小要充分，以能全部或大部暴露血肿范围为宜。

（3）翻开骨瓣后可见到血肿，血肿多为暗红色血细胞凝集块，附着在硬脑膜外，可用剥离子或脑压板轻轻将血肿自硬脑膜上游剥离下来，亦可用吸引器将其吸除。血肿清除后如遇到活动小血，应仔细寻找出血来源，探明损伤血管后，应将其电凝或用丝线贯穿结扎，以期彻底止血。位于骨管内段的脑膜中动脉破裂时，可采用骨蜡填塞骨管止血处理。如上矢状窦或横窦损伤，可覆盖吸收性明胶海绵压迫止血，出血停止后，可于静脉窦损伤处，用丝线缝合对吸收性明胶海绵加以固定。对硬脑膜表面的小血管渗血，要一一予以电凝，务求彻底止血。

（4）血肿清除、彻底止血后，应沿骨瓣周围每隔 2～3cm，用丝线将硬脑膜与骨膜悬吊缝合。如仍存有渗血处，须在硬脑膜与颅骨内板之间放置吸收性明胶海绵止血。对骨瓣较大者，应根据骨瓣大小，于骨瓣上钻数小孔。做硬脑膜的悬吊，尽量消灭无效腔。

（5）硬脑膜外放置引流，回复骨瓣，缝合切口各层。

5. 术中注意事项

（1）在清除血肿过程中，如残留薄层血块与硬脑膜紧密粘连，且无活动出血时，不必勉强剥离，以免诱发新的出血。

（2）血肿清除后，如果发现硬脑膜张力很高，脑波动较弱，硬脑膜下方呈蓝色，说明硬脑膜下可能留有血肿，应切开硬脑膜进行探查，如发现有血肿，则按硬脑膜下血肿继续处理。如未见硬脑膜下有血肿并排除邻近部位的脑内血肿时，提示可能在远隔部位存在血肿，应行 CT 复查或钻孔探查，以免遗漏血肿。

（3）如果血肿清除后，受压的脑部不见膨起回复，已无波动，多因脑疝未能复位所致。可将床头放低，行腰椎穿刺，向内注入生理盐水 20～30mL，常能使脑疝复位，脑即逐渐膨起。若仍处于塌陷状态不见膨起，可经颞叶下面轻轻上抬钩回使之复位，或切开小脑幕游离缘，解除钩回的嵌顿。

（4）特殊紧急情况下，为争取抢救时间，可采取骨窗开颅清除血肿，但术后遗留有颅骨缺损，需后期修补。

6. 术后处理

术后处理方面与一般开颅术后处理相同，但出现下列 3 种情况应予特殊处理。

（1）脑疝时间较长，年老体弱，或并发脑损伤较重，脑疝虽已回复，但估计意识障碍不能在短时间内恢复者，宜早期行气管切开术，保持呼吸道通畅。

（2）对继发严重脑干损伤，术后生命体征不平稳。可采用人工呼吸机辅助呼吸，必要时进行冬眠低温疗法。

（3）对重症患者，如条件许可，应收入重症监护病房，进行监护。

（四）并发症及其防治

除一般颅脑损伤与开颅术后常易发生的并发症外，尤应注意：①术后应严密观察病情变化，发现复发血肿及迟发性血肿，应及时处理；②应妥善控制继发性脑肿胀和脑水肿；③重症患者可并发上消化道出血，术后早期应加以预防；④长期昏迷患者易发生肺部感染、水电解质平衡紊乱、下丘脑功能紊乱、营养不良、褥疮等。在加强护理措施的同时，以及时予以相应的处理；⑤出院后应于 1～3 个月内进行随访调查，以了解手术效果和可能存在的颅内并发症（图 6-5）。

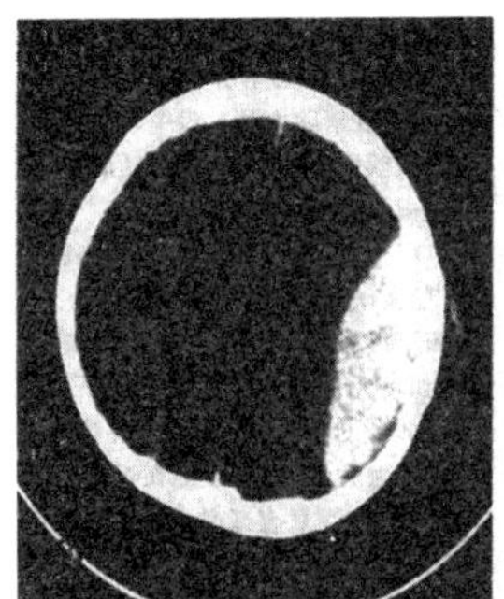
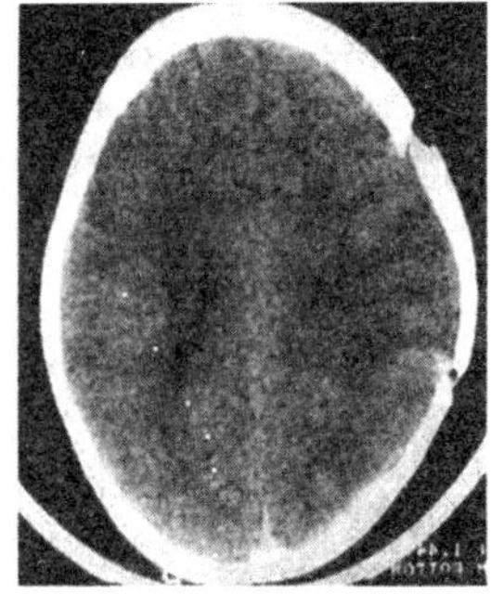

图 6-5　急性硬脑膜外血肿手术前、后 CT 扫描显示血肿已获清除，但术后局部仍有轻度水肿

三、慢性硬脑膜外血肿

（一）概述

慢性硬脑膜外血肿较少见，系指伤后2～3周以上出现血肿者。一般而言，伤后13d以上，血肿开始有钙化现象即可作为慢性血肿的诊断依据。

慢性硬脑膜外血肿的转归与硬脑膜下血肿不同，通常在早期血细胞凝集块状，后期在局部硬脑膜上形成一层肉芽组织，这些肉芽组织可在CT上显示。仅有少数慢性血肿形成包膜及中心液化，但为时较久，一般约需5周左右。临床上可发现少数迟发性硬脑膜外血肿：即首次CT扫描时无明显影像异常，但在相隔几小时甚至十多天之后再次CT扫描时，才发现血肿，这是指血肿的期龄或病程的急缓。此外，整个硬脑膜外血肿的5％～22％，男性青年较多，原因可能是患者头部外伤时存在硬脑膜的出血源，但因伤后脑组织水肿、其他与此形成的血肿及某些引起颅内压增高的因素，形成了填塞效应而对出血源有压迫作用。但继后来采用过度换气、强力脱水、控制脑脊液漏、清除颅内血肿及手术减压等措施，或因全身性低血压的影响使颅内高压迅速降低，突然失去了填塞效应，故而造成硬脑膜自颅骨剥离，遂引起迟发性硬脑膜外血肿。

（二）临床表现

1. 症状与体征

以青年男性为多见，好发部位与急性或亚急性硬脑膜外血肿相似，多位于额区、顶区、枕区等处，位于颞区较少。临床出现慢性颅内高压症状，也可出现神经系统阳性体征，如意识障碍、偏瘫、瞳孔异常或眼部症状等。

2. 影像学检查

（1）慢性硬脑膜外血肿的诊断有赖影像学检查。绝大多数患者有颅骨骨折，骨折线往往穿越硬脑膜血管压迹或静脉窦。

（2）CT扫描表现典型，见位于脑表面的梭形高密度影，周界光滑，边缘可被增强，偶见钙化。

(3) MRI 扫描 T_1 和 T_2 加权图像上均呈边界锐利的梭形高信号区。

(三) 手术技术

1. 适应证

对已有明显病情恶化的患者，应及时施行手术治疗。除少数血肿发生液化，包膜尚未钙化者，可行钻孔冲洗引流之外，其余大多数患者须行骨瓣开颅清除血肿，达到暴露充分与不残留颅骨缺损的目的，同时，利于术中查寻出血点和施行止血操作。

2. 禁忌证

对个别神志清楚、症状轻微、没有明显脑功能损害的患者，亦有人采用非手术治疗，在 CT 监护下任其自行吸收或机化。

术前准备、手术入路与操作、术中注意事项、术后处理与并发症及其防治与急性、亚急性硬脑膜外血肿处理基本相同。

四、急性与亚急性硬脑膜下血肿

(一) 概述

硬脑膜下血肿可分为急性、亚急性和慢性三种。本节主要讨论急性、亚急性硬脑膜血肿。急性、亚急性硬脑膜下血肿在闭合性颅脑损伤中占 5%～6%，在颅内血肿中占 50%～60%，为颅内血肿中最常见者，也是颅脑伤患者死亡的主要原因之一。

急性和亚急性硬脑膜下血肿与脑挫裂伤的关系密切，多发生在减速性损伤。大多数血肿的出血来源为脑皮质的静脉和动脉。血肿常发生在着力部位的脑凸面、对冲部位或着力部位的额、颞叶底区和极区，多与脑挫裂伤同时存在，其实为脑挫裂伤的一种并发症，称为复合性硬脑膜下血肿。复合性硬脑膜下血肿受继发性脑水肿所引起的颅内压升高的限制，出血量多不大，多局限在挫裂伤部位，与挫伤的脑组织混杂在一起。当然，如脑挫裂伤和脑水肿不重，也可形成较大的血肿。另一种比较少见的称为单纯性硬脑膜下血肿。由于桥静脉在经硬脑膜下隙的一段被撕裂或静脉窦本身被撕裂。血肿常分布于大脑凸面的较大范围，以位于额顶区者多见。如回流到矢状窦的桥静脉或矢状窦被撕裂，血肿除位于大脑凸面外，也可分布于两大脑半球间的纵裂内；如果回流到横窦或岩上窦的脑底区静脉撕裂，则血肿也可位于脑底区。单纯性硬脑膜下血肿伴有的原发性脑损伤多较轻，出血量一般较复合型者为多，如及时将血肿清除，多可获得良好的效果。

（二）临床表现

1. 症状与体征

临床表现系在脑挫裂伤症状的基础上又加上脑受压的表现。

（1）意识障碍：复合性硬脑膜下血肿临床表现与脑挫裂伤相似，有持续性昏迷，或意识障碍的程度逐渐加重，有中间清醒期或中间好转期者较少，如果出现，时间也比较短暂。单纯性或亚急性硬脑膜下血肿由于出血速度较慢，多有中间清醒期。因此，在临床上，对伴有较重脑挫裂伤的伤员，在观察过程中如发现意识障碍加重时，应考虑有血肿存在的可能。

（2）瞳孔改变：由于病情进展迅速，复合性血肿多很快出现一侧瞳孔散大，而且由于血肿增大，对侧瞳孔亦散大；单纯性或亚急性血肿的瞳孔变化多较慢。

（3）偏瘫：主要有三种原因。伤后立即出现的偏瘫系脑挫裂伤所致；由于小脑幕切迹疝所致的偏瘫，在伤后一定时间才出现，常同时出现一侧瞳孔散大和意识进行性障碍；颅内血肿压迫运动区，也在伤后逐渐出现，一般无其他脑疝症状，瘫痪多较轻。复合性血肿时，上述三种原因均可存在，而单纯性血肿则主要为后两种原因。

（4）颅内压增高和脑膜刺激症状：出现头痛、恶心、呕吐、躁动和生命体征的变化，颈强直和克匿格征阳性等脑膜刺激症状也比较常见。

（5）其他：婴幼儿血肿时，可出现前囟隆起，并可见贫血，甚至发生休克。

2. 影像学检查

（1）主要依靠 CT 扫描，既可了解脑挫裂伤情况，又可明确有无硬脑膜下血肿。

(2) 颅骨X线平片检查发现有半数患者可出现骨折，但定位意义没有硬脑膜外血肿重要，只能用作分析损伤机制的参考。

(3) 磁共振成像 (MRI) 不仅能直接显示损伤程度与范围，同时对处于CT等密度期的血肿有独到的效果，因红细胞溶解后高铁血红蛋白释出，T_1、T_2 加权像均显示高信号，故有其特殊优势。

(4) 脑超声波检查或脑血管造影检查，对硬脑膜下血肿亦有定侧或定位的价值。

(三) 手术技术

1. 适应证

(1) 伤后意识无明显的中间清醒期，表现有明显脑受压症状和 (或) 出现一侧肢体功能障碍者。

(2) 伤后意识进行性加重，出现一侧瞳孔散大等早期脑疝症状者。

(3) 头颅CT检查示颅内有较大血肿和 (或) 伴有脑挫裂伤，中线明显移位者。

(4) 经钻孔探查证实为硬脑膜下血肿者。

2. 禁忌证

(1) 意识处于深昏迷，双侧瞳孔散大，去皮质强直，自主呼吸停止1h以上，经积极的脱水、降颅压治疗无好转，处于濒死状态者。

(2) 患者一般状态良好，CT检查见血肿量较小和 (或) 伴有局灶性脑挫裂伤，且无明显脑受压症状，中线移位不明显者，在严密观察病情变化情况下，可先行非手术治疗。

3. 术前准备

(1) 麻醉：一般麻醉方法多采用气管插管全身麻醉，部分患者也可在局部麻醉下进行。可根据血肿部位，应采用相应的体位。

(2) 术前认真采集病史，进行全身体格检查和神经系统检查，阅读辅助检查资料，明确诊断，讨论手术方案。

(3) 向患者家属交代病情、手术必要性、危险性及可能发生的情况，以求理解。

(4) 剃去全部头发，头皮清洗、消毒后用无菌巾包扎。

（5）备血及术前、麻醉前用药。

4. 手术入路与操作

根据血肿是液体状（多为单纯性硬脑膜下血肿和亚急性硬脑膜下血肿）或固体凝血块（多为复合性硬脑膜下血肿），分别采用钻孔引流或骨瓣开颅两种不同的血肿清除方法。急性硬脑膜下血肿往往与脑挫裂伤和脑内血肿并存，且多位于对冲部位的额叶底区和颞极区，易发生于两侧，故多需采用开颅手术清除血肿。

（1）骨瓣开颅切口：按血肿部位不同，分别采取相应骨瓣开颅。因额叶底和额极的对冲伤最为多见，常采用额颞区骨瓣或双侧前额区冠状瓣开颅，具有手术野显露广泛和便于大范围减压的优点，但其缺点为不能充分显露额极区与颞极区以及脑的底面，难以彻底清除上述部位坏死的脑组织，及对出血源止血。对损伤严重者可采用扩大的翼点入路切口，即在发际内起自中线旁3cm，向后延伸，在顶结节前转向额部，再向前下止于颧弓中点。皮瓣翻向前下，额颞骨瓣翻向颞侧，骨窗的下界平颧弓，后达乳突，前达颞窝及额骨隆突后部。这种切口可以充分显露额叶前中区与其底面、外侧裂、颞极和颞叶底区。有利于清除硬脑膜下血肿及止血，易于清除额极区和颞极底区的挫裂伤灶。如血肿为双侧，对侧亦可采用相同切口（图 6-6）。

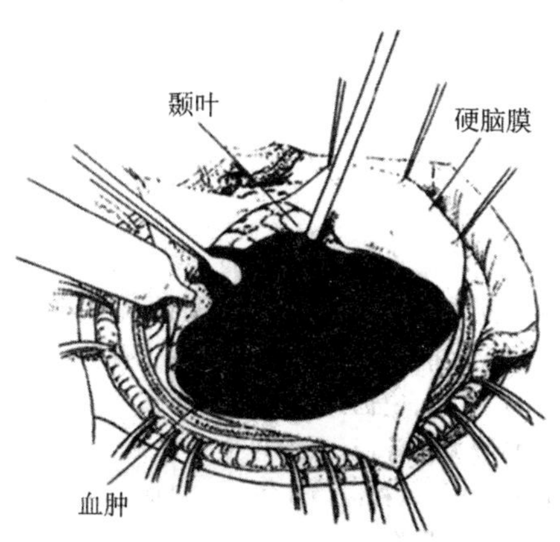

图 6-6　骨瓣开颅，硬脑膜下血肿清除术

（2）钻孔减压：对于脑受压明显，估计颅内压显著升高者，可先在设计的颞区切口线上做小的切开，颅骨钻孔后，切开硬脑膜，清除部分血肿，迅速减轻脑受压。如系两侧血肿，也用同法将对侧血肿放出后再继续扩大开颅完成手术全过程。这样可以避免加重脑移位，防止脑膨出和脑皮质裂伤，以及损伤脑的重要结构。

（3）清除血肿：翻开硬脑膜瓣后，先用生理盐水冲洗术野及冲洗出骨瓣下较远部位脑表面的血液，吸除术野内的血块和已挫裂失活的脑组织。对脑皮质出血用积极电凝耐心细致地加以止血。然后分别从颅前窝底和颅中窝底将额叶和颞叶轻轻抬起，探查脑底面挫裂伤灶。用吸引器清除失活的脑组织，并彻底止血。最后用大量生理盐水冲洗出术野内积血。

（4）减压：应视情况而定。如损伤以出血为主，脑挫裂伤不重，血肿清除后见脑组织已自行塌陷、变软、波动良好者，只需将颞鳞区做适当切除，行颞肌下减压即可；如血肿量不太多，脑挫裂伤较重，血肿清除后仍有明显脑肿胀或出现急性脑膨出，并确已证明无其他部位血肿时，在应用脱水药物的同时将额极区和颞极区做适应切除，并弃去骨瓣，行颅内外减压术，否则，术后严重的脑水肿和脑肿胀常常导致脑疝或脑干功能衰竭，患者难免死亡。

（5）关颅：用生理盐水冲洗伤口内积血，用过氧化氢（双氧水）和电凝彻底止血后，将硬脑膜边缘缝在颞肌上，伤灶处置一引流，分层缝合切口。

5. 术中注意事项

（1）在翻开骨瓣切开硬脑膜时，要特别注意观察，如果硬脑膜很紧张，脑压很高，最好用宽的脑压板经硬脑膜的小切口伸入硬脑膜下将脑皮质轻轻下压，然后迅速将硬脑膜切口全部剪开，以免在切开硬脑膜的过程中，严重肿胀的脑组织由较小的切口中膨出，造成脑皮质裂伤。

（2）在清除血肿过程中，要特别注意多血管的活动出血。必须耐心细致地探查，避免遗漏并逐一加以电凝止血。

(3) 对已挫伤失活的脑组织，必须彻底清除，否则术后脑水肿和颅内压增高难以控制。

6. 术后处理

与一般颅脑损伤及开颅术后处理相同，但出现下列3种情况应予特殊处理。

(1) 年老体弱，脑疝形成时间较长，原发脑损伤较重，虽经积极治疗脑疝已回复，但估计意识障碍不能在短时间内恢复者，宜早期行气管切开术，保持呼吸道通畅。

(2) 对继发严重脑干损伤，术后生命体征不平稳，可采用人工呼吸机辅助呼吸，必要时进行冬眠低温疗法。

(3) 对重症患者，如条件许可，应收入重症监护病房，进行生命体征及颅内压动态监护。

(四) 并发症及其防治

除一般颅脑损伤与开颅术后常易发生的并发症外，尤应注意下列四种情况。①术后应严密观察病情变化，发现复发性血肿及迟发性血肿，应及时处理；②应妥善控制继发性脑肿胀和脑水肿；③重症患者易并发上消化道出血，术后早期应采取相应措施加以预防；④长期昏迷患者易发生肺部感染、下丘脑功能紊乱、营养不良、褥疮等，在加强护理措施的同时，应及时予以相应的处理。

五、慢性硬脑膜下血肿

(一) 概述

慢性硬脑膜下血肿是指头部伤后3周以上出现症状者。血肿位于硬脑膜与蛛网膜之间，具有包膜。好发于小儿及老年人，占颅内血肿的10%。占硬脑膜下血肿的25%。起病隐匿，临床表现多不明显，容易误诊。从受伤到发病的时间，一般在1～3个月。

一般将慢性硬脑膜下血肿分为婴幼儿型及成人型。成人型绝大多数都有轻微头部外伤史，老年人额前或枕后着力时，脑组织在颅腔内的移动较大，易撕破脑桥静脉，其次静脉窦、蛛网膜粒等也可受损出血。非损伤性慢性硬脑膜下血肿十分少见，可能与动脉瘤、脑血管畸形或其他脑血管疾病有关。慢性硬脑膜下血肿扩大的原因。可能与患者脑萎缩、颅内压降低、静脉张力增高及凝血机制障碍等因素有关。

婴幼儿慢性硬脑膜下血肿以双侧居多，除由产伤和一般外伤引起外，营养不良、维生素 C 缺乏病、颅内外炎症及有出血性素质的儿童，甚至严重脱水的婴幼儿，也可发生本病。出血来源多为大脑表面汇入上矢状窦的脑桥静脉破裂所致，非外伤性硬脑膜下血肿则可能由全身性疾病或颅内炎症所致的硬脑膜血管通透性改变引起。

（二）临床表现

1. 症状与体征

存在很大差异，可将其归纳为三种类型。①发病以颅内压增高症状为主者较常见，表现为头痛、呕吐、复视和视盘水肿等，但缺乏定位症状，易误诊为颅内肿瘤；②发病以智力和精神症状为主者，表现为头昏、耳鸣、记忆力和理解力减退，反应迟钝或精神失常等，易误诊为神经官能症或精神病；③发病以神经局灶症状和体征为主者，如出现局限性癫痫、偏瘫、失语等，易与颅内肿瘤混淆。婴幼儿型慢性硬脑膜下血肿，常表现有前囟突出、头颅增大类似脑积水的征象，常伴有贫血等症状。

2. 影像学检查

（1）头颅 CT 扫描不仅能从血肿的形态上估计其形成时间。而且能从密度上推测血肿的期龄。一般从新月形血肿演变到双凸形血肿，需 3～8 周左右，血肿的期龄平均在 3.7 周时呈高密度，6.3 周时呈低密度，至 8.2 周时则为等密度。但对某些无占位效应或双侧慢性硬脑膜下血肿的患者，必要时尚需采用增强后延迟扫描的方法，提高分辨率。

（2）MRI 更具优势，对 CT 呈等密度时的血肿或积液均有良好的图像鉴别。

（三）手术技术

1. 适应证

慢性硬脑膜下血肿患者的病史相对较长，血肿体积多逐渐增大，大部分经钻孔冲洗引流的简单手术方法即可治愈，故确诊后有症状者都应手术治疗。

2. 禁忌证

（1）血肿量过少，且无颅压增高和脑压迫症状者可暂不行手术。

（2）血肿已形成厚壁甚至钙化，且患者一般情况不佳，难以耐受血肿切除术者，可视为手术禁忌证。

3. 术前准备

（1）麻醉：大部分患者可在局部麻醉下进行。可根据血肿部位，应采用相应的体位。

（2）术前认真采集病史，进行全身体格检查和神经系统检查，阅读辅助检查资料，明确诊断，讨论手术方案。

（3）向患者家属交代病情、手术必要性、危险性及可能发生的情况，以求理解。

（4）剃去全部头发，头皮清洗、消毒后用无菌巾包扎。

（5）备血及术前、麻醉前用药。

4. 手术入路与操作

（1）钻孔冲洗引流术：①钻孔冲洗引流法。即在血肿最厚的位置将头皮切一个 3～5mm 小口，用骨钻经颅骨钻孔，骨缘周围涂抹骨蜡止血，可见硬脑膜发蓝，电凝硬脑膜外小血管，尖刀“十”字划开硬脑膜，可见暗红色陈旧性血液涌出，待大部血液流出后，放入带侧孔的引流管，用生理盐水反复冲洗，直至流出的液体清亮五色透明为止，保留引流管，将切口缝合，引流管接闭式引流装置，行闭式引流。这种方法简单易行，但遇血肿较大时，冲洗有时不易彻底。②双孔冲洗引流法。于血肿的后上方与前下方各钻 1 孔。切开硬脑膜后，用 2 支导管分别置于血肿腔中，用生理盐水反复冲洗，直至流出的液体清亮五色透明为止。然后将前方导管拔出缝合切口，保留后方导管，接闭式引流装置，做闭式引流。

（2）骨瓣开颅血肿切除术：根据血肿的部位，沿血肿边缘做一大型骨瓣开颅，皮瓣呈马蹄形。瓣状切开硬脑膜，向中线翻转；如血肿外侧囊壁与硬脑膜粘连致密不易分离时，可将其一同切开和翻转。从血肿上方内侧开始，逐渐将包膜从脑表面分离后切除。如粘连致密不易分离时可留小片包膜，亦可只将外侧包膜切除。严密止血后，按常规缝合关颅。腔内置引流管引流。

5. 术中注意事项

（1）采用钻孔冲洗引流术式时，因骨孔较小，插入的导管不宜过硬，而且手法要轻柔，不可强行插入引流管，避免将导管穿过内侧包膜插入脑内造成脑组织损伤。可将骨孔适当扩大以便插入引流管冲洗引流。

（2）冲洗时避免将空气注入血肿腔，应使冲洗与排液均在密闭条件下进行，以防止空气逸入，形成张力性气颅。如用两管开放冲洗时，应用生理盐水填充残腔将空气排出后再行缝合引流。

（3）采用单孔冲洗引流法冲洗较大血肿时，应将引流管更换不同方向冲洗，尽量避免遗留残血。

（4）采用开颅清除血肿术时，提倡在手术显微镜下施行，可以使止血更为彻底，脑组织损伤轻微。

6. 术后处理

（1）除一般常规处理外，可将床脚垫高，早期补充大量液体（每日 3 500～4 000mL），避免低颅压，利于脑复位。

（2）记录每 24h 血肿腔的引流量及引流液的颜色，如引流量逐渐减少且颜色变淡，表示脑已膨胀，血肿腔在缩小，3～5d 后即可将引流管拔除。如颜色为鲜红，多示血肿腔内又有出血，应及时处理。

（四）并发症及其防治

1. 脑损伤

因放置引流管时操作技术不当而引起，应仔细操作。

2. 张力性气颅

发生原因及防止办法已如前述。

3. 硬脑膜下血肿

多为血肿包膜止血不彻底所致，或血肿抽吸后颅内压急剧下降引起桥静脉的撕裂，应及时再次手术处理。

4. 硬脑膜外血肿

多为钻孔时硬脑膜与颅骨间的血管被剥离撕裂引起出血，出血后又使剥离不断扩大，应及时开颅将血肿清除。

六、脑内血肿

（一）概述

外伤性脑内血肿，系指外伤后发生在脑实质内的血肿。它常与枕部着力的额、颞区对冲性脑挫裂伤并存，也可由着力部位凹陷骨折所致。在闭合性脑损伤中其发生率为0.5%～1%。外伤性脑内血肿多数属于急性，少数为亚急性。一般分为浅部与深部两型，前者又称复合型脑内血肿，后者又称为单纯型脑内血肿，临床上以浅部血肿较多见。浅部血肿多由于挫裂伤的脑皮质血管破裂出血所引起，因此在血肿表面常可有不同程度的脑挫裂伤，时常与急性硬脑膜下血肿同时存在，一般而言，血肿多位于额叶和颞叶前区靠近脑底的部位；深部血肿多位于脑白质内，系脑深部血管破裂出血所致，可向脑室破溃造成脑室内出血，脑表面无明显损伤或仅有轻度挫伤，触诊可有波动感。

（二）临床表现

1. 症状与体征

脑内血肿与伴有脑挫裂伤的复合性硬脑膜下血肿的症状极为相似，常出现以下症状与体征。

（1）颅内压增高和脑膜刺激症状：头痛、恶心、呕吐、生命体征的变化等均比较明显。部分亚急性或慢性脑内血肿，病程较为缓慢，主要表现为颅内压增高，眼底检查可见视盘水肿。

（2）意识改变：伤后意识障碍时间较长，观察中意识障碍程度多逐渐加重，有中间清醒期或中间好转期者较少。因脑内血肿常伴有脑挫裂伤或其他类型血肿，伤情变化多较急剧，可很快出现小脑幕切迹疝。

(3) 多数血肿位于额叶、颞叶前区且靠近其底面，常缺乏定位体征，位于运动区附近的深部血肿，可出现偏瘫、失语和局限性癫痫等。

2. 影像学检查

(1) 头颅 CT 扫描：90%以上急性期脑内血肿可显示高密度团块，周围有低密度水肿带；2～4 周时血肿变为等密度，易于漏诊；至 4 周以上时则呈低密度。应注意发生迟发性脑内血肿，必要时应复查头颅 CT 扫描。

(2) 紧急情况下可根据致伤机制分析或采用脑超声波定侧，尽早在颞区或可疑的部位钻孔探查，并行额叶及颞叶穿刺，以免遗漏脑内血肿。

(三) 手术技术

1. 适应证

(1) CT 诊断明确，颅内压增高或局灶症状明显者。

(2) 伤后持续昏迷，出现一侧瞳孔散大或双侧瞳孔散大，经积极的脱水和降颅压治疗一侧瞳孔回缩者。

(3) 硬脑膜下或硬脑膜外血肿清除后颅内压仍高，脑向外膨出或脑皮质有限局性挫伤，触诊有波动者。

(4) 血肿位于重要功能区深部，经穿刺吸引后，血肿无减少，颅内压增高不见改善者。

2. 禁忌证

(1) 单纯型脑内血肿，血肿量较小，且无颅内压增高或仅轻度增高者。

(2) 经穿刺吸引后，血肿已缩小不再扩大，颅内压增高已改善者。

(3) 意识处于深昏迷，双侧瞳孔散大，去皮质强直，自主呼吸停止，经积极的脱水、降颅压治疗无好转，自主呼吸无恢复，处于濒死状态者。

3. 术前准备

(1) 多采用气管插管全身麻醉，钻孔引流手术可采用局部麻醉，根据血肿部位不同，采用适当体位。

(2) 术前认真采集病史，进行全身体格检查和神经系统检查，阅读辅助检查资料，明确诊断，讨论手术方案。

(3) 向患者家属交代病情、手术必要性、危险性及可能发生的情况，以求理解。

(4) 剃去全部头发，头皮清洗、消毒后用无菌巾包扎。

(5) 备血及术前、麻醉前用药。

4. 手术入路与操作

(1) 开颅脑内血肿清除术：选择血肿距表面最近且避开重要功能区处骨瓣开颅，翻开骨瓣时，如遇硬脑膜外或硬脑膜下有血肿时应先行清除。剪开硬脑膜后，检查脑表面有无挫伤，在挫伤重的位置常常可发现浅部的脑内血肿。如看不到血肿，可选择挫伤处为穿刺点，先行电凝脑表回小血管，然后用脑室针逐渐向脑内穿刺确定血肿位置。如脑表面无挫伤，则按CT确定的血肿方向在非功能区的脑回上选择穿刺点进行穿刺。确定深部脑内血肿的位置后，电凝脑表面小血管，切开2～3cm的脑皮质，然后用脑压板和吸引器按穿刺的方向逐渐向脑深部分离，直达血肿腔内。探及血肿后，直视下用吸引器将血肿吸除，如有活动性出血予以电凝止血。对软化、坏死的脑组织也要一并清除。彻底止血后，血肿腔内置引流管，关闭切口。如脑组织塌陷，脑波动恢复良好，脑压明显降低，可缝合硬脑膜，还纳骨瓣，逐层缝合头皮关颅；如脑组织仍较膨隆，脑张力较高，可不缝合硬脑膜，去骨瓣减压，逐层缝合头皮关颅。

(2) 脑内血肿钻孔穿刺术：适用于血肿已液化，不伴有严重脑挫裂伤及脑膜下血肿的患者。对虽未液化或囊性变，但并无颅内高压或脑受压表现的深部血肿，特别是脑基底核或脑干内的血肿，一般不考虑手术，以免增加神经功能损伤。手术方法：根据脑内血肿的定位，选择非功能区又接近血肿的部位切开头皮长

2～3cm，颅骨钻孔，孔缘涂抹骨蜡止血。电凝硬脑膜仁的血管，硬脑膜“十”字形切开，电凝脑回表面的血管，选择适当的脑针，按确定的部位，缓缓刺入，达到预定的深度时，用空针抽吸观察。证实到达血肿后，如果颅内压高，可自任血肿积液流出，然后用空针轻轻抽吸，负压不可过大。排除部分血肿积液后，即可抽出脑穿刺针，按脑穿刺针的深度，改用软导管插入血肿腔，用生理盐水反复冲洗，直至冲洗液变清亮为止。留置导管经穿刺孔引出颅外，接闭式引流装置，术后持续闭式引流，持续引流期间，在严格无菌操作下，可经引流管注入尿激酶溶解固态血块，加强引流效果。

5. 术中注意事项

(1) 清除脑深部血肿时，脑皮质切口应选择非功能区和距脑表面最近的部位，不宜过大，以免加重脑损伤。

(2) 提倡在手术显微镜下进行手术，以期止血彻底，脑损伤轻微。

(3) 在处理接近脑组织的血肿时，应减轻吸引力，以防出现新的出血和加重脑的损伤。对与脑组织粘连较紧的血块不必勉强清除，以防引发新的出血。

(4) 钻孔穿刺冲洗时，应避免将空气带入血肿腔。

6. 术后处理

(1) 对原发脑损伤较重，估计意识障碍不能在短时间内恢复者，应早期行气管切开术，保持呼吸道通畅。

(2) 对继发严重脑干损伤，术后生命体征不平稳，可采用人工呼吸机辅助呼吸，在密切观察病情的前提下，可行冬眠低温疗法。

(3) 对重症患者，如条件许可，应收入重症监护病房，进行生命体征及颅内压动态监护。

(四) 并发症及其防治

(1) 术后应严密观察病情变化，发现复发性及迟发性血肿，应及时处理。

（2）应妥善控制继发性脑肿胀和脑水肿。

（3）重症患者易并发上消化道出血，术后应早期采取相应措施加以预防。

（4）长期昏迷患者易发生肺部感染、水电解质平衡紊乱、下丘脑功能紊乱、营养不良、褥疮等，在加强护理措施的同时，应及时予以相应的处理。

七、颅后窝血肿

（一）概述

颅后窝血肿包括小脑幕以下的硬脑膜外、硬脑膜下、脑内及多发性等 4 种血肿。按其出现症状的时间可分为急性、亚急性和慢性 3 种。颅后窝血肿较为少见，占颅内血肿的 2.6％～6.3％，易引起小脑扁桃体疝及中枢性呼吸、循环衰竭，病情极为险恶，病死率达 15.6％～24.3％。颅后窝血肿常由枕区着力的损伤所引起。颅后窝血肿中，以硬脑膜外血肿多见，出血多来自横窦，也可来自窦汇、脑膜血管、枕窦或乙状窦等。临床上以亚急性表现者为多见。硬脑膜下血肿较少见，常伴有小脑、脑干损伤，血肿主要来源于小脑表面的血管或注入横窦的静脉破裂，亦可来源于横窦和窦汇的损伤。小脑内的血肿罕见，因小脑半球挫裂伤引起。血肿范围以单侧者多见，双侧者较少。颅后窝血肿中约有 1/3 合并其他部位的颅内血肿，以对冲部位的额叶底区和颞极区硬脑膜下血肿为多见。颅后窝硬脑膜外血肿亦可伴发横窦上方的枕区硬脑膜外血肿（即骑跨性血肿）。

（二）临床表现

1. 症状与体征

（1）枕部头皮伤：大多数颅后窝血肿在枕区着力部位有头皮损伤，在乳突区或枕下区可见皮下淤血（Battle 征）。

（2）颅内压增高和脑膜刺激症状：可出现剧烈头痛，频繁呕吐，躁动不安，亚急性或慢性血肿者可出现视盘水肿。

（3）意识改变：约半数有明显中间清醒期，继发性昏迷多发生在受伤 24h 以后，若合并严重脑挫裂伤或脑干损伤时则出现持续性昏迷。

(4) 小脑、脑干体征：意识清醒的伤员，半数以上可查出小脑体征，如肌张力低下、腱反射减弱、共济失调和眼球震颤等。部分患者可出现交叉性瘫痪或双侧锥体束征，或出现脑干受压的生命体征改变，如果发生呼吸障碍和去皮质强直，提示血肿对脑干压迫严重，必须迅速治疗，以免脑干发生不可逆的损害。

(5) 眼部症状：可出现两侧瞳孔大小不等、眼球分离或同向偏斜。如伴有小脑幕切迹上疝，则产生眼球垂直运动障碍和瞳孔对光反射消失。

(6) 其他：有时出现展神经和面神经瘫痪以及吞咽困难等。强迫头位或颈部强直，提示有可能发生了枕骨大孔疝。

2. 影像学检查

(1) X 线额枕前后位平片：多数可见枕骨骨折。

(2) 头颅 CT 扫描：可见颅后窝高密度血肿影像。

(三) 手术技术

1. 适应证

颅后窝的容积较小，对占位性病变的代偿功能力很差，加之血肿邻近脑干，故一旦诊断确定，除出血量小于 10mL，患者状态良好者外，都应尽早进行手术将血肿清除。

2. 禁忌证

对于血肿量小于 10mL，患者意识清楚，无颅内压增高表现者，可在严密观察下行非手术疗法。

3. 术前准备

(1) 采用气管内插管全身麻醉。患者取侧卧位或侧俯卧位。

(2) 术前认真采集病史，进行全身体格检查和神经系统检查，阅读辅助检查资料，明确诊断，讨论手术方案。

(3) 向患者家属交代病情、手术必要性、危险性及可能发生的情况，以求理解。

(4) 剃去全部头发，头皮清洗、消毒后用无菌巾包扎。

(5) 备血及术前、麻醉前用药。

4. 手术入路与操作

如为单侧硬脑膜外或脑内血肿，可于同侧枕下中线旁行垂直切口。如血肿位于中线或双侧或为硬脑膜下血肿时，则行正中垂直切口，切口应上超过枕外粗隆，或枕下弧形切口。遇骑跨性血肿时，可用向幕上延伸的中线旁切口，或将正中垂直切口在幕上做向病侧延伸的倒钩形切口。切开皮肤及皮下组织后，将枕下肌肉向两侧剥离，边电凝边剥离，用颅后窝牵开器牵开切口，探查有无骨折线存在。如有骨折线，应先在枕鳞区靠近骨折线处钻孔，并用咬骨钳逐渐扩大使之形成骨窗。亦可先在血肿周围做多处钻孔，而后用咬骨钳将各骨孔间咬断，骨瓣大小可按血肿的范围而定。见到硬脑膜外血肿后，清除血肿的方法与幕上硬脑膜外血肿相同。清除血肿后需彻底止血。对硬脑膜上的出血，电凝止血即可。如为横窦损伤，止血方法参照静脉窦损伤的处理。清除硬脑膜外血肿后，如见硬脑膜下呈蓝色且张力仍高时，则应将硬脑膜呈放射状切开进行探查，如发现硬脑膜下血肿或小脑内血肿，则予以清除。硬脑膜是否需要缝合，应根据血肿清除术后小脑的肿胀程度而定。为了防止术后脑肿胀对脑干的压迫，多采用不缝合的枕下减压术。仔细止血后，分层缝合切口。

5. 术中注意事项

（1）要注意横窦损伤后形成的硬脑膜外骑跨性血肿，不可仅将幕下血肿清除而将幕上血肿遗漏。

（2）在未准确判断是否为非主侧横窦之前，不可轻易用横窦结扎法止血。

6. 术后处理

除一般常规处理外，最好置脑室引流。

（四）并发症及其防治

除一般颅脑损伤与开颅术后常易发生的并发症外，尤应注意对呼吸道的管理。

八、多发性血肿

（一）概述

颅脑损伤后颅内同时形成一个以上不同部位及类型的血肿者称为多发性血肿。该类血肿占颅内血肿总数的14.4％～21.4％。

多发性颅内血肿一般以减速伤较加速伤为多见，在减速伤中，枕区与侧面着力较额区着力者多见。

根据部位和血肿类型的不同将血肿分为：①同一部位不同类型的多发血肿。其中以硬脑膜外和硬脑膜下血肿、硬脑膜下和脑内血肿较多见；硬脑膜外和脑内血肿较少。②不同部位同一类型的多发血肿，较多见。多数为一侧额底（极）区和颞极（底）区或双侧半球凸面硬脑膜下血肿，多发性硬脑膜外血肿则很少见。③不同部位不同类型的多发性血肿，较少见。以着力部位的硬脑膜外血肿和对冲部位的硬脑膜下血肿及脑内血肿为常见。

（二）临床表现

1. 症状与体征

症状比单发性颅内血肿更严重。

（1）伤后持续昏迷或意识障碍进行加重者较多见，很少有中间清醒期。

（2）伤情变化快，脑疝出现早，通常一侧瞳孔散大后不久对侧瞳孔也散大。

（3）颅内压增高、生命体征变化和脑膜刺激症状等都较明显。

2. 影像学检查

（1）当疑有多发性血肿可能时，应及早施行辅助检查如CT、MRI或脑血管造影。

（2）颅骨X线平片可以提示有无跨越静脉窦或血管压迹的骨折线。

（3）脑超声波探测若发现中线波无移位或稍有偏移而与临床体征不符时，即应考虑存在多发血肿。

（三）手术技术

根据损伤机制，估计多发血肿可能发生的部位和发生机会，合理设计手术入路、方法和先后顺序。酌情做骨窗或骨瓣开颅。依次清除血肿后，脑肿胀仍较重时，应进行一侧或两侧充分减压。

1. 适应证

病情危急，头颅 CT 检查，颅内有多发血肿者。

2. 禁忌证

双侧瞳孔散大，自主呼吸停止 1h 以上，经积极的脱水、降颅压治疗无好转，处于濒死状态者。

3. 术前准备

（1）采用气管内插管全身麻醉。视不同情况决定体位。

（2）术前认真采集病史，进行全身体格检查和神经系统检查，阅读辅助检查资料，明确诊断，讨论手术方案。

（3）向患者家属交代病情、手术必要性、危险性及可能发生的情况，以求理解。

（4）剃去全部头发，头皮清洗、消毒后用无菌巾包扎。

（5）备血及术前、麻醉前用药。

4. 手术入路与操作

根据血肿大小、部位，尤其是对颅内压增高或脑干受压的影响，确定对一个或几个血肿进行手术。

5. 术中注意事项

清除一个血肿后，其余血肿可能因为颅内压下降而增大，需提高警惕。术后处理、并发症及其防治与脑内血肿、急性硬脑膜下血肿基本相同。

九、脑室内出血

（一）概述

脑室内出血在重型颅脑损伤患者中，发生率为 1.5%～5.7%，在头颅 CT 检查的颅脑损伤患者中，占 7.1%。外伤性脑室内出血大多数伴有脑挫裂伤，出血来源多为脑室附近的脑内血肿，穿破脑室壁进入脑室，或室管膜下静脉撕裂出血。

（二）临床表现

1. 症状与体征

（1）大多数患者在伤后有意识障碍，昏迷程度重、持续时间长。

（2）瞳孔呈多样变化，如出现两侧缩小，一侧散大或两侧散大，对光反射迟钝或消失。

（3）神经局灶体征比较少见，部分患者可有轻偏瘫，有的患者呈去皮质强直状态。

（4）出现明显脑膜刺激征，呕吐频繁，颈强直和克匿格征阳性比较常见。

（5）常有中枢性高热。

2. 影像学检查

头颅 CT 扫描：可见高密度影充填脑室系统，一侧或双侧，有时可见脑室铸形。

（三）手术技术

1. 适应证

（1）患者意识障碍进行性加重，脑室内积血较多或脑室铸形者。

（2）伴有严重脑挫裂伤，脑深部血肿破入脑室，或因开放性贯通伤继发脑室内积血者。

2. 禁忌证

（1）脑内血肿量较小，患者意识情况较好，无颅内压增高或仅轻度增高者。

（2）合并有严重的脑组织损伤，意识深昏迷，以侧瞳孔散大，自主呼吸停止，濒临死亡者。

3. 术前准备

（1）根据术式不同，采用局部麻醉或气管内插管全身麻醉及相应的体位。

（2）术前认真采集病史，进行全身体格检查和神经系统检查，阅读辅助检查资料，明确诊断，讨论于术方案。

（3）向患者家属交代病情、手术必要性、危险性及可能发生的情况。以求理解。

（4）剃上全部头发，头皮清洗、消毒后用无菌巾包扎。

（5）备血及术前、麻醉前用药。

4. 手术入路与操作

（1）脑室内血肿引流术：颅骨钻孔脑室引流的方法与传统的脑室穿刺引流相同。首先根据脑室内血肿的部位，按侧脑室穿刺的标准入路，施行穿刺，穿刺成功后，放入脑室引流管，然后再轻转向内送入1～2cm，并检查确定导管确在脑室内。用生理盐水3～5mL反复冲洗。待冲洗液转清时，留置引流管，经穿刺孔导出颅外，如常缝合钻孔切口。

（2）骨瓣开颅脑室内血肿清除术：骨瓣开颅，切开硬脑膜。于清除脑内血肿之后，可见血肿腔与脑室相通，此时即有血性脑脊液流出。用脑压板深入到脑室破口处。剥开脑室壁，正直视下吸出脑室内血细胞凝集块。可利用吸引器上的侧孔，调节负压强度，将血细胞凝集块吸住，轻轻拖出脑室。然后将引流管插入脑室，反复冲洗并留胃引流管，作为术后持续引流。仔细止血，分层缝合切口。

5. 术中注意事项

（1）穿刺脑室置引流管成功后，应注意小心冲洗交换，切不可用力推注和抽吸，以免引起新的出血。

（2）骨瓣开颅进入脑室显露血细胞凝集块后，应仔细操作，如血细胞凝集块与脑室壁粘连紧密，切忌粗暴强行完全剥离，避免损伤脑室壁引发新的出血。

6. 术后处理

（1）对原发脑损伤较重，估计意识障碍不能在短时间内恢复者，应早期行气管切开术，保持呼吸道通畅。

（2）对继发严重脑干损伤，术后生命体征不平稳，可采用人工呼吸机辅助呼吸，在密切观察病情的前提下，可行冬眠低温疗法。

（3）对重症患者，如条件许可，应收入重症监护病房，进行生命体征及颅内压动态监护。

（四）并发症及其防治

（1）术后应严密观察病情变化，发现复发性及迟发性血肿，应及时处理。并做影像复查（图6-7）。

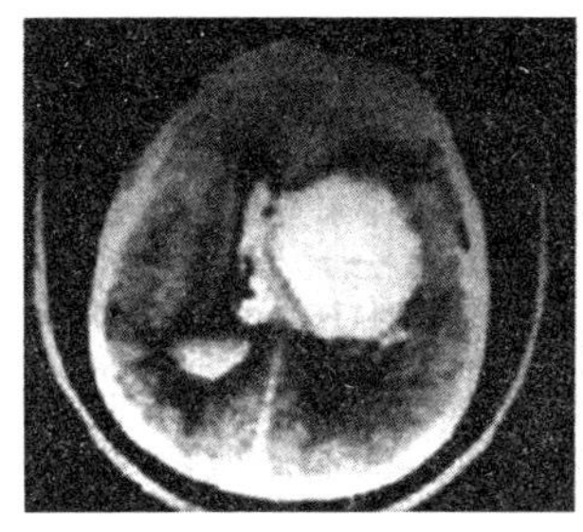
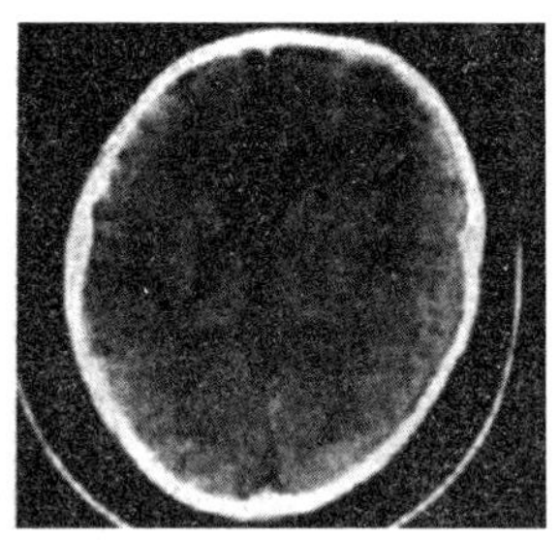

图 6-7 脑内巨大血肿手术前、后 CT 复查影像

（2）应妥善控制继发性脑肿胀和脑水肿。

（3）重症患者易并发上消化道出血，术后应早期采取相应措施加以预防。

（4）长期昏迷患者易发生肺部感染、水电解质平衡紊乱、下丘脑功能紊乱、营养不良、褥疮等，在加强护理措施的同时，应及时予以相应的处理。

第五节 颅骨骨折

颅骨骨折（fracture of skull）在闭合性颅脑损伤中约占 1%，在重度颅脑损伤中约占 70%。其临床意义主要在于同时发生的脑膜、血管、脑及脑神经损伤。颅骨骨折的部位和类型有利于受伤机制及病情的判断。

一、颅骨的应用解剖

颅骨由额、枕、蝶、筛骨各 1 块和顶、颞骨各 2 块构成，具有保护脑的作用，可分为颅盖及颅底两部分，分界线为眉弓、颧弓、外耳道上缘、乳突、上项线及枕外隆凸的连线。

颅盖：颅盖是由额骨鳞部、顶骨、颞骨鳞部和枕骨鳞部上半所组成，各骨块之间形成骨缝，有冠状缝、矢状缝、人字缝。颅盖骨均为扁骨，其厚度不一，枕外隆凸处最厚，可达 1 cm，枕、颞骨鳞部较薄，仅 1～2 mm，在不同部位颅骨钻孔时应注意此特点。颅盖骨一般由外板、板障、内板三层组成，在颅骨较薄的地方，板障不明显。外板较厚约 1～2 mm，内板较薄约 0.5 mm，因此，外伤时颅骨内板易发生骨折，骨折后可及深面的硬脑膜、血管、脑组织而形成颅内血肿及脑损伤。板障内含板障静脉，构成颅内外静脉的交通。

颅底：颅底由额骨眶部、蝶骨体及蝶骨大小翼、筛骨筛板、颞骨岩部和鳞部、乳突部内面、枕骨下部构成，由前到后被蝶骨嵴与岩骨嵴分成颅前窝、颅中窝、颅后窝。

颅前窝：主要由额骨的眶部及筛骨筛板构成。颅前窝中央最前方为盲孔，盲孔后方为突出的鸡冠，为大脑镰前部的附着点。鸡冠两侧为筛板，其上有许多筛孔，嗅丝由此通过，颅前窝两侧为不平滑的眶部。颅前窝骨板较薄易发生骨折，损伤嗅丝，可致嗅觉减退乃至丧失。由于颅底与硬脑膜附着紧密，骨折时易撕裂硬脑膜而引起脑脊液鼻漏。颅脑损伤尤其枕部着力时，额叶底部在骨嵴上摩擦而引起额极与额叶底面的脑挫裂伤和血肿。

颅中窝：主要由蝶骨体、蝶骨、蝶骨大翼、颞岩部前面及部分颞鳞部构成。分为中间部的蝶鞍与对称的两侧部。蝶鞍中央为垂体窝，容纳垂体。前方为鞍结节、视交叉沟及向两侧连通的视神经管，内行视神经与眼动脉，后方为鞍背，两侧有前床突、中床突、后床突三个骨性突起，再往外为纵行颈动脉沟及海绵窦，内行颈内动脉。颅中窝骨折伤及海绵窦时可出现致命性鼻腔大出血和海绵窦综合征。蝶鞍下方为蝶窦，蝶骨体骨折伤及蝶窦时可出现脑脊液鼻漏。侧部容纳颞叶，有许多裂孔自前至后分布其上，眶上裂位于前内方，通向眶腔，动眼、滑车、展神经、三叉神经第一支及眼静脉通过眶上裂，此处骨折可出现眶上裂综合征。其后为圆孔、卵圆孔、棘孔、破裂孔，圆孔内走行上颌神经、卵圆孔内走行下颌神经及通海绵窦导血管，棘孔有脑膜中动脉及棘孔神经通过，脑膜中动脉损伤时，有时需堵塞棘孔才能止血。破裂孔上为软骨封闭，其上有颈内动脉横过，内穿行发自面神经的岩浅大神经及导血管。颞骨岩尖部有三叉神经压迹，为三叉神经半月节存在部位，其上有展神经、滑车神经经过，此处损伤可致岩尖综合征。颞骨岩部后方为鼓室盖，将鼓室与颅中窝分隔，此处骨折可出现脑脊液鼻漏及面神经麻痹、失听。颅中窝外侧有脑膜中动脉沟，此处骨折可出现硬脑膜外血肿，为硬膜外血肿好发部位。

颅后窝：由颞骨岩部后面和枕骨各部组成。其中央为枕骨大孔，有延髓与脊髓相连，另有椎动脉、副神经脊髓根通过。枕骨大孔两侧有舌下神经管，舌下神经由此出颅。前上方为斜坡，承托脑桥及延髓，斜坡下为咽后壁，因此枕骨大孔骨折时，可伤及舌下神经及延髓，斜坡骨折时可出现咽后壁血肿。颅后离两侧部上缘为岩上窦，颞岩部后面有内耳门，内有面听神经及迷路动静脉通过，内耳门后下方有颈静脉孔，内行颈内静脉，舌咽、迷走、副三对脑神经，骨折通过颈静脉孔可出现颈静脉孔综合征。颈静脉孔连于乙状窦，乙状窦向两侧连通于横窦。颅后窝后壁的中部为呈十字形的枕内粗隆。

二、颅骨的生物力学性质

颅骨共由 8 块骨组成，骨间有骨缝紧密相连，具有分散暴力和保护脑组织的作用。颅骨的各种力学性能中最主要的是强度和刚度两种。强度是指生物材料或非生物材料组成的构件抵抗破坏的能力。强度有高低之分。刚度是指构件抵抗变形的能力。刚度有大小之分。颅骨的内、外板均有较高的刚度与强度，能以变弯和受压的形式承受外力的静态力与冲击力。板障在头部受外力时能阻止内外板的接近并承受剪应力，还可通过自身的压缩变形吸收部分冲击能量。随年龄增长，板障增厚，到老年时期可能占到整个骨厚的一半以上，使颅盖骨强度下降，脆性增大，容易骨折。

三、颅骨损伤机制

当颅骨受到外来冲击力作用时，其内部出现薄膜力和弯曲压应力相加得到较大的压应力，内表面上两者相减得到较小的拉重力或压重力。因为颅骨承受压应力的能力很强，而承受拉重力的能力较弱，所以往往内表面受拉而破坏，如果颅骨较薄，则弯曲拉重力远大于薄膜压应力，即颅骨内部的拉重力不能被较多的抵消，此处就极易发生骨折。颅骨骨折的发生机制主要有两种形式。

1. 局部弯曲变形引起骨折

当外力打击颅骨时，先是着力点局部内陷，而作用力停止时颅骨又迅速弹回而复位，当外力较大使颅骨变形超过其弹性限度，则首先在作用点的中央发生内板断裂继而周边外板折断，最后中央部的外板及周边部的内板亦发生断裂。一般情况下全过程的时间为1‰秒至2‰秒。颅骨破损后形状大体上呈向内的喇叭形，一般仍有局部地方相连。

2. 普遍弯曲变形引起的骨折

头颅的骨质结构及形状近似一个具有弹性的球体，颅骨被挤压在两个以上的力量之间，可引起头颅的整个变形。当颅骨的变形超过其弹性限度则发生骨折。当暴力为左右方向时，骨折线往往垂直于矢状线，常通过颞部及颅底。当暴力是前后方向时，骨折线是纵行，与矢状线平行，并往往伸延到枕骨鳞部。当暴力为上下方向时，可由脊柱之对抗力而造成颅底的环形骨折。

影响颅骨损伤的各种因素：影响颅骨损伤严重程度的主要因素为外力的大小、作用面积大小、打击延续时间的长短、打击的动量、受击时头部运动状态、打击点的位置以及颅骨自身的几何力学特性。

四、颅骨骨折的影响因素

1. 外力大小、延续时间及作用面积的影响

因为外力和它所产生的应力大体上成正比，所以外力越大，

损伤越严重。如果外力作用时间短到不足以使颅骨完成破损过程，则损伤就轻。此外，如果外力作用面积越小（通常指撞击物体很尖锐），损伤亦越重。

2. 打击物动量（mv）的影响

m 为击物的质量，v 为打击物与头部之间相对运动的速度。动量越大，损伤越严重；如果 m 较大而 v 较小，通常出现线形骨折，反之容易出现穿透情况。

3. 撞击时头部运动状态的影响

此运动状态有三类，一是外来物向头部袭击，此时头可看成支持在有弹性颈部上的物体，在受击过程中能够退让，使外来加于其上的一部分能量被颈部及颈部以下的部位所吸收。第二类是头部处于固定状态（如靠在墙壁或地面上）在受击时不能退让，此种情况要比上一类状态严重些。第三类是运动着的头部撞上较大的物体，在头部已撞上该物体后，颈部及其以下部位尚未与物体接触，它们继续运动并向头部冲撞。这类状态的损伤比二类都要严重。有时颅骨会在受力点出现凹陷变形，而在受力点相对的另一侧出现外凸变形，称为对冲性颅骨骨折。

4. 外力打击方向与骨折的关系

外力垂直作用于颅盖部多产生凹陷骨折或粉碎骨折；暴力斜行或切线作用于颅盖部多引起线形骨折，骨折线多与外力方向相平行，有时向颅底伸延。

5. 外力作用于头的部位与骨折的关系

同于颅骨几何形态很复杂，各部分结构形式、厚度及材料性质均不相同，所以外力作用在不同点处对颅骨损伤的程度及骨折线的走向均有影响，根据临床统计，大体有如下规律：

（1）当额部前方受撞击时，多产生额骨垂直部和颅前窝前后纵向骨折，其次是前后的斜行骨折。如作用点在前额的外侧，亦可产生左右横行的线形骨折，并可越过中线达对侧颅前窝底。

（2）当顶骨前方或额骨后部受冲撞时，骨折常向颞前区伸延，在冲击力较大的情况下，也可能同时向各个方向扩展。在顶骨上方撞击时，骨折多发生在颅盖的一侧，亦可发生横过中线的双侧性骨折，经过颅顶中线的骨折可损伤上矢状窦。有时骨折延伸到颅中窝底，经蝶骨向颅底发展，也可经过颞骨岩部向颅中窝的内侧和颅后窝发展。偶见由于脊柱的对抗作用产生枕骨大孔周围的环形骨折。

（3）暴力作用于颞部，以左右方向的横行骨折为多见，骨折线可经颞骨鳞部延伸到颅中窝底，亦可经过蝶骨到达对侧颅中窝底，其次为左右走行的斜行骨折亦较多，而前后纵行骨折则少见。

（4）在枕骨范围内受撞击时，如着力点在一侧枕部多见前后方向的纵行骨折或斜行骨折。骨折线由着力点向颅后窝底延伸，也可经颞骨岩部，伸延到颅中窝，有时可见枕乳缝或人字缝下部的颅缝分离。

（5）当来自下方撞击由脊柱传到枕骨大孔时，骨折从枕骨大孔向前或向侧方扩展。

（6）暴力冲击点愈近颅底水平，颅盖和颅底联合骨折的发生率愈高。

五、颅骨骨折的分类

1. 按骨折的形状分类

（1）线形骨折：骨折呈线条形，大多是单一的骨折线，分支状、放射状和多发线形骨折少见。骨折线宽度多为 1～3 mm，个别宽者可达 1 cm 以上，线形骨线占颅盖骨折的 2/3 以上，颅底骨折几乎都是线形骨折。外伤性颅缝分离，亦属于线形骨折范畴，以人字缝分离多见，矢状缝和冠状缝分离少见。颅骨生长性骨折是线形骨折不断扩大所致，当婴幼儿颅盖部线形骨的骨折线中间有骨膜或蛛网膜等间隔时，不仅阻止骨折愈合，而且骨折的缝隙不断受到蛛网膜下隙、膨出的脑组织或形成的囊肿的冲击，骨折缘逐渐地被侵蚀和吸收，一般多在数月出现搏动性膨出的肿块，而且肿块不断增大，称颅骨生长性骨折。

（2）凹陷骨折：为致伤物直接冲击颅盖所致，间接暴力沿脊柱上传造成枕骨大孔区环形凹陷骨折仅偶见，婴幼儿多为乒乓球样凹陷骨折。凹陷骨折约占颅盖骨折的1/3，多发生于颞部，其次为额部和顶部，枕部很少见。凹陷骨折片常刺破硬脑膜和损伤脑实质，造成局部脑挫裂伤，常合并各种类型颅内血肿，尤其是脑内血肿。

（3）粉碎骨折：为暴力直接作用于颅盖所致。一般暴力较大，与头部接触面积广，形成多条骨折线，分隔成若干骨碎块，有些骨片互相重叠，有些轻度陷入。局部脑膜撕裂和脑组织常有广泛的挫裂伤，可合并各种类型的颅内血肿。

2. 按颅骨骨折部位分类

（1）颅盖骨折：为暴力直接冲击颅盖部所致，骨折多位于颅盖范围内，也常延伸到颅底。颅盖骨折发生率较颅底骨折多1～2倍。骨折的形态依次为线形骨折、凹陷骨折和粉碎骨折。

（2）颅底骨折：多为内开放性线形骨折，大多数颅底骨折系颅盖骨折向颅底伸延之联合骨折，单纯发生在颅底的骨折少见。骨折线有横行、纵行及环形三种。骨折线可累及一个或两个颅窝，累及三个颅窝者很少。由于硬脑膜与颅底粘连紧密，该部位不易形成硬脑膜外血肿，而易合并硬脑膜撕裂造成内开放，产生脑脊液漏。进出颅腔的大血管和脑神经都经颅底，故颅底骨折常造成脑神经损伤和颈内动脉—海绵窦瘘等并发症。颅后窝骨折可伴有原发性脑干损伤。

3. 按创伤的性质分闭合性和开放性骨折

（1）闭合性骨折系骨折部位的头皮非全层裂伤，骨膜未裂开，因而颅骨与外界不相通。

（2）开放性骨折指骨折部位头皮全层裂开，颅骨与外界连通。

六、临床表现

1. 颅盖骨折

颅盖骨折有多种形式，除开放性及某些凹陷形颅盖骨折，在临床上可能显示骨折的直接征象外，闭合性骨折往往只显示骨折的间接征象，其确诊常有赖于X线或CT检查。

（1）闭合性颅盖骨折的临床表现：骨折处头皮肿胀，自觉疼痛，并有压痛。线形骨折的表面，常出现头皮挫伤和头皮血肿。颞肌范围的明显肿胀、张力增高和压痛，常是颞骨线形骨折合并颞肌下淤血的征象。外伤性颅缝裂开在小儿比较常见，早期可出现沿颅缝走行的条状头皮血肿。骨膜下血肿或迅速形成巨大的帽状腱膜下血肿常暗示深面有颅盖骨折。凹陷骨折多发生于额部及顶部，受伤部位多伴有头皮挫伤和血肿。触诊时常可摸及骨质下陷，可出现骨片浮动感或骨擦音。但切忌反复，粗暴操作，不应为获得此项体征而增加硬脑组织损伤甚至出血的危险。在单纯头皮血肿触诊时，常有中央凹入感，易误诊为凹陷骨折，此时需拍颅骨切线位片加以鉴别。有人认为颅骨凹陷深度小于 1 cm 时多无硬脑膜裂伤，而凹入的碎骨片深度超过 2 cm 时，应高度怀疑有硬脑膜裂伤之存在。

凹陷骨折在皮质功能区可出现相应的刺激或损害症状。凹陷骨折在静脉窦上可引起致命性大出血，或压迫静脉窦引起颅内压增高。广泛的凹陷骨折由于减少了颅腔的容积亦可引起颅内压增高。

（2）开放性颅盖骨折：多发生于锐器直接损伤，少数为火器伤。受伤局部之头皮呈全层裂开，其下可有各种类型的颅骨骨折。伤口内可有各种异物如头发、碎骨片、泥土及布屑等。此种骨折硬脑膜如完整称为开放性颅骨骨折；当硬脑膜也有破裂时则称为开放性颅脑损伤。累及大静脉窦的粉碎骨折，可引起致命性大出血。

2. 颅底骨折

颅底骨折以线形骨折为主，因骨折线常通向鼻窦或岩骨乳突气房，由此分别与鼻腔或外耳道连通，亦称为内开放性骨折。其临床表现虽然都是骨折的间接征象，却是临床确诊的重要依据。

颅底骨折依其发生部位不同，分为颅前窝骨折、颅中窝骨折和颅后窝骨折，临床表现各有特征，兹分述如下。

（1）颅前窝骨折的临床征象：前额部皮肤有挫伤和肿胀，伤后常有不同程度的口鼻出血。有时因血液吞入胃中，而呕吐出黑红色或咖啡色液体。如颅前窝底部骨折撕裂颅底部脑膜及鼻腔粘膜时，即出现脑脊液鼻漏，脑脊液常与血液相混，而呈淡红色，滴在吸水纸上有浸渍圈。因含糖可用尿糖试纸测试。脑脊液漏可因呛咳、挣扎等因素而加剧。偶尔气体由鼻窦经骨折线进入颅腔内，气体分布于蛛网膜下隙、脑内或脑室内，称为外伤性颅内积气。脑脊液鼻漏一般于伤后数日常能自停。

伤后逐渐出现眼睑的迟发性皮下瘀斑，俗称“熊猫眼”征。出血因受眶筋膜限制，而较少扩展至眶缘以外，且常为双侧性，应与眼眶部直接软组织挫伤鉴别。眶顶骨折后，眶内出血，还可使眼球突出，如出血在球结膜之下由后向前延伸，血斑常呈扇形分布，其基底位于内外眦，后界不明，而尖端指向角膜及瞳孔，亦常为双侧性，检查时，瘀斑不随之移动。这一特征可与直接眼部挫伤所致球结合膜触动球结合膜内片状出血相区别。

骨折线累及筛板，撕裂嗅神经导致嗅觉丧失，当骨折线经过视神经孔时，可因损伤或压迫视神经而导致视力减退或丧失。

颅前窝骨折也常伴有额极及额叶底面的脑挫裂伤以及各种类型的颅内血肿。

（2）颅中窝骨折的临床征象：临床上常见到颞部软组织肿胀，骨折线多限于一侧颅中窝底，亦有时经蝶骨体达到对侧颅中窝底。当骨折线累及颞骨岩部时，往往损伤面神经和听神经，出现周围性面瘫、听力丧失、眩晕或平衡障碍等。如骨折线经过中耳和伴有鼓膜破裂时，多产生耳出血和脑脊液耳漏，偶尔骨折线宽大，外耳道可见有液化脑组织溢出。临床上应仔细检查，以除外外耳道壁裂伤出血或因面颌部出血流入外耳道所造成的假象。如岩部骨折鼓膜尚保持完整时，耳部检查可发现鼓膜呈蓝紫色，血液或脑脊液可经耳咽管流向鼻腔或口腔，需注意与筛窦或蝶窦骨折伴发的脑脊液漏相鉴别。

骨折线经过蝶骨，可损伤颈内动脉产生颈内动脉海绵窦瘘，表现为头部或眶部连续性杂音，搏动性眼球突出，眼球运动受限和视力进行性减退等，颈内动脉损伤亦可形成海绵窦段颈内动脉瘤，动脉瘤破裂后又形成颈内动脉海绵窦瘘。有时颈内动脉损伤或外伤性颈内动脉瘤突然破裂，大量出血经骨折缝隙和蝶窦涌向鼻腔，发生致死性鼻腔大出血，如不能果断、迅速地控制和结扎颈总动脉，患者将死于出血性休克。当眶上裂骨折时，可损伤眼、滑车、外展神经，以及三叉神经第一支，出现眼球运动障碍和前额部感觉障碍，即为眶上裂综合征。

(3) 颅后窝骨折的临床征象：常有枕部直接承受暴力的外伤史，除着力点的头皮伤外，数小时后可在枕下或乳突部出现皮下淤血（Battle 征），骨折线经过枕骨鳞部和基底部，亦可经过颞骨岩部向前达颅中窝。骨折线累及斜坡时，可于咽后壁见到粘膜下淤血，如骨折经过颈内静脉孔或舌下神经孔，可分别出现吞咽困难、声音嘶哑或舌肌瘫痪。骨折累及枕骨大孔，可出现延髓损伤的症状，严重时，伤后立即出现深昏迷，四肢弛缓，呼吸困难，甚至死亡。

七、辅助检查

1. X 线平片

颅骨 X 线检查可以确定有无骨折和其类型，亦可根据骨折线的走行判断颅内结构的损伤情况，以及合并颅内血肿的可能性，便于进一步检查和治疗。

颅骨摄片时，一般应摄常规的前后位和侧位片，有凹陷骨折时，为了解其凹陷的深度应摄以骨折部位为中心的切线位。当怀疑枕骨骨折和人字缝分离时，需摄额枕半轴位或汤氏（Towne）位；如前额部着力，伤后一侧视力障碍时，应摄视神经孔位；眼眶部骨折拍柯氏位，疑诊颅底骨折时，如病情许可，应摄颏顶位。

颅盖骨折经颅骨 X 线检查确诊率为 95%～100%，阅片时应注意骨折线的部位和分支不规则，边缘比较锐利，借此可与颅骨的血管沟纹鉴别。当骨折线经过脑膜中动脉主干及其分支、横窦沟或矢状中线时，应警惕合并硬膜外血肿。线形骨折也要与颅缝区别，颅缝有特定部位，呈锯齿状，内板缝的投影亦不如骨折线清晰锐利。颅缝分离较骨折少见，常见于儿童及青少年，多发生于人字缝、矢状窦和冠状缝，表现为颅缝明显增宽，或有颅缝错位或重叠，两侧颅缝宽度相差 1 mm 以上或宽度超过 1.5 mm 即可诊颅缝分离。颅盖部凹陷骨折可为全层或仅为内板向颅内凹陷，呈环形或星形，借切线位片了解其深度，结合临床症状分析伴发的脑损伤。

颅底骨折经 X 线检查确诊率仅为 50%左右。诊断时必须结合临床表现。即使颅骨平片未发现骨折线，如临床表现符合，亦应确定为颅底骨折。当骨折线经过额窦、筛窦、蝶窦和岩骨时，应注意是否伴发脑脊液漏，并警惕这类内开放性颅骨骨折有并发颅内感染的可能。另外阅片时还要注意颅底骨折的间接征象，如颅底骨折脑脊液漏可出现鼻窦和/或乳突积液表现，窦腔混浊，密度增高。鼻窦或乳突损伤，可于颅骨周围或颅内出现气体。颅内积气如果不是穿入骨折，则属内开放骨折。

2. 颅脑 CT 扫描

CT 扫描采用观察软组织和骨质的两种窗位，有利于发现颅骨平片所不能发现的骨折，尤其是颅底骨折。CT 扫描可显示骨折缝隙的大小、走行方向，同时可显示与骨折有关的血肿，受累肿胀的肌肉。粉碎性骨折进入脑内的骨片也可通过 CT 扫描三维定位而利于手术治疗。CT 扫描还是目前唯一能显示出脑脊液漏出部位的方法。Bruce 报道平扫定位率达 50%，如采用碘剂脑池造影 CT 扫描则可达 69%。扫描时应注意不同部位采用不同方法。额窦最好应用轴位，筛窦、蝶窦及中耳鼓室盖部的骨折观察一般采用冠状扫描。应注意的是如果有损伤脊髓的情况存在，不宜采用冠状扫描。

八、诊断

一般情况下，根据头外伤史，临床查体及 X 线检查（包括 X 线平片和 CT 扫描）不难做出诊断，对于颅骨骨折因其有典型的临床征象，在没有特殊检查的情况下，可依临床征象做出诊断。

九、治疗原则与措施

1. 颅盖部线形骨折

闭合性颅盖部单纯线形骨折，如无颅内血肿等情况，不需手术治疗。但应注意观察颅内迟发性血肿的发生。开放性线形骨折，如骨折线宽且有异物者可钻孔后清除污物咬除污染的颅骨以防术后感染，如有颅内血肿按血肿处理。

2. 凹陷骨折

凹陷骨折的手术指征：①骨折片下陷压迫脑中央区附近或其他重要功能区，或有相应的神经功能障碍者；②骨折片下陷超过1 cm（小儿0.5 cm）或因大块骨片下陷引起颅内压增高者；③骨折片尖锐刺入脑内或有颅内血肿者；④开放性凹陷粉碎骨折，不论是否伴有硬脑膜与脑的损伤均应早期手术。位于静脉窦区凹陷骨折应视为手术禁忌证，以防复位手术引起大量出血。

（1）闭合性凹陷性骨折：可根据骨折的部位、大小、颅内有无血肿选用不同的方法，对范围较少且远离静脉窦的凹陷骨折，选用直切口或弧形切口，显露骨折区域，在骨折凹陷裂纹旁钻一孔，用骨撬将陷入的骨片掀起，对凹陷范围较大骨折片尚未游离整复困难者或伴颅内血肿，可采用取骨瓣法，用加压或锤击法整复。对于小儿的颅骨骨折，为避免影响脑的发育，应积极采用手术复位。对新生儿的颅骨骨折应尽可能采用非手术复位方法，最简单适用的方法是应用胎头吸引器复位。当胎头吸引器复位失败或有颅内血肿或头皮下有脑脊液潴留时，采用手术复位。

（2）开放性凹陷骨折：必须彻底清创，用生理盐水反复冲洗伤口，清除血块与异物，切除无生活能力的头皮、骨片、脑膜与脑组织等，必要时可延长切口，用牵开器拉开以显露骨折处，在摘除碎骨片时，手法应轻柔，对难以取出的骨片，切不可暴力扭转拉出，与骨膜相连的骨片应尽量保留。骨折片陷入超过2 cm者，多有硬脑膜破裂，此时可根据颅内有无血肿及脑组织挫裂伤的程度决定是否扩大骨窗，清除血肿及破碎的脑组织，最后缝合修补硬脑膜。硬脑膜未破裂者，除有硬膜下出血外，一般不可轻易切开，以免导致颅内感染。

3. 颅底骨折

原则上采用非手术对症治疗，颅骨骨折本身无特殊处理，为防治感染，需应用抗生素。伴有脑脊液耳鼻漏者，应保持局部清洁，头高位卧床休息，禁止堵塞鼻孔、外耳道，禁行腰穿及用力擤鼻，并应用大剂量抗生素预防感染，大多数瘘口在伤后1～2周内愈合，1月以上不愈者，开颅修补硬脑膜裂孔。伴有脑神经损伤者，可注射维生素 B_1、B_6 及 B_{12} 和激素、血管扩张剂，也可行理疗针灸。视神经受骨片或血肿压迫者，应及时行视神经减压术，但对外伤后即刻失明的患者多无效果。对伤后出现致命性大量鼻出血患者，需立即气管插管，排除气道内积血，使呼吸通畅，随即填塞鼻腔，压迫伤侧颈总动脉并迅速输液、输血必要时手术以抢救患者生命，颅后窝骨折伴延髓有受压损伤患者，应尽早气管切开，呼吸机辅助呼吸，颅骨牵引，必要时进行枕肌下减压术。

第六节　开放性颅脑损伤

开放性颅脑损伤（open head injury）是颅脑各层组织开放伤的总称，它包括头皮裂伤、开放性颅骨骨折及开放性脑损伤，而不是开放性脑损伤的同义词。硬脑膜是保护脑组织的一层坚韧纤维膜屏障，此层破裂与否，是区分脑损伤为闭合性或开放性的分界线。

开放性颅脑损伤的原因很多，大致划为两大类，即非火器伤与火器伤。

一、非火器性颅脑损伤

各种造成闭合性颅脑损伤的原因都可造成头皮、颅骨及硬脑膜的破裂，造成开放性颅脑损伤，在和平时期的颅脑损伤中，以闭合伤居多，开放性伤约占16.8％，而后者中又以非火器颅脑损伤（nonmis sile craniocerebral injury）较多。

（一）临床表现

1. 创伤的局部表现

开放性颅脑伤的伤因、暴力大小不一，产生损伤的程度与范围差别悬殊。创伤多位于前额、额眶部，亦可发生于其他部位，可为单发或多发，伤口整齐或参差不齐，有时沾有头发、泥沙及其他污物，有时骨折片外露，也有时致伤物如钉、锥、铁杆嵌顿于骨折处或颅内。头皮血运丰富，出血较多，当大量出血时，需考虑是否存在静脉窦破裂。

2. 脑损伤症状

患者常有不同程度的意识障碍与脑损害表现，脑部症状取决于损伤的部位、范围与程度。其临床表现同闭合性颅脑损伤部分。

3. 颅内压改变

开放性脑损伤时，因颅骨缺损、血液、脑脊液及破碎液化坏死的脑组织可经伤口流出，或为脑膨出，颅内压力在一定程度上可得到缓冲。如伴脑脊液大量流失，可出现低颅压状态。创口小时可与闭合性脑损伤一样，出现脑受压征象。

4. 全身症状

开放性颅脑损伤时出现休克的机会较多，不仅因外出血造成失血性休克，还可由于颅腔呈开放性，脑脊液与积血外溢，使颅内压增高得到缓解，颅内压引起的代偿性血压升高效应减弱。同时伴有的脊柱、四肢及胸腹伤可有相应的症状及体征。

（二）辅助检查

1. X线平片

颅骨的X线平片检查有助于骨折的范围、骨碎片与异物在颅内的存留情况的了解。

2. 颅脑CT扫描

可显示颅骨、脑组织的损伤情况，能够对碎骨片及异物定位，发现颅内或脑内血肿等继发性改变。CT较X线平片更能清楚地显示X线吸收系数低的非金属异物。

（三）诊断

开放性颅脑损伤一般易于诊断，根据病史、检查伤口内有无脑脊液或脑组织，即可确定开放性损伤的情况。X 线平片及 CT 扫描更有利于伤情的诊断。少数情况下，硬脑膜裂口很小，可无脑脊液漏，初诊时难以确定是否为开放性脑损伤，而往往手术探查时才能明确。

（四）救治原则与措施

1. 治疗措施

首先作创口止血、包扎、纠正休克，患者入院后有外出血时，应采取临时性止血措施，同时检查患者的周身情况，有无其他部位严重合并伤，是否存在休克或处于潜在休克。当患者出现休克或处于休克前期时，最重要的是先采取恢复血压的有力措施，加快输液、输血，不必顾虑因此加重脑水肿的问题，当生命体征趋于平稳时，才适于进行脑部清创。

2. 手术原则

（1）早期清创：按一般创伤处理的要求，尽早在伤后 6 小时内进行手术。在目前有力的抗生素防治感染的条件下，可延长时限至伤后 48 小时。

（2）彻底清创手术的要求：早期彻底清除术，应一期缝合脑膜，将开放性脑损伤转为闭合性，经清创手术，脑水肿仍严重者，则不宜缝合硬脑膜，而需进行减压术，避免发生脑疝。

（3）并存脏器伤时，应在输血保证下，迅速处理内脏伤，第二步行脑清创术。这时如有颅内血肿，脑受压危险，伤情特别急，需有良好的麻醉处理，输血、输液稳定血压，迅速应用简捷的方法，制止内出血，解除脑受压。

（4）颅骨缺损一般在伤口愈合后 3～4 个月进行修补为宜，感染伤口修补颅骨至少在愈合半年后进行。

3. 手术方法

应注意的是，术中如发现硬脑膜颜色发蓝、颅内压增高，疑有硬膜下血肿，应切开硬脑膜探查处理。脑搏动正常时，表明脑内无严重伤情，无必要切开探查，以免将感染带入脑部。开放性脑损伤的清创应在直视下进行，逐层由外及里冲净伤口，去除污物、血块，摘除碎骨片与异物，仔细止血，吸去糜烂失活的脑组织，同时要珍惜脑组织，不作过多的切除。保留一切可以保留的脑血管，避免因不必要的电凝或夹闭脑的主要供血动脉及回流静脉引起或加重脑水肿、脑坏死及颅内压增高。脑挫裂伤较严重，颅内压增高，虽经脱水仍无缓解，可容许作内减压术。清创完毕，所见脑组织已趋回缩、颅内压已降低的情况下，缝合硬脑膜及头皮。

钢钎、钉、锥等较粗大锐器刺入颅内，有时伤器为颅骨骨折处所嵌顿。如伤员一般情况好，无明显颅内出血症状者，不宜立即拔出，特别是位于动脉干与静脉窦所在处和鞍区的创伤。应摄头颅 X 线片了解颅内伤器的大小、形态和方位，如异物靠近大血管时，应进一步行脑血管造影，查明异物与血管等邻近结构的关系，据此制定出手术方案，术前做好充分的输血准备。行开颅手术时，先切除金属异物四周的颅骨进行探查，若未伤及静脉，扩大硬脑膜破口，在直视下，徐徐将异物退出，随时观察伤道深处有无大出血，然后冲洗伤道、止血，放置引流管，缝合修补硬脑膜，闭合伤口，术后 24～36 小时拔除引流管。

颅面伤所致开放性脑损伤，常涉及颌面、鼻窦，眼部及脑组织。

清创术的要求：①做好脑部清创与脑脊液漏的修补处理；②清除可能引起的创伤感染因素；③兼顾功能与整容的目的。手术时要先扩大额部伤口或采用冠状切口，翻开额部皮瓣，完成脑部清创与硬膜修补术，然后对鼻窦作根治性处理。最后处理眼部及颌面伤。

脑挫裂伤、脑水肿及感染的综合治疗同闭合性颅脑外伤。

二、火器性颅脑损伤

火器性颅脑损伤（missile craniocerebral inju ries）是神经外科的一个重要课题。战争时期，火器性颅脑损伤是一种严重战伤，尤其是火器性颅脑穿通伤，处理复杂，死亡率高。在和平时期也仍然是棘手的问题。创伤医学及急救医学的发展，虽使火器性颅脑损伤的病理生理过程得到进一步阐明，火器性颅脑损伤的抢救速度、诊疗条件也有了很大的提高，但是其死亡率仍高。

（一）分类

目前按硬脑膜是否破裂将火器性颅脑损伤简化分为非穿通伤和穿通伤两类。

1. 非穿通伤

常有局部软组织或伴颅骨损伤，但硬脑膜尚完整，创伤局部与对冲部位可能有脑挫裂伤，或形成血肿。此类多为轻、中型伤，少数可为重型。

2. 穿通伤

穿通伤即开放性脑损伤。颅内多有碎骨片、弹片或枪弹存留，伤区脑组织有不同程度的破坏，并发弹道血肿的机会多，属重型伤，通常将穿通伤又分为以下几种。

（1）盲管伤：只有入口而无出口，在颅内入口附近常有碎骨片与异物，金属异物存留在颅内，多位于伤道的最远端，局部脑挫裂伤较严重。

（2）贯通伤：有入口和出口，入口小，出口大。颅内入口及颅外皮下出口附近有碎骨片，脑挫裂伤严重，若伤及生命中枢，伤员多在短时间内死亡。

（3）切线伤：头皮、颅骨和脑呈沟槽状损伤或缺损，碎骨片多在颅内或颅外。

（4）反跳伤：弹片穿入颅内，受到入口对侧颅骨的抵抗，变换方向反弹停留在脑组织内，构成复杂伤道。

此外按投射物的种类又可分为弹片伤、枪弹伤，也可按照损伤部位来分类，以补充上述的分类法。

（二）损伤机制与病理

火器性颅脑损伤的病理改变与非火器伤有所不同，伤道脑的病理改变分为三个区域。

1. 原发伤道区

原发伤道区是反映伤道的中心部位，内含毁损液化的脑组织，与出血和血块交融，杂有颅骨碎片、头发、布片、泥沙以及弹片或枪弹等。伤道的近侧可由于碎骨片造成支道，间接增加脑组织损伤范围，远侧则形成贯通伤、盲管或反跳伤。脑膜与脑的出血容易在伤道内聚积形成硬膜外、硬膜下、脑内或脑室内血肿。伤道内的血肿可位于近端、中段与远端。

2. 挫裂伤区

在原发伤道的周围，脑组织呈点状出血和脑水肿，神经细胞、少枝胶质细胞及星形细胞肿胀或崩解。致伤机制是由于高速投射物穿入密闭颅腔后的瞬间，在脑内形成暂时性空腔，产生超压现象，冲击波向周围脑组织传递，使脑组织顿时承受高压及相继的负压作用而引起脑挫裂伤。

3. 震荡区

位于脑挫裂区周围，是空腔作用之间接损害，伤后数小时逐渐出现血循环障碍、充血、淤血、外渗及水肿等，但尚为可逆性。

另外，脑部可能伴有冲击伤，乃因爆炸引起的高压冲击波所致，脑部可发生点状出血、脑挫裂伤和脑水肿。

脑部的病理变化可随创伤类型、伤后时间、初期外科处理以及后期治疗情况而有所不同。脑组织的血液循环与脑脊液循环障碍，颅内继发性出血与血肿形成，急性脑水肿，并发感染等，皆可使病理改变复杂化。

（三）临床表现

1. 意识障碍

伤后意识水平是判断火器性颅脑损伤轻重的最重要指标，是手术指征和预后估计的主要依据。但颅脑穿通伤有时局部有较重的脑损伤，可不出现昏迷。应强调连续观察神志变化过程，如伤员在伤后出现中间清醒期或好转期，或受伤当时无昏迷随后转入昏迷，或意识障碍呈进行性加重，都反映伤员存在急性脑受压征象。在急性期，应警惕创道或创道邻近的血肿，慢性期的变化可能为脓肿。

2. 生命体征的变化

重型颅脑伤员，伤后多数立即出现呼吸、脉搏、血压的变化。伤及脑干部位重要生命中枢者，可早期发生呼吸紧迫，缓慢或间歇性呼吸，脉搏转为徐缓或细远，脉律不整与血压下降等中枢性衰竭征象。呼吸深而慢，脉搏慢而有力，血压升高的进行变化是颅内压增高、脑受压和脑疝的危象，常指示颅内血肿。开放伤引起外出血，大量脑脊液流失，可引起休克和衰竭。出现休克时应注意查明有无胸、腹伤、大的骨折等严重合并伤。

3. 脑损伤症状

伤员可因脑挫裂伤、血肿、脑膨出出现相应的症状和体征。蛛网膜下隙出血可引起脑膜刺激征。下丘脑损伤可引起中枢性高热。

4. 颅内压增高

火器伤急性期并发颅内血肿的机会较多，但弥漫性脑水肿更使人担忧，主要表现为头痛、恶心、呕吐及脑膨出。慢性期常是由于颅内感染、脑水肿，表现为脑突出，意识转坏和视乳头水肿，到一定阶段，反映到生命体征变化，并最终出现脑疝体征。

5. 颅内感染

穿通伤的初期处理不彻底或过迟，易引起颅内感染。主要表现为：高热、颈强直、脑膜刺激征。

6. 颅脑创口的检查

这在颅脑火器伤是一项特别重要的检查。出入口的部位、数目、形态、出血、污染情况均很重要，出入口的连线有助于判断穿通伤是否横过重要结构。

（四）辅助检查

1. 颅骨 X 线平片

对颅脑火器伤应争取在清除表面砂质等污染后常规拍摄颅片。拍片不仅可以明确是盲管伤还是贯通伤，颅内是否留有异物，并了解确切位置，对指导清创手术有重要作用。

2. 脑超声波检查

观察中线波有无移位以作参考。二维及三维超声有助于颅内血肿、脓肿，脑水肿等继发性改变的判断。

3. 脑血管造影

在无 CT 设备的情况下，脑血管造影有很大价值，可以提供血肿的部位和大小的信息。脑血管造影还有助于外伤性颅内动脉瘤的诊断。

4. CT 扫描

颅脑 CT 扫描对颅骨碎片、弹片、创道、颅内积气、颅内血肿、弥漫性脑水肿和脑室扩大等情况的诊断，既正确又迅速，对内科疗效的监护也有特殊价值。

（五）诊断

作战时，因伤员多，检查要求简捷扼要，迅速明确颅脑损伤性质和有无其他部位合并伤。早期强调头颅 X 线平片检查，对明确诊断及指导手术有重要意义。晚期存在的并发症、后遗症可根据具体情况选择诊断检查方法：包括脑超声波、脑血管造影及 CT 扫描等。在和平时期，火器性颅脑损伤伤员如能及时被送往有条件的医院，早期进行包括 CT 扫描在内的各种检查，可使诊断确切，以利早期治疗。

（六）救治原则与措施

1. 急救

（1）保持呼吸道通畅：简单的方法是把下颌向前推拉，侧卧，吸除呼吸道分泌物和呕吐物，也可插管过度换气。

（2）抢救休克：早期足量的输血、输液和保持呼吸道通畅是战争与和平时期枪伤治疗的两大原则。

（3）严重脑受压的急救：伤员在较短时间内出现单侧瞳孔散大或很快双瞳变化，呼吸转慢，估计不能转送至手术医院时，则应迅速扩大穿通伤入口，创道浅层血肿常可涌出而使部分伤员获救，然后再考虑转送。

（4）创伤包扎：现场抢救只作伤口简单包扎，以减少出血，有脑膨出时，用敷料绕其周围，保护脑组织以免污染和增加损伤。强调直接送专科处理，但已出现休克或已有中枢衰竭征象者，应就地急救，不宜转送。尽早开始大剂量抗生素治疗，应用TAT。

2. 优先手术次序

大量伤员到达时，伤员手术的顺序大致如下。

(1) 有颅内血肿等脑受压征象者，或伤道有活动性出血者，优先手术。

(2) 颅脑穿通伤优先于非穿通伤手术，其中脑室伤有大量脑脊液漏及颅后窝伤也应尽早处理。

(3) 同类型伤，先到达者，先作处理。

(4) 危及生命的胸、腹伤优先处理，然后再处理颅脑伤；如同时已有脑疝征象，伤情极重，在良好的麻醉与输血保证下，两方面手术可同时进行。

3. 创伤的分期处理

(1) 早期处理（伤后72小时以内）：早期彻底清创应于24小时以内完成，但由于近代有效抗生素的发展，对于转送较迟，垂危或其他合并伤需要紧急处理时，脑部的清创可以推迟至72小时。一般认为伤后3～8小时最易形成创道血肿，故最好在此期或更早期清创。

(2) 延期处理（伤后3～6天）：伤口如尚未感染，也可以清创，术后缝合伤口，置橡皮引流，或两端部分缝合或不缝依具体情况而定。伤口若已感染，则可扩大伤口和骨孔，使脓液引流通畅，此时不宜脑内清创，以免感染扩散，待感染局限后晚期清创。

(3) 晚期处理（伤后7天以上）：未经处理的晚期伤口感染较重，应先药物控制感染，若创道浅部有碎骨片，妨碍脓液引流，也可以扩大伤口，去除异物，待后择期进一步手术。

(4) 二期处理（再次清创术）：颅脑火器伤可由于碎骨片、金属异物的遗留、脑脊液漏及术后血肿等情况进行二次手术。

(七) 清创术原则与方法

麻醉、术前准备、一般清创原则基本上与平时开放性颅脑损伤的处理相同，在战时，为了减轻术后观察和护理任务，宜多采用局麻或只有短暂的全身麻醉。开颅可用骨窗法和骨瓣法，彻底的颅脑清创术要求修整严重污染或已失活的头皮、肌肉及硬脑膜，摘尽碎骨片，确实止血。对过深难以达到的金属异物不强求在一期清创中摘除。清创术后，颅内压下降，脑组织下塌，脑搏动良好，冲净伤口，缝合修补硬脑膜，缝合头皮，硬脑膜外可置引流1～2天。

对于脑室伤，要求将脑室中的血块及异物彻底清创，充分止血，术毕用含抗生素的生理盐水冲净伤口，对预防感染有一定作用，同时可做脑室引流。摘出的碎骨片数目要与X线平片之数目核对，避免残留骨片形成颅内感染的隐患。新鲜伤道中深藏的磁性金属异物和弹片，可应用磁性导针伸入伤道吸出。颅脑贯通伤出口常较大，出口的皮肤血管也易于损伤，故清创常先从出口区进行。若入口处有脑膨出或血块涌出，则入口清创优先进行。

下列情况需行减压术，硬脑膜可不予缝合修补：①清创不彻底；②脑挫裂伤严重，清创后脑组织仍肿胀或膨出；③已化脓之创伤，清创后仍需伤道引流；④止血不彻底。

（八）术后处理

脑穿通伤清创术后，需定时观察生命体征、意识、瞳孔的变化，观察有无颅内继发出血、脑脊液漏等。加强抗脑水肿、抗感染、抗休克治疗。保持呼吸道通畅，吸氧。躁动、癫痫高热时，酌情使用镇静药，冬眠药和采用物理方法降温，昏迷瘫痪伤员，定时翻身，预防肺炎，褥疮和泌尿系感染。

（九）颅内异物存留

开放性颅脑损伤，特别是火器伤常有金属弹片及碎骨片、草木、泥沙、头发等异物进入颅内。当早期清创不彻底或因异物所处部位较深，难以取出时，异物则存留于颅内。异物存留有可能导致颅内感染，其中碎骨片易伴发脑脓肿，而且可促使局部脑组织退行性改变，极少数金属异物尚可有位置的变动，从而加重脑损伤，从而需手术取出异物。摘除金属异物的手术指征为：①直径大于 1 cm 的金属异物因易诱发颅内感染而需手术；②位于非功能区、易于取出且手术创伤及危险性小；③出现颅内感染征象或顽固性癫痫及其他较严重的临床症状者；④合并有外伤性动脉瘤者；⑤脑室穿通伤，异物进入脑室时，由于极易引起脑室内出血及感染，且异物在脑室内移动可以损伤脑室壁，常需手术清除异物。手术方法可分为骨窗或骨瓣开颅直接手术取除异物及采用立体定向技术用磁性导针或异物钳取除异物。前者有造成附加脑损伤而加重症状的危险，手术宜沿原伤道口进入，避开重要功能区，可应用于表浅部位及脑室内异物取除。近年来，由于立体定向技术的发展，在 X 线颅骨正侧位片及头部 CT 扫描准确定位及监控下，颅骨钻孔后，精确地将磁导针插入脑内而吸出弹片；或利用异物钳夹出颅内存留的异物。此种方法具有手术简便，易于接受，附加损伤少等优点，但当吸出或钳夹异物有困难时，需谨慎操作，以免损伤异物附近的血管而并发出血。手术前后需应用抗生素预防感染，并需重复注射 TAT。

第七节　脊髓损伤

脊髓损伤在全身损伤中约占 0.3%，但在自然灾害中，如房屋倒塌、矿山、坑道塌陷中，脊髓损伤发生率要高得多。多发于年轻人，80%为 40 岁以下男性。好发部位是中颈椎及胸腰段脊柱部，大量统计表明，胸腰段脊柱损伤的发生率最高，颈椎损伤有上升趋势，占第 2 位。在脊柱火器损伤则以胸椎发生率为最高，在一些发达国家，火器伤已居交通事故、高处坠落伤之后的第 3 位原因。脊柱损伤并发脊髓损伤的发生率各家报道差异较大，约为 20%。

一、发生机制

脊髓损伤主要由外力作用所致，但亦受脊柱脊髓内在因素影响，内在因素包括如先天性发育性椎管狭窄、椎间盘退变、脊柱先天畸形及其他脊柱疾患等，可加重脊髓损伤。主要致伤暴力如下。

（一）间接暴力

间接暴力是指外力不直接作用于脊髓而致脊髓损伤。多为闭合性损伤，见于房屋倒塌、矿井塌方、高处坠落、跳水意外、交通事故或运动中的物体直接打击脊柱，其导致脊髓损伤的主要因素如下。

1. 椎体骨折

爆裂性骨折，骨折片进入椎管压迫脊髓，也可见于单纯椎体后缘骨折向后移位导致脊髓受压，造成脊髓神经细胞和传导束直接损伤，或引起脊髓血运障碍、继发脊髓灰质和传导束损伤等。

2. 脊椎脱位

向前脱位椎的椎板或原位椎的椎体后上缘压迫脊髓。脊髓损伤主要决定于暴力作用于脊柱发生脊椎骨折或骨折脱位的瞬间骨性结构对脊髓的毁灭性打击，但在复位前骨折片或骨组织压迫也是重要因素。

3. 关节突骨折

如向椎管内移位可破坏椎管形态，使其容积减小，出现脊髓压迫。

4. 脊椎附件骨折

如椎板、椎弓、棘突骨折等，骨折块向椎管内移位。

5. 软组织压迫

（1）椎间盘因素：损伤后致破裂、突出或膨出并突向椎管压迫脊髓。普通 X 线片常无明显改变。常见于屈曲性颈椎损伤。

（2）韧带因素：黄韧带皱褶突向椎管压迫脊髓，多见于颈椎过伸性损伤。

（3）血管因素：脊髓或硬膜外血管损伤致硬膜外出血和血肿压迫。更重要的是供养脊髓的血管损伤，致脊髓缺血损伤。

（4）脊髓因素：传导暴力作用造成脊髓震荡或脊髓挫裂伤，

损伤后继发脊髓水肿、出血，椎管容积进一步减小，加重脊髓自身损伤。

（二）直接暴力

直接暴力是指外力直接作用于脊髓而致的损伤，多为开放性脊髓损伤。

（1）脊髓火器伤：多见于战时子弹或弹片入椎管损伤脊髓，或损伤脊髓，或损伤脊椎或其近旁，由于冲击压力波损伤脊髓，特别是椎旁伤，X线片脊髓未见异常，而脊髓损伤。

（2）锐器性损伤：多由金属刀刃穿透椎体或椎板间隙等进入椎管损伤脊髓，偶见木、竹器致伤。在平时和战时都可发生。

（三）影响因素

（1）椎管的容积：若损伤前已有椎管狭窄存在，轻微外伤即可致脊髓损伤，如先天性椎管狭窄、骨质或韧带增生等引起的继发性椎管狭窄。

（2）脊柱的稳定性：若原有韧带损伤、松弛、脊柱不稳，则外伤易致椎管形态破坏，损伤脊髓。如先天性齿状突缺如、类风湿性脊柱炎等。

（3）脊柱、脊髓原有疾患：强直性脊柱炎患者因病椎间融合，脊柱活动度差，受外伤时不能缓冲外力，易发生脊髓损伤，多见于颈椎。椎间盘退变患者常因脊柱外伤而突出导致脊髓损伤，中年以上椎间盘已有退变性改变者可同时出现多个椎间盘突出。

（4）脊柱畸形：如短颈畸形、齿状突发育不全、颅底凹陷、脊柱侧凸畸形、先天性或获得性脊柱后凸畸形等。

二、病理变化

根据伤后病理改变演变趋势分为完全性和不完全性两种，两者在开始时都表现为脊髓灰质出血，前者出血早而多，并逐渐出现中心坏死，进而发展到脊髓坏死，后者出血而少，且很快停止发展，并逐渐恢复正常。

（一）原发性病理改变

1. 脊髓震荡

脊髓损伤后出现短暂性功能抑制状态。大体病理尤明显器质性改变，显微镜下仅有少许水肿，神经细胞和神经纤维未见破坏现象，可以完全恢复。

2. 脊髓挫伤

各种机械性因素所致的脊髓损伤，主要病理改变为：

（1）髓内出血、血肿、血管痉挛或血栓，组织坏死。

（2）神经细胞破坏：胞体肿胀、染色体溶解、胞核消失、尼氏小体聚集、胞质无定形或呈空泡状。

（3）神经传导束变化：轴突变性、分离、轴索间隙增宽形成空泡；脱髓鞘、轴索裸露；髓鞘、轴索断裂，缩成球状。

（4）脊髓挫伤的轻重程度相差较大，造成该型损伤后脊髓恢复的结果不一，挫伤严重，灰质和传导束广泛性损伤，继发大片坏死者，最终完全纤维化，为完全损伤而不能恢复，轻者为不完全损伤，如脊髓小面积挫伤、少量出血，可有不同程度恢复。

3. 脊髓断裂

两断端间常有间隙，神经元、胶质成分及经过断裂区的轴突的缺损是永久性的，也是不可修复的。脊髓断端呈现完全脊髓损伤改变，数小时后灰质中央出现片状出血、坏死，并逐渐被巨噬细胞吞噬，24 h后完全损坏，并出现白质坏死，3 d后达到高峰，这种由于轴索断裂，髓鞘空泡形成，断端自溶、坏死、脱落，全过程约需3周时间。最后断端形成空腔，并为瘢痕组织所填充。

（二）继发性创伤改变

1. 出血

出血是脊髓损伤后最早的反应，也是直接损伤的一部分，由于脊髓特别是灰质的供血系统丰富，其损伤后常导致大量动、静脉的破裂而引起广泛的出血，并波及一定范围，出血在达到高峰后5～10 min减慢，并逐渐停止，出血区常发生坏死。

2. 水肿

脊髓损伤后可因创伤反应、脊髓缺氧或压迫突然解除等因素而发生不同程度的水肿。水肿是紧随出血的病理变化，一般持续4～7 d达到高峰，然后静止并逐渐消退。水肿消退后脊髓功能可以恢复，但不一定全部恢复。

3. 缺血

出血、水肿与供血障碍均可致脊髓缺血，例如大根动脉损伤，可致脊髓数节段缺血，缺血常导致坏死。

4. 血管收缩

脊髓损伤后，病变区坏死组织释放大量的儿茶酚胺和前列腺素，使脊髓滋养血管痉挛，脊髓血运障碍，损伤面积。

5. 其他

缺氧、微循环障碍、神经递质改变、阿片类、氧自由基、正肾等代谢物质改变等，实验研究证实上述各种因素均对脊髓损伤后的病理变化产生促进作用，加重原发损伤的程度。

三、临床表现

常在脊髓损伤的不同程度出现不同的临床症状，脊髓损伤的轻重程度不一，出现的症状也各不相同。

（一）脊髓休克期

脊髓遭受创伤和病理损害时即可发生功能的暂时性抑制，表现出运动、感觉、反射和自主神经系统的一系列变化，称脊髓休克期。脊髓休克期持续时间长短不同，在脊髓震荡及不完全脊髓损伤，可无休克其甚为短暂，至临床检查时，已无休克表现，脊髓损伤平面愈广，持续时间愈长，最常可达 6 周，休克期表现如下：

（1）损伤平面以下运动障碍，一般表现为瘫痪，其范围与损伤部位和程度有关，颈$_4$以上平面损伤时表现为四肢瘫痪，胸髓以下脊髓损伤表现为双下肢瘫痪。瘫痪多为弛缓性，即肌张力低下或完全无张力。

（2）损伤平面以下深浅感觉完全丧失。

(3) 损伤节段以下腱反射多消失。

(4) 脊髓休克后期，反射逐渐恢复，根据其表现可判断脊髓损伤的严重程度，即脊髓完全性或不完全性损伤。

(二) 脊髓休克后期

1. 完全性脊髓损伤

(1) 损伤平面以下完全瘫痪，肌力 0 级，肢体运动功能完全丧失。

(2) 损伤平面以下深、浅感觉完全丧失，包括肛门周围与肛门内感觉丧失。

(3) 在四肢瘫出现总体反射，肌张力增高，呈痉挛性瘫痪，即损伤平面以下肢体受到刺激表现为上肢及下肢肌肉痉挛，下肢内收，屈髋屈膝，踝跖屈，腹肌痉挛，反射性排尿及阴茎勃起，肢体反射性屈曲后并不立即伸直，呈单相反射。

(4) 在颈胸椎损伤，下肢腱反射亢进，出现病理反射，阴茎海绵体反射与肛门反射出现，表明脊髓休克期的结束。

2. 不完全性脊髓损伤

(1) 运动障碍：依脊髓损伤节段水平和范围不同有很大差别，重者可仅有某些运动，而这些运动不能使肢体出现有效功能，轻者可以步行或完成某些日常工作。运动功能在损伤早期即可开始恢复，其恢复出现越早，预后越好。

(2) 不完全性感觉丧失，其范围和部位根据损伤严重程度和部位不同有明显差异，损伤平面以下常有感觉减退、疼痛和感觉过敏等表现。

(3) 肢体受刺激出现屈曲反射后又可伸展原位，呈双相反射。

3. 脊髓不完全损伤综合征

(1) 中央脊髓综合征：常见于颈椎过伸性损伤。临床表现为上肢重于下肢的四肢瘫痪，也可以是上肢单侧瘫痪，双下肢无瘫痪，损伤平面 2～3 节段支配区上肢表现为下运动神经元性损害，下肢为上运动神经元性损害。手部功能障碍明显，严重者有手内在肌萎缩，恢复困难。可同时出现损伤平面以下触觉和深感觉障碍，有时会出现括约肌功能丧失。

（2）脊髓半侧损伤综合征：又称脊髓半横断损伤，损伤侧脊髓上行和下行传导束损伤。临床表现为损伤平面以下同侧肢体上运动神经元性瘫痪和触觉、深感觉丧失，同侧肢体表现为痉挛性瘫痪，深反射亢进，并出现病理反射；对侧肢体痛、温觉消失或损伤略高水平节段有感觉过敏。

（3）前脊髓综合征：由于脊髓前动脉支配区脊髓受损所致，脊髓后柱和后角未受损。主要病因有：椎体压缩、爆裂骨折，碎骨块突入椎管或椎间盘突出压迫脊髓前方；脊髓前动脉损伤或受压致脊髓相应部分供血障碍。临床表现为损伤平面以下肢体瘫痪，浅感觉如痛觉、温度觉减退或丧失，深感觉如位置觉、震动觉存在。括约肌功能也有障碍。

（4）脊髓后部综合征：由于脊髓后结构和脊神经后根受损所致。主要病因是脊柱过伸性损伤致后结构破坏陷入椎管。临床表现以感觉障碍和神经根刺激症状为主。即损伤平面以下深感觉障碍，躯干及肢体对称性疼痛，少数病例可出现运动障碍和锥体束征。

（5）神经根损伤综合征：由于一侧神经挫伤所致，可仅伤及脊神经前根、后根或同时伴有脊髓前角、后角损伤。常见病因有脊柱侧屈损伤骨折脱位及椎间盘突出。临床表现为损伤节1～2个神经根支配区功能区功能障碍，可无感觉障碍，亦可出现麻木、疼痛或感觉过敏，或同时伴有运动障碍。

（6）马尾圆锥损伤综合征：由马尾神经或脊髓圆锥损伤所致，主要病因是胸腰段或其下方脊柱的严重损伤。临床特点：表现为弛缓性瘫痪，其支配区所有感觉丧失，骶部反射部分或全部丧失，膀胱和直肠呈下运动神经元瘫痪，因括约肌张力降低，出现大小便失禁。马尾损伤程度轻时可和其他周围神经一样再生，甚至完全恢复，但损伤重或完全断裂则不易自愈。

（三）迟发性脊髓损害脊柱损伤

早期无神经症状，经数周或数月后，出现脊髓受压和脊髓损伤表现者为迟发性脊髓损害。常见病因有：椎间盘损伤、突出致脊髓受压；脊柱不稳、成角、移位致脊髓磨损；椎体骨折，骨块向椎管内移位或骨痂向椎管内生长压迫脊髓；脊柱损伤后椎管内囊肿形成或发生慢性蛛网膜炎。患者在脊柱损伤当时未发生截瘫或虽曾发生过损伤平面以下截瘫，但随后症状又有所减轻，经数周、数月或数年后逐渐出现脊髓受累症状，表现出相应的运动、感觉、反射和自主神经功能障碍，严重者表现为截瘫。

1. 诊断要点

（1）判断有无脊柱损伤，其部位、程度和性质如何。

（2）判断有无脊髓损伤。

（3）确定脊髓损伤的部位：包括横截面和纵向范围。

（4）判断脊髓损伤性质：压迫、震荡、挫裂伤、离断伤等。

（5）判断脊髓损伤程度：属于完全性或不完全性损伤。

（6）检查有无合并伤：如颅脑外伤、胸腹脏器损伤、大血管损伤、休克、中毒及四肢骨折等。

2. 诊断方法

（1）了解外伤史和损伤机制：详细的外伤史可为诊断提供重要线索。

临床症状和体征主要根据局部疼痛、肢体瘫痪等主诉及局部压痛和肢体运动、感觉、反射障碍等体征进行分析判断。对于合并颅脑伤、昏迷、休克、中毒而无局部疼痛主诉者，除了解受伤机制外尚可借助其他辅助检查。

（2）定位诊断：美国脊柱损伤协会（ASIA）列出了判断运动损伤水平的关键肌肉和感觉损伤水平的关键感觉分布区。正常四肢肌肉，均由 2 个或更多神经根支配，肌力在Ⅳ级以上，当支配的下位神经根损伤，则肌力降为Ⅲ级或以下，此即为运动损伤平面，感觉分为减弱、障碍与消失，障碍即为损伤平面。

4 分级诊断临床上简单分为完全性和不完全性损伤。完全性损伤指损伤平面以下感觉、运动、反射和自主神经功能完全丧失；不完全损伤指神经损伤平面以下存在非反射性神经功能。

Frankel 系统分级法是根据神经损伤水平以下神经功能保留程度来判断脊髓损伤程度，分级标准如下：

Frankel A：完全性损伤，骶节 $S_{4\sim5}$，无任何感觉或运动功能。

Frankel B：损伤平面以下保留有感觉功能，并扩展到骶节 $S_{4\sim5}$，但无运动功能。

Frankel C：损伤平面以下保留运动功能，大部分关键肌的肌力＜Ⅲ级。

Frankel D：损伤平面以下保留了运动功能，大部分关键肌肉肌力至少Ⅲ级。

Frankel E：运动和感觉功能正常。

3. 辅助检查

（1）影像学检查：①普通 X 线片：常用的是颈、胸、腰椎正、侧位片，必要时加拍左右斜位及颈椎张口位片。观察椎体及附件有否骨折、移位及椎旁阴影是否增宽等。②脊柱分层摄片：可更精确了解脊椎骨折情况，尤其是骨折块突入椎管、C_2 齿状突及侧块骨折、关节突骨折等。一般在普通 X 线片不能明确时进行。③脊髓造影：判断脊髓是否遭受骨块、突出之椎间盘或血肿等压迫，提示脊髓损伤平面和范围。但对急性颈椎损伤进行脊髓造影有一定危险性，随着 MRI 设备的普及，应用越来越少。④CT 扫描：可用于判断椎管容积，有否骨折或骨折块突入椎管，有否椎间盘突出和了解脊髓损伤的间接资料，其优点是可以在避免反复搬动患者情况下获得清晰的椎管内图像，为治疗提供可靠依据。⑤MRI：是检查脊髓损伤检查方法，除可观察椎骨及椎间盘损伤外，尚可判断脊髓损伤情况，如压迫、挫伤、断裂、水肿、出血及空洞形成等。

（2）腰椎穿刺：在确定无颅内高压情况下行腰椎穿刺，若脑脊液内含有血液或脱落的脊髓组织，说明脊髓有实质损伤，至少蛛网膜下腔有出血。若奎肯试验提示梗阻，则说明脊髓受压。两者都为早期手术提供依据。

4. 电生理检查

（1）体感诱发电位：可记录周围神经到脊髓的Sep，在脊髓损伤时用以判断脊髓功能和结构的完整性，并对预后的估计起一定的帮助作用。

（2）肌电图和神经传导速度检查：常用于补充不足，很少单独用于估计脊髓损伤的预后。

5. 治疗选择

（1）现场救护：脊髓损伤常合并其他脏器损伤，病情严重，单纯高位颈髓损伤常合并呼吸困难，危及生命。正确快速的现场救护可降低病死率和残废率。

①保持呼吸道通畅：因颈、胸髓损伤伴有呼吸肌麻痹、通气功能障碍，在现场行气管插管，最好是经鼻插管，或给予面罩给氧，监测血氧饱和度如现场患者呼吸窘迫，血氧饱和度持续低于80%，即可现场给予气管切开、置管、球囊辅助呼吸，快速搬运至医院。②凡疑有脊柱、脊髓损伤者一律按有此损伤处理。③制动：脊髓损伤和脊柱损伤的制动具有同等重要的意义。脊髓损伤可采用简易支具及沙袋制动，制动越早，二次损伤越轻。④正确搬运：在脊柱、脊髓损伤未作处理之前不宜随意转动或搬动，应尽可能在采用支具或临时固定器材固定后方可搬动。搬患者要求：至少需要3个人，动作轻柔，平抬平放，避免扭曲或转动；采用无弹性担架，防止过伸、过屈。运输途中注意观察生命体征，如有休克应用低足高位，并注意保暖，但应避免使用热水袋，以免烫伤，还应注意预防褥疮。

（2）急诊处理：①快速准确的全身检查。②急救复苏：保持气道通畅并给氧，必要时建立通气管道给予辅助呼吸；维持血循环和有效灌注，有条件时行中心静脉置管和肺动脉楔压置管，以利血压监测。③神经系统检查：只要病情允许，可检查患者的双臂、双手、双腿、双足的运动及括约肌张力，判断其与脊髓损伤的关系。④若患者在急救现场未得到制动，到急诊室后应及时采取有效制动措施。除各种支具外，牵引也是有效的制动方法。

⑤脱水剂使用：确定脊髓损伤后可使用激素、速尿等脱水剂。⑥影像学检查：病情许可者可摄 X 线片，行 CT 或 MRI 检查，以明确损伤节段和损伤程度。

（3）脊柱骨折复位、固定：①复位：整复脊柱骨折脱位，恢复椎管形态是脊髓减压最有效的途径，在脊柱复位前没必要进行脊髓造影或其他特殊检查。常用脊柱复位方法如下：颈椎稳定性损伤可采用 Glisson 枕颌带牵引。颈椎不稳定性损伤常采用颅骨牵引，一些学者采用 Halo 头盆环牵引装置，认为具有高度稳定功能和牵引作用。颅骨牵引重量按年龄、体型和体重酌情考虑，通常在中下颈椎以每椎节 15～20 kg（1 kg＝9.8 N），例如 $C_{6、7}$ 骨折脱位牵引重可用9～14 kg，牵引方向视损伤机制和复位节段而定，牵引过程中，床旁应有医师持续观察，每半小时摄床旁 X 线一次检查骨折复位情况。寰枕联合处高位颈椎损伤，头颅在脊柱上方保持中位，如有颅颈畸形，则不应一次性复位，可在轻重量持续牵引下缓慢复位，复位过快可引起呼吸、心搏骤停，危及生命。胸腰椎骨的脱位可根据不同情况采用卧床休息、悬吊牵引、闭合手法复位和体位复位法。手术开放复位：若牵引和手法复位不成功或牵引过程中神经症状加重，则采取手术开放复位。②固定：建立和维持脊柱的稳定性直到骨性愈合非常重要，稳定的骨性环境才能为脊髓损伤的修复创造必须的条件。颈椎损伤通常在 3～4 周内通过牵引维持，待软组织和骨性结构初步愈合后采用头颈胸石膏或颈部石膏围固定。有颈髓损伤者应持续牵引或用 Halo 牵引固定架制动。待骨性愈合后方可解除。如脊柱损伤经复位后仍有不稳定者可采取脊柱融合或内固定术。常用的脊柱融合方法有枕颈融合术、前路椎体间融合术、后路椎板间、关节突间或横突间融合术。

（4）椎管减压：在脊柱复位后通过脊髓造影、CT 扫描、MRI 检查手术中或确定仍有脊髓受压，如碎骨块、椎间盘突入椎管内或异物残留，需行减压取除，以恢复椎管的正常容积。常用的减压方法有：①前路减压术：适用于脊髓损伤伴有椎间盘突出或碎骨块突入椎管压迫脊髓前方导致运动功能丧失、感觉功能尚存者，多用于颈髓损伤。②侧前方减压术：适用于胸椎或胸腰椎损伤，从椎管前方压迫脊髓者。术中应避免器械直接进入椎管内操作，以免加重脊髓损伤。③后路椎板切除减压术适用于：椎板骨折下陷或脱位前移压迫脊髓后方者；原有颈椎病、椎管狭窄、强直性脊柱炎，脊髓受压症状迅速恶化者；腰椎骨折脱位或疑有马尾损伤者；有硬膜外出血，需行血肿清除者；腰椎骨折脱位伴马尾断裂者，在行骨折脱位复位内固定时尽量吻合神经，注意要在神经束排列整齐的状况下端对端吻合。椎板切除操作要点：椎板骨折者应先咬下位椎板，然后用神经剥离子托起骨折椎板，再用椎板咬骨钳咬除；椎板脱位前移者应先整复脱位，在未完全复位前咬除椎板，再完全复位；有条件时可在持续牵引下用气钻切除椎板，可避免椎板下放置任何器械。

6. 药物治疗

（1）皮质类固醇激素：能维持细胞膜和溶酶体膜的稳定性及体液、电解质平衡，防止细胞受损、溶酶体释放，保持血管的完整性；防止和减轻脊髓水肿，减少神经组织损害对抗氧自由基等。宜在伤后 8 h 内应用，尽可能选用大剂量。常用甲泼尼龙，在伤后 8 h 内应用，首次冲击量30 mg/kg静脉滴注 15 min 完毕，45 min 后 5.4 mg/（kg·h），静脉滴注，持续 23 h，此为 ASIAS 规定之用法，伤后 8 h 以外不用。伤后3 h内应用则应维持 24 h；伤后 3～8 d内应用，维持时间应到 48 h。此外还可采用地塞米松 20 mg，3 d 内每6 h重复 1 次，3 d后逐渐减量，7～10 d 内停药，以免长期大剂量使用激素出现并发症。

（2）利尿剂：脊髓损伤因局部细胞外液过多，发生不同程度的水肿，受压加重，因此受伤后应限制水、钠的摄入量，减少水、钠潴留，减轻脊髓水肿，保持脊髓功能。另外尚可选用或交替使用以下利尿剂：①呋塞米：20 mg静脉滴注，1 或 2 次/日，持续 3～6 d。②20％甘露醇：1～2 g/kg，快速静脉滴注，1 次 6 h，持续3～6 d。③50％葡萄糖：60 mL静脉推注，每 4～6 h 1 次。④其他利尿剂：可选用氢氯噻嗪、氯胺酮及醋氮酰胺等。

(3) 东莨菪碱：可通过调整微循环改善脊髓损伤后毛细血管破裂出血和堵塞造成的微循环障碍，减轻脊髓缺血、坏死，有利于脊髓功能恢复。使用越早越好，宜在伤后当日使用，0.3 mg 肌内注射，每 3～4 h 1 次，持续 3 d。

(4) 痉挛状态：脊髓损伤后痉挛状态是指损伤平面以下反射弧高度兴奋，脊髓基本反射（包括牵张反射、屈肌反射、血压反射、膀胱反射、排便反射、阴茎勃起反射）亢进。①氯苯氨丁酸：抑制性神经递质 γ 氨基丁酸（GABA）的协同剂，成人初始剂量为 15 mg/d，逐渐增至有效剂量，维持量 30～70 mg/d，儿童初始量为 0.75～0.25 mg/（kg・d）。②地西泮：作用于中枢，起类似于下行麻痹抑制运动系统的作用，初始剂量 2 mg，2 次/日，可逐渐加大到 20 mg/d，有些患者可耐受10 mg，4 次/日。③氯压定：中枢性 α-肾上腺素能阻滞剂。剂量0.1～0.5 mg/d，口服或经皮肤给药。④硝苯呋海因：外周性抑制肌浆网钙离子释放，减低骨骼肌收缩力。初始剂量25 mg，2 次/日，逐渐增加到有效剂量，最大量 100 mg，4 次/日。⑤封闭治疗：解痉药物无效时可选择性对某些运动点或神经采用局麻药行封闭，如产生疗效，可改用长效 2%～5%苯酚（石炭酸）或无水乙醇，多能取得疗效。硬膜外腔或蛛网膜下腔注射无水乙醇可破坏圆锥反射、脊神经根或合并截瘫平面上升，应慎用。⑥肉毒毒素：注入痉挛肌肉内可缓解痉挛约3 个月。

7. 高热与低温处理

高位脊髓损伤特别是颈髓完全性损伤四肢瘫痪患者，常因各种因素导致机体产热和散热失衡，出现体温异常，少数为高热，多数为低体温，导致机体生理功能紊乱，严重者可亡。

(1) 高热的处理：①物理降温：大血管走行浅表处放置冰袋，如颈部、腋下、腹股沟、肘部；50%乙醇擦浴，除上述部位，尚可轻擦额、面颊、胸背部、臀部或股部；调节室温，可用空调将室温维持于20 ℃～22 ℃，并用电扇通风。②输液：补充水、电解质、糖和氨基酸，补偿高热消耗：输入经降温处理的液体。③药物降温；必要时使用冬眠药物。降温时应注意不能过快、过低，以免造成体温过低而引起机体功能衰竭。

（2）低温的处理：①物理复温：提高室温，保持环境温度，提高体内温度。具体措施有热水袋，电热毯、电热器及加温液体输入等。复温达 34 ℃后即停止继续升温，膝用被盖保持升温至 36 ℃～37 ℃。②纠正水电解质紊乱，监测心、肺功能，保持足够供氧，及时处理异常情况。

8．高压氧治疗

高压氧治疗可以增加血氧饱和度，改善组织供氧，使受伤脊髓的缺氧得以缓解或改善，减轻脊髓的充血和水肿，对脊髓功能的恢复有良好作用。另外，组织氧含量的增加可以促进损伤部位新生的成纤维细胞的胶原合成，增加受伤脊髓的胶原形成。目前多主张在脊髓损伤后早期4～6 h开始用高压氧治疗，2～3 次/日，每次 90～120 min。连续 3d。但必须注意，高压氧治疗有氧中毒的可能，一旦出现全身不适、耳鸣、恶心、头痛、嗜睡及其他氧中毒症状，应及时中断治疗，伤后超过 8 h 再使用高压氧治疗的效果不佳。

9．康复指导

康复治疗可提高脊髓损伤患者的生存质量，延长寿命，应自脊髓损伤后即开始，贯穿在治疗的全过程。包括心理康复、护理康复、理学康复（包括理疗、按摩、被动运动训练和医疗体育等）、生活和社会活动训练等内容。应遵守循序渐进的原则，有计划有步骤地进行。

10．预后

脊髓损伤的节段、范围和严重程度不同，其预后差别显著。

（1）伤死率：脊髓损伤节段愈高，病死率愈高，$C_{1\sim2}$ 节段损伤多于损伤当时死亡；$C_{3\sim4}$ 节段损伤也极易因呼吸功能障碍早期残废，即使早期存活者也可因各种原因或并发症死亡，其伤死率约 50％左右。单纯胸脊髓或腰脊髓损伤较少发生早期死亡。

（2）功能恢复：可借助体感诱发电位判断脊髓损伤的功能恢复趋势。非完全性损伤，SEP 波形，波幅和潜伏期正常者，脊髓功能可望恢复；非完全损伤，SEP潜伏长波幅降低者预后也较好；SEP消失，表示脊髓休克或完全性脊髓损伤，预后不良，也可能是脊髓后部损伤，运动功能可能有部分恢复。

11. 研究进展

脊髓损伤是致残率很高的疾病，近几十年对脊髓损伤的治疗有了很大的进步，主要表现在临床上对脊柱骨折脱位的复位固定及解除脊髓压迫的方法有了不少发展，由于康复治疗的改进，使截瘫患者的活动及生活自理程度有了很大的发展，大量针对脊髓损伤病理生理机制的研究，使得脊髓损伤机制的理论及治疗方法不断丰富和发展。脊髓损伤的病理机制决定脊髓损伤的性质与脑损伤不一样脊髓损伤除损伤前、后角神经细胞外，还损伤脊髓长传导束，神经细胞的损伤导致其支配节段的感觉、运动障碍长传导束损伤则导致损伤平面以下所有感觉、运动、反射障碍。因此，从某种意义上讲，脊髓损伤的修复主要是传导束即神经纤维损伤的修复，已有较多的体内外实验研究证实神经细胞轴突具有再生能力，目前较多的实验研究主要集中在通过外科手术的方法恢复或重建脊髓神经传导功能，并有望取得突破，这些研究包括胚胎神经组织、脊髓组织、周围神经组织移植，但研究的结果令人沮丧；异体或自体于细胞移植是近年来研究的一个热点，并取得了许多令人鼓舞的成果，但距离成功再造脊髓组织及功能尚有漫长的道路。

常规治疗方面，由于继发性脊髓损伤的过程为渐进性，为药物治疗脊髓损伤提供了机会，及时有效的治疗可使病变局限，促进神经功能恢复，目前的研究多集中在如何阻止继发性损伤的发生和发展上。由于继发性脊髓损伤是多种机制综合作用的结果，因而针对各种机制均有不同的旨在逆转继发性脊髓损伤过程的治疗方法，有些治疗方案尚未应用于临床，但给临床治疗脊髓损伤带来了希望。脑源性神经生长因子（GDNF）是近年来发现并已克隆其基因的一种神经生长因子，属于转化生长因子B超家族成员，尽管对保护损伤神经元及促进修复作用研究较多，而且其应用已进入Ⅱ期临床，但对作用机制目前仍了解甚少。

第八节 颅脑损伤的并发症和后遗症

颅脑损伤的并发症和后遗症（complications and sequelae of craniocerebral injury）包括脑脊液漏、颈内动脉海绵窦瘘、外伤性颈动脉闭塞、外伤性脑动脉瘤、脑神经损伤、外伤性癫痫、外伤性颅内感染、外伤性低颅压综合征、颅内积气、脑脂肪栓塞、脑积水、脑膨出、颅骨缺损、脑外伤后综合征及迁延性昏迷等。下面介绍几种临床较常见的并发症和后遗症。

一、外伤性脑脊液漏

当颅骨骨折后脑穿透伤时，蛛网膜和硬脑膜同时撕破，即导致脑脊液漏。其发生率在颅脑损伤中患者中为2%～3%。与颅骨骨折的部位关系密切，在前颅底骨折患者中发生率为25%～50%。发生时间多数为伤后立即出现或数日内发生，也有少数患者于术后数月至数年内发生。

（一）脑脊液鼻漏

多见于前颅底骨折，患者表现为单鼻或双鼻有血性脑脊液流出，常伴有“熊猫眼”、嗅觉丧失或减退，也可以伴有视神经或动眼神经损伤。

（二）脑脊液耳漏

常为中颅底骨折累及鼓室所致，当鼓膜也有破裂时即出现脑脊液耳漏，而鼓膜完整时脑脊液可经耳咽管流向咽部。当流出液为清亮的脑脊液时，对漏出液进行术后定量测定即可确定是否为脑脊液。

治疗：大部分患者经采用头高位，避免擤鼻、咳嗽、用力屏气，保持大便通畅，适当脱水或服用减少脑脊液分泌药物如醋氮酰胺等处理，1～2周后漏口闭合，脑脊液停止。约有2%～3%患者经上述治疗经久不愈，若超过 1 个月则需要手术治疗。

二、脑外伤后脑积水

重型颅脑损伤后继发脑积水者相当多见，发生率为 10%～34%。可分为急性和慢性两类。急性者是由于血块阻塞脑脊液循环通路及蛛网膜绒毛被红细胞阻塞影响脑脊液吸收所致，多为梗阻性，表现为伤后持续昏迷不醒或病情稳定后意识状况又进行性恶化，伴有颅内压增高表现；慢性者发生于伤后 3～6 周或 6～12 个月，为脑脊液吸收障碍所致，多为交通性，典型者出现痴呆（智能低下）、步态不稳、尿失禁三联征。头部 CT 扫描可见脑室扩大，额角周围有低密度区即“戴帽现象”，脑沟正常或消失。但要注意与脑萎缩鉴别，后者脑室扩大的同时伴有脑沟、脑池增宽，脑室周围无透亮区。治疗一般采用脑室一腹腔分流术。

三、颅骨缺损

脑外伤后的颅骨缺损大多是由于治疗需要所造成的，如凹陷粉碎性骨折摘除颅骨片后或为缓解颅内压行去骨瓣减压等。颅骨缺损小，而硬脑膜完整者，很少出现症状。较大面积的颅骨缺损破坏了颅腔完整性，使得颅内压不能维持正常的平衡和稳定，易受颅内外环境变化的影响。另一方面，还影响美观。因此，缺损直径在 3cm 以上者应行颅骨修补术。修补的时间：一般在伤后 3～6 个月修补；感染伤口完全愈合后 1 年以上修补；小儿的颅骨缺损不宜在 5 岁以前修补，常待 10 岁以后修补。修补材料常用的有：医用有机玻璃、钛板、硅橡胶板、仿生人造颅骨等。直径小于 3cm 及位于颞肌、枕肌下的颅骨缺损不必修补。

四、迁延性昏迷

是脑外伤后长期昏迷不醒，对外界失去反应的状态，也称为植物状态（植物人），一般指昏迷至少持续 3 个月以上。患者多在伤后最初 1～2 个月呈深昏迷，以后 1～2 个月刺痛时可出现睁眼反应。继而有本能的自发睁眼，或漫无目的眼球运动，不能按吩咐动作，对语言无反应；逐渐对痛刺激有缓慢的肢体回缩反应，肌张力高，常有强握、吸吮、磨牙和咀嚼动作，患者终日处于似睡非睡状态，有时眼球随人或物移动，但缺乏有目的动作，不能主动调节整体位、不主动索食。四肢肌张力高，双上肢屈曲紧抱在胸前，被动强伸时可有痛苦表情，偶尔呻吟，双下肢内收、内旋，角膜反射、咳嗽反射均存在。目前无有效的治疗方法。药物方面可用脑代谢赋活剂，改善脑血循环药物，高压氧治疗，加强护理，维持营养，防治各种并发症。

五、外伤性癫痫

可分为早期和晚期发作两类，前者为伤后一个月内发作，约占 16%，其中伤后 24h 发作者称为即刻发作。早期发作主要是由于凹陷骨折、脑挫裂伤、蛛网膜下隙出血、脑水肿、血肿等引起。晚期癫痫指损伤后一个月以上发作者占 84%，主要由于脑挫裂伤，脑膜脑瘢痕、脑萎缩、脑内囊肿，蛛网膜炎、异物感染等因素引起。早期发作 70%为局限性发作，晚期以大发作为主。外伤性癫痫的治疗，以药物治疗为主，大多能控制，一般服药至少 2 年，完全控制后仍需继续服药 1～2 年，然后逐渐减量、停药。常用的药物有苯妥英钠、苯巴比妥、卡马西平、丙戊酸钠、安定等。对药物治疗无效的难治性癫痫可行癫痫灶切除，胼胝体切开，γ-刀治疗等。